AF571461

Anna Maria Sanders

Schon wieder hat MAX...

THERAPIE, MEDIKATION UND ANDERE KOMISCHE WÖRTER

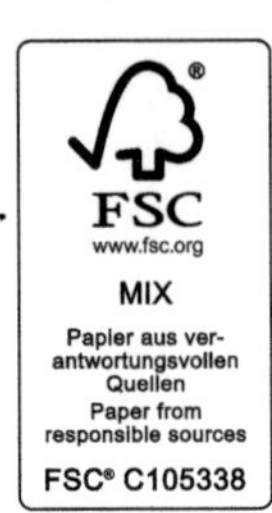

Bibliografische Information der Deutschen Nationalbibliothek:
Die Deutsche Nationalbibliothek verzeichnet diese Publikation in der Deutschen Nationalbiografie; detaillierte bibliografische Daten sind im Internet über http://dnb.dnb.de abrufbar.

Lektorat: Simona Turini
Korrektorat: Herbert Staud
Covergestaltung: Marlene Schaufler
Satz: Marlene Schaufler

Herstellung und Verlag: BoD – Books on Demand, Norderstedt

ISBN: 978-3-749-43653-8

Für Benjamin ...

deine Liebe hat deinen Bruder
mit in ein glückliches
Erwachsenenleben getragen

INHALT

VORWORT von Cordula Neuhaus

Die ausgesprochen lebendigen und anschaulichen Schilderungen des Erlebens eines Kindes mit ADHS, seine Reizoffenheit bei Reizfilterschwäche sowie die Affektlabilität und hohe Impulsivität lassen gut nachvollziehen, dass Max keinesfalls „aus dem Rahmen fallen will".

Typischerweise ausgesprochen tierlieb und spontan, hochempathisch, helfen oder „retten" wollend, passieren Max immer wieder unbedacht kleinere oder größere Missgeschicke. Ein „Projekt" oder ein Ziel vor Augen wird einfach losgelegt, mit Elan und (großem) Krafteinsatz – in der Not jedoch ist er typischerweise präsent und effektiv!

Die Mutter schildert rückblickend auf ihre Kinderzeit, wie sehr verletzende Kommentare z. B. über die motorische Ungeschicklichkeit und Langsamkeit Betroffene im Erwachsenenalter noch immer belasten, was stimmig mit der klinischen Erfahrung bei der Behandlung Erwachsener mit ADHS ist.

Durch die Liebe und das Verständnis zu Max wird in den Tagebuchaufzeichnungen beider Elternteile deutlich, wie jeder auf seine Art und Weise versucht, Max zu verstehen und ihm gerecht zu werden, so gut ihm das möglich ist.

Besonders prägnant wird aus der Sichtweise von Max und der seines älteren Bruders die typische Geschwisterrivalität gezeichnet: Die beiden „nerven" einander gegenseitig – der Jüngere den Älteren durch seine „Aktionen", der Ältere den Jüngeren durch seine Überheblichkeit – beide leiden ...

Anna Maria Sanders beschreibt beeindruckend das typische Hin- und Hergerissenwerden von Eltern auf dem Weg zu einer zielführenden Hilfestellung für ihr Kind. Zu unterschiedlich (und teilweise sehr verwirrenden) sind die Informationen zu den Hintergründen bezüglich des Störungsbilds sowie dem, was nun tatsächlich helfen soll.

Im Spannungsfeld der typischen Vorurteile bezüglich Max' Verhalten und des häufig angetroffenen Unverständnisses bei angeblich „völlig unzureichender Erziehung" durch die Eltern werden der mühsame Weg bis zur Diagnosestellung und die Auseinandersetzung mit den Möglichkeiten der Behandlung beschrieben.

Dieses Buch zeigt auf, wie schwer sich die meisten Eltern tatsächlich mit der Option einer medikamentösen Therapie tun – bei dem leider immer noch gängigen Vorurteil, sie wollten sich damit nur ihrer erzieherischen Verpflichtung entledigen ...

Fazit:
Ein mutiges und ermutigendes Buch, passagenweise auch gut für Kinder und Jugendliche lesbar!

Esslingen, im März 2019
Cordula Neuhaus

DIAGNOSE UND THERAPIE-ENTSCHEIDUNGEN – EIN STEINIGER UND KRÄFTERAUBENDER WEG

Heute ist es so weit ...

Ich sitze im Wartezimmer von Dr. Steiner, mein Mann neben mir, vertieft in ein angeregtes, wenn auch im Flüsterton geführtes Gespräch mit einem Arbeitskollegen. In Kürze werden wir erfahren, ob bei unserem Kind eine ADHS vorliegt oder nicht.

ADHS ... für mich ist diese Abkürzung zu vier sehr bedeutungstragenden Buchstaben geworden, denn unser Sohn könnte genau das haben, wofür sie steht: das Aufmerksamkeitsdefizit-Hyperaktivitäts-Syndrom. Aber noch ist es nicht so weit, noch sind alles nur Vermutungen.

Nervös knete ich das Tuch, mit dem ich gerade meine Brille geputzt habe. Dabei weiß ich gar nicht, was ich von dem Arzt überhaupt hören möchte. Einerseits könnte sich eine diagnostizierte Störung (ja, das S kann auch für „Störung“ stehen) zu einem Stigma entwickeln: Mobbing in der Schule, Abstempeln als hoffnungsloser Fall seitens der Lehrkräfte, der Vorwurf der „faulen Ausreden“ von Familie und Freunden – alles mögliche Szenarien. Andererseits brächte eine Diagnose endlich eine Erklärung für das Verhalten unseres Zweitgeborenen, das völlig von dem seines Bruders abweicht. Und schließlich könnte unserem Sohnemann höchstwahrscheinlich geholfen werden, wenn man endlich weiß, woran man ist, und warum die Dinge immer wieder aus dem Ruder laufen.

All diese Gedanken gehen mir durch den Kopf und ich studiere zum x-ten Mal die Bilder an der Wand, starre wieder in mein Buch, ohne auch nur eine einzige Zeile zu lesen, und wundere mich, wie sich mein Mann überhaupt noch auf etwas anderes konzentrieren kann als auf die Frage, was wir nun gleich zu hören bekommen werden.

Eine Tür geht auf. Man teilt uns mit, wir mögen noch etwas Geduld haben, Dr. Steiner sei aufgehalten worden und würde sich ein paar Minuten verspäten. Ein paar Minuten? Welchen Unterschied machen ein paar Minuten nach dem

Diagnosemarathon, den wir in den letzten Monaten hinter uns gebracht haben? Und wenn man die Zeit dazurechnet, die wir davor im Dunklen getappt und von einer Beratung zur anderen gelaufen sind, reden wir nicht mehr von Monaten, sondern von Jahren.

Wir warten also. Wieder ein Blick auf die Bilder an der Wand, dann abermals in mein Buch. Sinnlos. In der Zwischenzeit sind knapp 20 Minuten vergangen, seit wir die Praxis betreten haben, und nach und nach machen die paar Minuten doch einen Unterschied. Denn ich merke, dass ich immer angespannter werde, nervös auf meinem Stuhl hin- und herrutsche und meinem Mann anklagende Blicke zuwerfe, weil ich nicht verstehen kann, dass er offenbar vollkommen unberührt von dem, was uns erwartet, ein berufliches Telefonat führt.

Um ihm zu signalisieren, dass wir uns nun auf das Gespräch konzentrieren sollten, das vor uns liegt, packe ich mein Buch weg und sehe ihn noch mal bohrend an. Dabei stelle ich mir zum wiederholten Male die Fragen, die uns Dr. Steiner im Fall einer ADHS-Diagnose hoffentlich wird beantworten können: Was genau ist ADHS eigentlich? Welche Folgen wird eine derartige Diagnose für die ganze Familie, aber noch viel wichtiger: für unser Kind haben? Wie sieht es mit der Prognose für die nächsten Jahre aus? Wird man uns in der mit Sicherheit notwendigen Therapie unseres Kindes unterstützen oder müssen wir uns alleine im Dschungel der Behandlungsmöglichkeiten zurechtfinden? Wem sollen wir von der Diagnose erzählen? Den Verwandten, den Nachbarn, den Lehrkräften, den Mitschülern? Und wie wird unser Kind die Nachricht aufnehmen, dass sich bei ihm offenbar doch einige Rädchen anders drehen als bei seinen Altersgenossen?

Allein schon bei diesem Gedanken würde ich mich am liebsten auf der Stelle in das Zimmer unseres Sohnes beamen, ihn in den Arm nehmen und ihm sagen, dass wir ihn GENAU SO lieben, wie er ist, dass er das wunderbarste Kind ist, Rädchen hin oder her!

Denn er weiß, dass er anders ist. Er erlebt es jeden Tag aufs Neue: die merkwürdigen Blicke der anderen, wenn er wieder einmal nicht bemerkt hat, dass er angesprochen wurde. Die Falten auf der Stirn der Lehrkräfte, wenn er zum wiederholten Mal seine Bücher nicht dabei hat. Die wenig freundlichen

Worte des Bruders, wenn er ihm zum dritten Mal innerhalb von zwei Minuten mit seinen zappelnden Füßen unter dem Tisch gegen das Schienbein tritt. Die nicht ausgesprochene Einladung zur Feier eines Schulkameraden, zu der fast alle aus der Klasse kommen. Die beißenden Kommentare der Mitspieler beim Fußball, wenn er wieder nur die Hälfte der geplanten Spielstrategie beim entscheidenden Match mitbekommen hat … all das hinterlässt Kratzer auf der Seele, ist Gift für Selbstbewusstsein und Selbstwert und macht immer wieder unendlich traurig.

Plötzlich öffnet sich die Tür und wir werden in das Besprechungszimmer gebeten. Zögerlich erheben wir uns und betreten den Raum. Ein neuer Lebensabschnitt beginnt …

Der eine oder andere Leser wird sich in dieser Erzählung vermutlich wiederfinden, zumindest ein Großteil jener, die die ADHS[1] ihres Kindes[2] bereits haben diagnostizieren lassen. Als Elternteil ist man verunsichert bei der Suche nach Antworten auf die Frage, warum das eigene Kind so auffallend anders als seine Altersgenossen ist. Man sehnt einerseits Klarheit herbei, fürchtet aber auch das „finale Urteil", die Aussage des Arztes, dass das Kind eine psychiatrische Erkrankung hat. Denn damit wäre besiegelt, dass es nicht „normal" ist.

Aus diesen und anderen Gründen scheuen viele oft über Jahre hinweg den Weg zum Diagnostiker und versuchen, ohne Hilfe irgendwie mit ihrem „besonderen Kind" zurechtzukommen. Bis es einfach nicht mehr geht und der Gang zum Spezialisten[3] unausweichlich wird. Dann ist aber oft schon viel wertvolle Zeit vergangen, Zeit, die für Therapien und Unterstützungsmöglichkeiten für Kind und Umfeld hätte genutzt werden können. Daher sei an dieser Stelle bereits eindringlich auf die Wichtigkeit der Früherkennung hingewiesen (vgl. dazu vor allem Kapitel 6).

Genau hier liegt eines der Hauptziele dieses Buches sowie seines Vorgängers „Ich dreh gleich durch!": Menschen, die kaum oder wenig über ADHS wissen, eine Entscheidungshilfe an die Hand zu geben, ob dem auffälligen Verhalten des Kindes bzw. der Kinder, mit dem/ denen sie zu tun haben, eine ADHS zugrunde liegen könnte und wenn ja, wie der Verdacht abgesichert und die betroffenen Heranwachsenden begleitet werden können.

ZU DEN SCHWERPUNKTEN DES VORLIEGENDEN BUCHS (BAND II)

Obwohl dieser Band, wie auch sein Vorgänger „Ich dreh gleich durch!“ (Band I) ein eigenständiges, in sich abgeschlossenes Werk ist, möchte ich kurz die Themen umreißen, auf die die jeweiligen Bände fokussieren.

Da für eine Diagnose und Behandlung zunächst das Erkennen einiger Auffälligkeiten – oder zumindest der Verdacht auf ADHS – sehr wesentlich ist, widmet sich **Band I** vor allem den Symptomen des Syndroms. Der zweite Schwerpunkt, der sich wie ein roter Faden durch das erste Buch zieht, ist die Frage, wie ein Kind mit ADHS von seinen wichtigsten Bezugspersonen (i. d. R. den Eltern) durch klare, aber liebevolle Erziehung begleitet werden kann. Außerdem werden in einem Kapitel die Ursachen der Erkrankung näher beleuchtet, während sich ein weiteres Kapitel der Frage widmet, wie man sich gegen Angriffe, man habe sein Kind nicht im Griff, zur Wehr setzen kann. Schließlich werden auch die Themen „mangelnder Selbstwert“, „Chaosverhalten“, „Fehlen eines Sinns für Gefahren“, „häufige Verletzungen“ und „auffallend positive Eigenschaften von Kindern mit ADHS“ aufgegriffen.

Band II, d. h. das vorliegende Buch, konzentriert sich auf den Diagnoseprozess und Therapiemöglichkeiten. Da, wie weiter unten noch genauer beschrieben, die Frage zur Medikation jene ist, die in der ADHS-Szene die Gemüter am stärksten aufheizt, ist diesem Thema ein eigenes, sehr umfassendes Kapitel gewidmet. Außerdem wird auch in diesem Buch – ausführlicher als im letzten – auf all die bemerkenswerten Eigenschaften und Fähigkeiten eingegangen, die Kinder mit ADHS in der Regel haben. Sie sollen betroffenen Eltern Mut machen und die Augen für all das Wunderbare an ihrem Kind öffnen, das oft von dem doch sehr herausfordernden Problemverhalten überlagert und dadurch „unsichtbar“ wird. Zum anderen können dem Kind genau diese Dinge kommuniziert werden, um auch ihm zu zeigen, dass es ein ganz wunderbarer Mensch ist, mit vielen Begabungen und Fähigkeiten, die das Syndrom häufig mit sich bringt, seine ADHS also keineswegs nur Fluch ist.

Da, wie bereits erwähnt, die zwei Bände unabhängig voneinander gelesen werden können, war es wichtig, in beiden ein einigermaßen umfassendes Bild von ADHS zu geben. Gewisse Überschneidungen – vor allem in der Darlegung der Symptomatik und dem wichtigsten aller Themen für eine erfolgreiche Unterstützung dieser jungen Menschen: einer liebevollen, aber klaren und konsequenten Begleitung – waren daher unvermeidbar. Sie wurden aber selbstverständlich in neue Geschichten verpackt.

DIE EWIGE SUCHE NACH EINER ANTWORT AUF DIE FRAGE: MEDIKAMENTE JA ODER NEIN?

Viele Menschen erhoffen sich von Ratgebern und Sachbüchern verbindliche Antworten auf ihre Probleme und Fragen. Doch gerade in den Bereichen der Pädagogik, der Psychologie und der Medizin sind allgemeingültige Patentlösungen schlicht unmöglich. Daher sei bereits an dieser Stelle darauf hingewiesen, dass es auch bei ADHS die „richtige“ Behandlung nicht geben kann. Jedes Kind ist ein Individuum mit speziellen Persönlichkeitsmerkmalen, nicht jede ADHS hat denselben Ausprägungsgrad, und vor allem ist das Umfeld jedes Kindes unterschiedlich: Manche leben in Fremdbetreuung, viele mit ihren Familien, manche Familien sind Singlehaushalte, in einigen gibt es keine Geschwister, in anderen nur ein Geschwisterkind, in einigen wiederum mehrere Geschwister.

Manche Mütter oder Väter sind nicht berufstätig und können viel Zeit mit ihrem Spross verbringen, andere sind selten zu Hause. Die einen wohnen in einer Stadt mit wenigen unmittelbar erreichbaren Möglichkeiten für Bewegung, die anderen sind auf dem Land daheim, wo viel Platz in der freien Natur gegeben ist, dafür aber meist wenige Behandlungsangebote vorhanden sind.

Die Vielfalt an individuellen Gegebenheiten kann hier gar nicht erschöpfend beschrieben werden. Daher wird es in diesem Buch auch keine Antwort auf die Frage „medikamentöse Behandlung ja oder nein“ geben, denn diese Frage kann nicht endgültig beantwortet werden, ohne in ein Schwarz-Weiß-Denken zu verfallen. Ich werde jedoch versuchen, durch Max’ Weg einen Überblick über die Argumente dafür und dagegen zu geben, um so dem Leser eine Entscheidungsgrundlage für seine eigene, spezifische Situation zu bieten.

Insgesamt muss man bei allem Rat Suchen, sich Tipps Holen und sich mit Betroffenen Austauschen am Ende aber seinem Bauchgefühl und seinem Herzen folgen und das tun, von dem man spürt, dass es für sein Kind das Beste ist. Und das wissen immer jene Personen am ehesten, die zum Kind die engste Beziehung haben, es am besten kennen: in der Regel Mama und Papa.

ASOZIALE KINDER?

Zu Band I haben mich in der Zwischenzeit hunderte Rückmeldungen erreicht. Einige davon haben sich auf etwas bezogen, das mich sehr traurig gemacht und mir einmal mehr die Wichtigkeit einer liebevollen, aber dennoch klaren und konsequenten Begleitung dieser sehr herausfordernden Kinder gezeigt hat. Manche Leser schreiben, sie hätten ihr Kind zwar durchaus in Max wiedererkannt, aber ihr Sprössling wäre bei Weitem nicht so sozial, mitfühlend und empathisch. Stattdessen verhalte er sich oft aggressiv gegen Eltern, Geschwister, Mitschüler etc.

Nun, die Figur des Max ist keine schriftstellerisch zurechtgefeilte Ausnahmeerscheinung, sondern ein völlig normales Kind, wenn auch eines mit ADHS. Jeder Mensch wird mit der Fähigkeit geboren, mit anderen mitzufühlen, sich in andere hineinzuversetzen, Menschen und Tieren Hilfe zu leisten, Dinge zu teilen oder zu verschenken, die Regeln des Miteinanders in Gemeinschaften zu achten – mit anderen Worten: sich sozial zu verhalten. Diese Fähigkeit, oder vielmehr: diese Bereitschaft kann aber durch zwei Faktoren regelrecht sabotiert werden und dahinschmelzen, so lange, bis nichts mehr davon übrig ist.

Zum einen ist mangelndes Sozialverhalten häufig bei Kindern zu beobachten, denen die oben erwähnte Führung eines verlässlichen Erwachsenen fehlt. Wenn ein Kind nicht liebevoll und dennoch klar begleitet wird (unsere Eltern würden sagen „erzogen“), muss es täglich eine Vielzahl von Entscheidungen treffen, mit denen es in seiner Weltunerfahrenheit überfordert ist. Das macht unsicher, oft auch ängstlich und schlussendlich aufgrund der ständigen Überforderung aggressiv. Und auch die Tatsache, dass Mama und Papa nicht die nötige Kraft aufbringen (wollen), zum Wohl des Kindes unliebsame, aber notwendige Entscheidungen zu treffen (also auch mal ein Verbot auszusprechen, das Einhalten einer vereinbarten Regel einzufordern etc.), macht unseren Nachwuchs verzagt und in der Folge aggressiv.

Außerdem müssen diese Kinder, die mit ihrem meist sehr herausfordernden Verhalten für ihr Umfeld zu einer echten Geduldsprobe werden, ständig abfällige Bemerkungen, Zurechtweisungen und oft auch Demütigungen hinnehmen. Sie erfahren bereits in jungen Jahren so viel Abwertung, dass für manche nur noch die Strategie bleibt, (a) eine innere Mauer zu errichten (wodurch sie herzlos wirken können), (b) sich von der Gesellschaft, die sie nicht so akzeptiert, wie sie sind, das zu nehmen, was anderen auch zugestanden wird oder was ihnen in ihren Augen zu Unrecht vorenthalten wird (durch Lügen oder Stehlen), oder (c) „zurückzuschlagen“, indem sie mit vernichtenden Worten zutiefst verletzen oder gar tatsächlich körperlich aggressiv werden.

Die gute Nachricht ist, dass dieses Verhalten abgelegt werden kann, wenn entsprechende Veränderungen im Lebensumfeld dieser Kinder stattfinden. Dies kann zum einen damit gelingen, dass diese jungen Menschen wieder das Vertrauen fassen, dass auf die wichtigsten Bezugspersonen (in der Regel die Eltern) doch Verlass ist und diese ab nun der Fels in der Brandung sind, den sie zur Orientierung sowie für ihre Entwicklung und innere Stabilität brauchen. Zum anderen kann auch dafür gesorgt werden, dass diesen Kindern wieder mehr Wertschätzung zuteilwird, sie wieder mehr Vertrauen zu sich selbst und in ihre Fähigkeiten erlangen und sie nach und nach das Gefühl bekommen, als Mensch und in ihren Leistungen anerkannt und vor allem geliebt zu werden.

Wie das gelingen kann, wurde bereits in „Ich dreh gleich durch!“ aufgezeigt und soll in diesem Band weiter ausgeführt werden.

NOCH EINE KURZE SCHLUSSBEMERKUNG

Max ist in diesem Buch zwar einige Monate älter als in Band I, verfasst seine Tagebucheinträge aber immer noch auf einem sprachlichen Niveau, das das eines Zwölfjährigen in aller Regel übersteigt. Daher will ich auch hier darauf hinweisen, dass die Hauptzielgruppe der Max-Bücher Erwachsene sind, und Max' Ausdrucksweise dieser Zielgruppe angepasst ist.

Ungeachtet dessen haben mir unzählige Leser des ersten Bandes rückgemeldet, auch ihr Kind – Altersgruppe ab 10 Jahren aufwärts – habe das Buch verschlungen. Manche haben sogar berichtet, es sei das erste selbstständig und freiwillig gelesene Buch gewesen. Das Buch kann also auch durchaus bereits von älteren Kindern und Teenagern gelesen werden.

Und wie in „Ich dreh gleich durch!" gilt auch hier: Wer sich mit Fachtexten zum Thema nicht auseinandersetzen möchte, der kann die nachfolgende Einleitung überspringen und gleich in die Welt von Max und seiner Familie ab Seite 27 eintauchen.

EINFÜHRUNG

Viel Leid um nichts?

Es ist nun knapp drei Jahre her, dass die Leser Max in „Ich dreh gleich durch!“ kennenlernen durften. Seither ist viel passiert und ich hatte die Gelegenheit, im Zuge von Lesungen, Vorträgen und vor allem auch in verschiedenen Facebook-Gruppen mit hunderten von Betroffenen und deren Geschichten Bekanntschaft zu machen.

Geschichten, die Menschen ohne ADHS nicht einmal ansatzweise nachvollziehen oder verstehen können, denen sie mit Kopfschütteln und nicht selten mit abfälligen Bemerkungen begegnen. Geschichten, die Heranwachsende mit ADHS und ihre Familien an den Rand der Verzweiflung bringen, vor allem dann, wenn man das ungewöhnliche Verhalten der Kinder Außenstehenden erklären muss: „Tut mir leid, aber er ist so aufgedreht, denn er hat ADHS – Sie wissen schon, das Zappelphilipp-Syndrom“, „Das hat er mit Sicherheit nicht absichtlich getan, bestimmt hat er wieder mal nicht nachgedacht, bevor er ... Das hat mit seiner ADHS zu tun“, „Meine Tochter hat garantiert nicht gehört, dass Sie sie mehrmals angesprochen haben, da hat ihre AHDS wieder zugeschlagen.“

Versucht man dann, so oder ähnlich die Gründe für das Verhalten seines Kindes zu erklären, blickt man entweder in fragende Gesichter, weil der Betreffende noch nie von ADHS gehört hat oder aber eine Diskussion beginnt, in der einem das Gegenüber in nicht selten abfälligem Ton mitteilt, dass es das Syndrom doch gar nicht gebe. Ein Schlag ins Gesicht der betroffenen jungen Menschen und ihres Umfeldes. Denn Untersuchungen zur Belastung bzw. Lebensqualität von Kindern mit ADHS und deren Familien sprechen eine deutlich andere Sprache:

Es ist erschütternd zu sehen, wie viele Kinder betroffen sind und welche Tragödien sich damit verbunden in den involvierten Systemen, wie den Familien, den Kindergärten, den Schulen, den Jugendämtern und den Arztpraxen, abspielen.[1]

Ein Autor berichtet davon, dass „bisherige Studien belegen, dass ADHS-Kinder in ihrer Lebensqualität in ähnlichem Maße eingeschränkt sind, wie chronisch körperlich erkrankte Kinder“[2] und eine andere Autorin führt an, dass „sich Kinder mit ADHS in ihrer Lebensqualität sogar eingeschränkter als Kinder mit Asthma bronchiale [fühlen].“[3]

Denn diese Kinder sind, wie dieses Buch zeigen wird, in vielfacher Weise beeinträchtigt und diese Beeinträchtigungen führen „bei mindestens 80 Prozent der von ADHS betroffenen Familien zu einer ‚deutlichen bis massiven‘ Belastung [...] bzw. erheblichen negativen Auswirkungen auf die Lebensqualität [...].“[4]Somit kann folgender Aussage nur beigepflichtet werden: „Eine Diskussion, die ADHS als Störung ablehnt [...], geht daher am tatsächlichen Erleben und Alltag der betroffenen Familien vorbei.“[5]

Die Zweifler

Umso trauriger ist es, dass die Existenz von ADHS nicht nur von Menschen, die darüber kaum oder gar nicht Bescheid wissen, in Zweifel gezogen wird. Unkenrufe gibt es auch aus theoretisch informierten Kreisen, von Menschen, die sich tatsächlich mit der Materie auseinandergesetzt haben.

Eine der beiden Richtungen, die sich bei den „Zweiflern“ herauskristallisiert hat, ist die Meinung, bei ADHS handle es sich um nichts anderes als eine Ansammlung von Symptomen aus anderen Krankheitsbildern, d. h. wer auch immer mit einer ADHS diagnostiziert würde, habe in Wahrheit eine andere Störung oder

Erkrankung wie eine Depression, eine bipolare Störung, eine Tic-Störung, das Tourettesyndrom, Schizophrenie u. a. (vgl. hier v. a. das Buch von Richard Saul, der zwar betont, vermeintlich an ADHS Leidenden auf den Weg zur „richtigen" Diagnose helfen zu wollen, der aber nicht nur mit dem Titel seines Werkes „Die ADHS-Lüge", sondern auch mit der Verleugnung der Störung Betroffenen wahrlich keinen Gefallen beim Anerkennen der Erkrankung in der Öffentlichkeit tut).[6]

Andere sind der Ansicht, ADHS sei eine erworbene Störung,[7] denn das Gehirn sei formbar und durch äußere Einflüsse wie das Verhalten des Umfeldes veränderbar. Die ADHS-spezifischen Anlagen und Persönlichkeitsmerkmale, die in einem gewissen Prozentsatz der Kinder schlummerten, würden vermutlich erst durch das Einwirken des Umfeldes und der Umwelt zum „Ausbruch" kommen. Dieser Ansatz wird von geplagten Eltern nachvollziehbarerweise aber dahingehend interpretiert, dass sie die ADHS ihres Sprösslings (mit)verschuldet haben – kein schönes Gefühl für genau jene Menschen, die in der Regel ihr Bestes geben, um ihr Kind so gut wie möglich zu begleiten.

Zu den Fakten

Dabei besteht in der Zwischenzeit absolut kein Zweifel mehr daran, dass es sich bei ADHS tatsächlich um eine eigenständige Erkrankung handelt. Sehen wir uns doch dazu einmal die nicht wegzudiskutierenden Fakten an:[8]

- „Aufmerksamkeitsdefizit-/Hyperaktivitätsstörungen(ADHS) stellen zusammen mit den aggressiven Verhaltensstörungen (Störungen des Sozialverhaltens) die häufigsten psychischen Störungen im Kindesalter dar."[9] Und: „Zu kaum einem

anderen klinischen Störungsbild ist wissenschaftlich so umfangreich geforscht und publiziert worden".[10]
Allein zur Erhebung weltweiter Prävalenzraten wurden 9.105 Abstracts von zwischen 1978 und 2005 publizierten wissenschaftlichen Artikeln für eine Metaregressionsanalyse ausgewählt.[11] D. h. ADHS wird seit nunmehr rund 50 Jahren intensiv beforscht – mit insgesamt sehr eindeutigen Ergebnissen, die auf eine Gehirnstoffwechselerkrankung als Ursache weisen (vgl. dazu Kapitel 3 in Band I).
Für eine erfundene Krankheit wäre das ein Aufwand, der mit nichts zu rechtfertigen wäre.

- Die Symptome dieses Syndroms sind klar und umfassend in zwei international anerkannten Klassifikationssystemen beschrieben: in der ICD-10 (der Internationalen Klassifikation der Krankheiten und verwandter Gesundheitsprobleme – International Statistical Classification of Diseases and Related Health Problems) der WHO bzw. den Diagnosekriterien des Diagnostischen Manuals Psychischer Störungen (Diagnostic and Statistical Manual of Mental Disorders = DSM V) der American Psychiatric Association.[12] Keine internationale Organisation würde sich seit Jahrzehnten mit einer Krankheit befassen, die von erziehungsfaulen Eltern oder der Pharmaindustrie erfunden worden ist.

Es ist daher Bernd Ahrbeck recht zu geben, wenn dieser meint: „Die Veröffentlichung von Geschichten, nach denen ADHS eine fiktive Störung oder lediglich ein Konflikt zwischen den heutigen Huckleberry Finns und ihren Sorgeberechtigten sei, ist gleichbedeutend mit der Behauptung, die Erde sei flach, die Gesetze der Schwerkraft seien debattierbar und die chemische Periodentabelle sei Betrug."[13]

Medikamente für den Zappelphilipp?

Doch nicht nur die Existenz der Störung selbst wirft immer wieder Diskussionen auf. Mindestens ebenso umstritten ist in der Fachwelt das Thema der Behandlung von ADHS. Und dabei meine ich nicht die Diskussion darüber ob z. B. die Konzentration besser durch Neurofeedback oder das Marburger Konzentrationstraining gefördert werden kann (vgl. dazu die in Kapitel 5 angeführten Therapien), sondern die nicht enden wollende Debatte darüber, ob ein Kind mit ADHS auch medikamentös begleitet werden sollte.

Auf der einen Seite stehen in dieser Diskussion jene, die Zeter und Mordio schreien, weil „verantwortungslose Eltern" ihre Kinder „mit Drogen" ruhigstellen bzw. gefügig und angepasst machen würden. Auf der anderen Seite werfen jene, die den Einsatz von Medikamenten befürworten, den Medikamentengegnern vor, sie würden – angetrieben von dem falschen Ehrgeiz, es ohne Medikamente schaffen zu wollen – ihren Kindern eine ganz wesentliche Chance für eine seelisch gesunde Entwicklung vorenthalten.

Das Traurige an dieser Diskussion ist, dass durch die Verbissenheit, die die Betroffenen für das Beharren auf ihrer Meinung an den Tag legen, ein regelrechter Grabenkampf entstanden ist und so tatsächlich wertvolle Chancen für Kinder mit ADHS verloren gehen. Gerade die Hardliner der jeweiligen Lager (und das sind bedauernswerterweise sehr viele) sind blind für die Möglichkeiten, die der jeweils andere Weg bieten würde.

So erkennen eingeschworene Medikamentengegner oft nicht (oder zu spät), dass manche Kinder erst durch die Verabreichung des passenden Medikaments für Therapien zugänglich werden. Häufig sind sie dann erst fähig, ihr sozial nachteiliges Verhalten zu ändern, wieder mehr an Selbstwert zu gewinnen etc. Andererseits sind Medikamentenbefürworter oft anderen Therapien oder unterstützenden Maßnahmen gegenüber wenig oder gar nicht offen. Dadurch gehen ebenfalls wertvolle Chancen für Behandlungsmöglichkeiten verloren und es verstreicht viel Zeit, die mit der Kombination mehrerer Therapien (multimodaler Ansatz) optimal hätte genutzt werden können.

Dabei ist die, wie oben bereits erwähnt, im Idealfall möglichst frühe und umfassende Behandlung von ADHS unerlässlich, um sogenannte Komorbiditäten sowie eine häufig zu beobachtende Suizidgefährdung weitestgehend zu vermeiden. Mackowiak & Schramm führen in diesem Zusammenhang eine Längsschnittstudie von Barbaresi et al. aus dem Jahr 2013 an, in der die AutorInnen eindrucksvoll belegen, dass die ADHS-Problematik „die Auftretenswahrscheinlichkeit von anderen psychiatrischen Erkrankungen im Erwachsenenalter [erhöht] [...] und mit einer erhöhten Sterblichkeit (aufgrund von Suizid und Unfällen) assoziiert“[14] wird.

Auch Helga Simchen hält fest: „Je später der Behandlungsbeginn ist, umso mehr AD(H)S-bedingte Komorbiditäten, wie depressive Verstimmungen, Angst- und Zwangsstörungen, Selbstwertkrisen und Burnout können die Behandlung zusätzlich erschweren.“[15] Darüber hinaus ist bei einer ADHS die Gefahr des Abrutschens in Arbeitslosigkeit, Substanzabhängigkeit und Kriminalität im Jugend- und Erwachsenenalter überproportional häufiger zu beobachten als bei Nicht-Betroffenen.[16] Eine Nichtbehandlung bzw. auch eine zu späte Behandlung eines mit ADHS diagnostizieren Kindes ist daher mit einer Kindeswohlgefährdung gleichzusetzen.[17]

Aus all diesen Gründen bleibt zu wünschen, dass Institutionen, Organisationen, Vereine, Selbsthilfegruppen und Personen, die sich in Sachen ADHS einsetzen, in Zukunft (noch) mehr dabei unterstützt werden, Nicht-Betroffene über das Syndrom zu informieren, die Öffentlichkeit auf die Problematik aufmerksam und ADHS endlich gesellschaftsfähig zu machen. Nur in einer gut informierten Gesellschaft können Menschen über das nötige Wissen verfügen, um überhaupt den Verdacht zu schöpfen, dass ihr Kind von dem Syndrom betroffen ist. Nur in einer toleranten Gesellschaft wagen sich betroffene Eltern zum Diagnostiker. Und nur in einer unterstützenden Gesellschaft können seelisch gesunde und zukunftsstarke Kinder heranwachsen.

Denn genau das ist unser aller Ziel: Unsere Kinder auf das Erwachsenenleben optimal vorzubereiten, um den Anforderungen der Gesellschaft, in der wir leben, gerecht zu werden. Wir alle wünschen uns für unser Kind nichts sehnlicher als ein erfülltes, erfolgreiches und vor allem glückliches Leben. Mir bleibt zu hoffen, dass dieses Buch einen kleinen Teil dazu beiträgt.

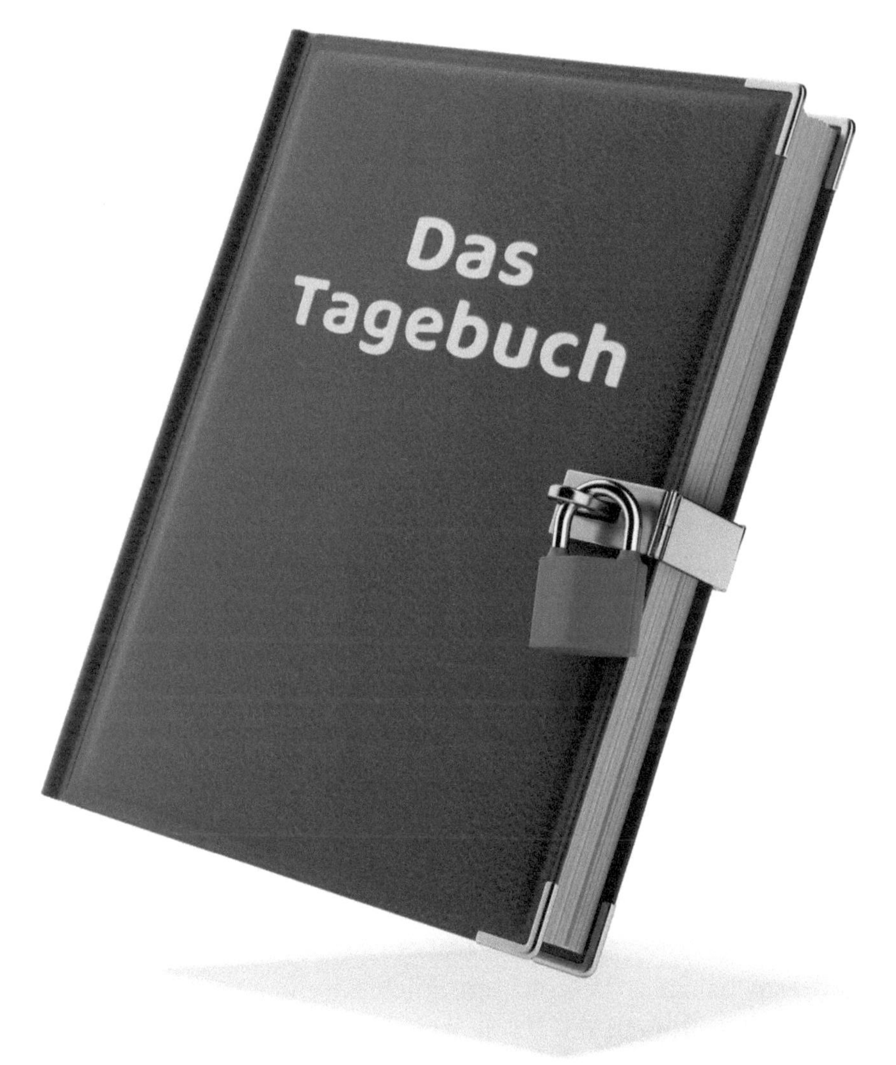
Das
Tagebuch

Kapitel 1

„SYMPTOM", „DIAGNOSE" UND ANDERE KOMISCHE WÖRTER

21. Juli, Max

Yesss! Endlich Ferien. Wie das geilste Schokoeis an einem heißen Sommertag schmelzen die sechs Buchstaben in meinem Gehirn und machen so richtig Laune.

Kein stundenlanges Stillsitzen mehr ohne die Möglichkeit, mal kurz ein paar Handstände zu machen, um wenigstens einen Teil der Ameisen im Po loszuwerden. Kein Dauergequassel über mathematische Gehirnakrobatik oder die Hauptstadt von irgendeinem Land, dessen Name dir beim Aussprechen einen Knoten in die Zunge haut. Kein Mitschreiben von solch unnötigem Bullshit (womit überhaupt, wenn alle Stifte fehlen?), kein Einordnen von haufenweise Zetteln in ohnehin vergessene Mappen, keine ständigen Rechtfertigungen, warum ich von diesem oder jenem schon wieder keinen Plan habe, meine Sportkleidung fehlt oder ich die Unterschrift für so megawichtige Events wie den Selbstverteidigungskurs verschwitzt habe. Aber am allerwichtigsten: sechs Wochen nichts lernen, keine Hausaufgaben und keine Klassenarbeiten.

Allerdings – und hier ist schon der erste Wermutstropfen – geht's morgen doch zu einem Test oder so was Ähnlichem. Mum und Dad haben ja beschlossen, mich zu einer Psychologin zu schleifen, weil nicht nur Tante Alma denkt, mit mir würde was nicht stimmen. Wobei: Die denkt ja, dass mit Mum und Dad was nicht stimmt, weil sie mich nicht richtig erziehen.

Ja, ja, ja, schon klar: Die letzten elf Jahre haben wirklich deutlich gezeigt, dass ich bei Vielem anders ticke als Smartie. Sogar anders als Leo oder Felix oder Mike. Und nachdem Mum und Dad in den vergangenen Monaten stapelweise Bücher zum Thema ADHS gelesen haben, sind sie nun davon überzeugt, dass ich genau das habe. Die Psychologin soll jetzt gucken, ob sie mit ihrer Vermutung richtig liegen.

Aber was soll das bringen? Meine Frage nach Gehirn-OPs oder Denkpillen, die mich zu Einstein machen, hat Mum schon verneint. Bestechung der Lehrer scheidet mit Sicherheit auch aus, dasselbe gilt für „nie wieder Schule". Und an einen Venentropf, der mich mal nachdenken lässt, bevor ich im Skatepark über viel zu große Schanzen springe oder in die steile Bowl droppe, wird die Seelenklempnerin mich sicher auch nicht hängen. Wozu das Ganze also???

Klar hab ich Mum gefragt, warum wir dort überhaupt hingehen, aber da kamen nur so schwammige Aussagen wie „Dann haben wir endlich Klarheit" oder „Du wirst sehen, das wird spannend" oder „Wir haben sie schon kennengelernt, die ist echt nett". Aber bei mir aufregen, wenn ich Antworten gebe, die mit der Frage nichts zu tun haben! Nun ja, hilft ja ohnehin alles nichts. Wenn Mum sich was in den Kopf gesetzt hat, hast du keine Chance. Da könntest du noch eher versuchen, Queen Mum den Gangnam-Style beizubringen. Also, Augen zu und durch.

Was ich mich allerdings doch frage: Wenn schon eine Psychologin für einen Bergmann-Jungen ran muss, warum macht Mum nicht auch mit Smartie einen Abstecher dorthin? Der ist nämlich fast eineinhalb Jahre älter als ich, hat aber oft Anwandlungen, als würde er seine Vormittage in der Kita statt im Gymnasium verbringen.

Wenn ich Mum allerdings erklären will, dass es eigentlich Smartie ist, der so richtig einen an der Klatsche hat, lenkt sie entweder vom Thema ab (wofür ich mir umgekehrt von ihr immer wieder tiefe Stirnfalten einhandle) oder sie hat komplett unnötige Aussagen parat, wie „Max, ich möchte nicht, dass über Smartie so gesprochen wird“ oder „Max, es wundert mich nicht wirklich, wenn Smartie ab und zu mal austickt“. Sie sagt zwar nie „wegen dir“, aber ich hab’s gecheckt, Mum. Die Worte müssen gar nicht ausgesprochen werden, um bei mir anzukommen. Feine Antennen und so.

Egal, ich tröste mich damit, dass mir diese ganze Testerei „nur“ den Vormittag versaut, denn wenn wir wieder zu Hause sind, wartet die geilste Sache der Welt auf mich: Ich werde für meine heiß geliebte Katze Sira, die in etwa einer Woche süße kleine Kätzchen bekommt, eine Entbindungsbox bauen. Angefangen hatte ich damit ja schon, aber anstatt mir vorher zu überlegen, wie ich das am besten angehen sollte, hab ich einfach mal drauflos gemacht und was da dann rauskam, glich eher einem Haufen Brennholz, aus dem ein paar Nägel ragten. Das erste laue Sommerlüftchen hätte das Ding zum Einstürzen gebracht – wie Smartie, der als Kind wohl zu viel Bob der Baumeister geguckt hat, klugscheißerisch anmerken musste.

In Wirklichkeit will er doch eh nur all meine Versuche, die Box alleine zu bauen, schlechtreden. Denn vor ungefähr einer Woche haben wir versucht, das Ding gemeinsam zu bauen, und sind uns dabei so sehr in die Haare geraten, dass Smartie richtig ausgetickt ist. Er hat von Mum und Dad glatt verlangt, mich zu irgendjemandem zu schleppen, der mal in meinem Oberstübchen aufräumt, sonst würde er irgendwann noch wegrennen. Jedes Leben unter der Brücke wäre noch eher zu ertragen, als mit mir Gehirnamputierem (danke Bro!) weiterhin unter einem Dach zu wohnen. Außerdem bin ich sicher, in seinen Augen mehr Flüssigkeit als sonst geortet zu haben.

Alter, was gibt’s da zu heulen? Dann mach ich die Box eben alleine. Nervt ohnehin, ständig einen um mich rum zu haben, der alles besser weiß – oder es zumindest glaubt. Jemanden, der, egal was ich vorschlage, nur die Augen verdreht oder gleich eine der vielen Nettigkeiten von sich gibt, die sich allesamt mit „Max, du bist einfach für alles zu doof“ übersetzen lassen.

Außerdem höre ich ihn bei solchen gemeinsamen Aktivitäten oft von ganz weit weg schreien, woraufhin dann meist in der Sekunde was zu Bruch geht, zu kurz abgeschnitten wird oder sich ein Bohrloch plötzlich an der falschen Stelle befindet. Nö danke, auf das Geplärre hab ich keinen Bock mehr. Also habe ich beschlossen, die Box alleine zu bauen, was mir ein weiteres Augenverdrehen und besserwisserische Aussagen zur fehlenden Stabilität meines Bauwerks von Smartie einbrachte.

Wenn ich nicht tatsächlich Angst um Sira und ihre Jungen hätte, hätte ich das Teil mit Absicht so gelassen. Aber ich fürchte, der Möchtegern-Konstrukteur hat recht. Also hab ich vorgestern mit Dad einen Plan gezeichnet, den Bretterhaufen wieder in seine Einzelteile zerlegt und morgen starte ich den nächsten Versuch.

Jetzt geht's jedenfalls ab ins Bett, damit ich morgen für den Test (*die* Tests? ... na, hoffentlich nicht!) fit bin. Werde denen allen zeigen, wo der Hammer hängt und was ich drauf hab, wenn ich mich anstrenge. Hoffe ich zumindest, denn ich habe KEINEN BOCK auf die Vier-Buchstaben-Krankheit. Ich mein, dann werden mich doch alle bei jedem kleinsten Fehltritt, jeder noch so kleinen Verarsche, jedem Mal nix Mitkriegen mit einem Blick ansehen, der ausdrückt: „Ach, habt doch Nachsehen, der Arme hat ja ADHS“. Oder noch viel schlimmer: „Uns brauchst du mit der ADHS-Mitleidsmasche nicht zu kommen. Wir wissen, dass du könntest, wenn du dich nur richtig anstrengen würdest. Du hast es doch faustdick hinter den Ohren!“

Ach Menno, ich will einfach nur NORMAL sein!

21. Juli, Mum

Morgen geht es los. Endlich. Zum ersten Mal habe ich das Gefühl, dass wir auf dem richtigen Weg sind, dass es eine Erklärung, einen Grund für Max' Anderssein gibt. Am liebsten hätte ich das Ergebnis gleich, aber die Psychologin[1] hat mir am Telefon schon erklärt, dass für eine sichere Diagnose mehrere Tests nötig sind und das alles dauern wird. Nun, nach all dem, was wir gelesen haben, steht für mich ohnehin fest, dass unser Sohnemann ADHS hat. Aber ohne offizielle Diagnose gibt es keine individuell auf ihn zugeschnittene Behandlung und genau die ist ja letztendlich das Wichtigste.

ADHS ... bis vor einem halben Jahr wusste ich so gut wie gar nichts darüber. Jetzt könnte ich schon fast selbst ein Buch darüber schreiben: Rund 5% der Heranwachsenden sind davon betroffen,[2] Jungen deutlich häufiger als Mädchen,[3] es gibt drei verschiedene Formen[4], es wächst sich im Erwachsenenalter nicht wirklich aus,[5] aber am wichtigsten: Die Symptome sind für Betroffene wie auch ihr Umfeld mehr als eine Herausforderung.

Habe ich gerade „Herausforderung" geschrieben? Korrektur: Sie sind für alle Beteiligten kaum auszuhalten!

Es beginnt schon beim „A", dem **Aufmerksamkeitsdefizit.**[6] Man spricht Max an, er kriegt es nicht mit. Harald schickt ihn, einen Schraubendreher zu holen, er kommt nach drei Minuten zurück und fragt, was er denn eigentlich hätte holen sollen. Ich erkläre oder erzähle ihm etwas, er driftet ab. Man fordert ihn auf, den Schulranzen für den nächsten Tag zu packen, doch wenn man 15 Minuten später nachsieht, wo er bleibt, spielt er mit der Katze oder sucht neue Radlager für sein Skateboard.

Wirklich schlimm ist dieses Manko natürlich bei Schulischem. Wenn er seine Sportsachen zusammenpacken soll, kommt er nach 20 Minuten Suche drauf: Er muss sie wohl verloren haben, denn er kann sie nirgendwo finden, und im Spind in der Schule sind sie angeblich auch nicht. Er soll Hausaufgaben machen, nach 30 Minuten: weißes Blatt. Dann stehen nach weiteren gefühlten zwei Stunden endlich mal fünf Sätze drauf, aber man braucht sowohl einen Schriftentzifferungsexperten als auch ein Wörterbuch, um rauszufinden, dass „Schdabilitet" eigentlich „Stabilität" und „Aggropath" in Wirklichkeit „Akrobat" heißen soll ...

Ich könnte noch die nächsten zehn Seiten mit Beispielen vollschreiben, die sich Mütter von Durchschnittskindern nicht annähernd vorstellen können, zumindest nicht in dieser Dichte und Häufigkeit. Dabei sind das ja erst die Symptome des ersten Blocks, der für ADHS sowohl von der Weltgesundheitsorganisation als auch von der Amerikanischen Psychiatrischen Vereinigung angegeben wird.

Der zweite Block betrifft die **Hyperaktivität**, und die Symptome sind mindestens genauso nervig (sorry Max!) wie die des ersten. Ständiges Gezappel mit Armen und Beinen, Fußtritte unterm Tisch, in der Freizeit *nur* am Rennen, Hüpfen, Löcher Graben, Klettern, sich Auspowern. Und in der Schule stillsitzen? Natürlich Fehlanzeige. In einer Tour gibt es einen Grund, warum Max aufstehen „muss", sei's, um einen Stift aufzuheben, der jemandem runtergefallen ist (die Mitschüler sind alle offenbar an der Wirbelsäule operiert), sei es ein Taschentuch, das unbedingt *sofort* in den Müll muss, oder aber auch die klassische „Ich muss mal"-Aktion.

Und wenn sämtliche Möglichkeiten für Bewegung erschöpft sind, summt es auf seinem Platz trotzdem wie 1.000 Hummeln, denn da wird rumgerutscht, geschaukelt, die Beine werden unter die Knie geklemmt, dann wieder ausgestreckt, es wird im Ranzen gekramt ... Mir fängt ja fast selbst der Kopf zu brummen an, wenn die Lehrer erzählen, was Max so alles veranstaltet, um sich jede Schulstunde aufs Neue irgendwie seiner überschüssigen Energie während der für ihn wahrscheinlich endlos scheinenden 45 Minuten zu entledigen.

Dann ist da auch noch das nicht abzustellende Sprechloch, aus dem ohne Pause oft minutenlang die Worte wie Geschosse aus einer Maschinenpistole auf das Gegenüber abgefeuert werden. Sogar ich als Mutter, der Gespräche mit ihren Kindern extrem wichtig sind, ertappe mich manchmal dabei, dass meine Ohren unbewusst auf Durchzug schalten, weil ich all der aus Max heraussprudelnden Information teilweise gar nicht mehr folgen kann. Früher hielt sich das noch in Grenzen, aber seit ein paar Wochen scheint er immer häufiger unter „Sprechdurchfall" zu leiden, wie Harald immer sagt.

Außerdem unterbricht Max einen dauernd, spricht für andere deren Sätze zu Ende und platzt mit Antworten heraus, bevor das Gegenüber überhaupt die Frage gestellt hat – womit wir schon beim dritten Symptomblock, der **Impulsivität**, wären. (Warum gibt es eigentlich kein **I** in der Abkürzung ADHS?) „Impulsiv" ... klingt ja ein wenig nach dem Wort „spontan", nur leider ohne das Positive, das man sich da drunter vorstellt.

Die meisten Symptome, die unter diesem Begriff zusammengefasst werden, bereiten mir eher Angst. Max' Motto ist nämlich: Machen wir mal und denken – wenn überhaupt – erst hinterher über die Folgen nach. Egal, ob es „nur" darum geht, mal kurz einen Stein wegzukicken, der dann gegen ein Auto knallt, oder ob er denkt, er sei ein Ninja Turtle und von der drei Meter hohen Mauer neben der Schule springt, oder er sich – wie vor ein paar Monaten – mit Gipsbein ins eisige Wasser stürzt, um schnell mal ein Entlein vor imaginären riesigen Raubfischen zu retten.

Und dann diese Ungeduld! Das Wort „warten" gibt es in Max' Welt nicht. Egal, ob er sich irgendwo anstellen muss, ein langsamerer Skifahrer auf einer engen Piste vor ihm herfährt, oder er im Sportunterricht warten soll, bevor er losläuft, es klappt einfach nicht! Beim Anstehen in der Schlange wird gedrängelt und gemogelt, in den Bergen in einem fort auf die „Pistenschnecken" geschimpft und beim Sport verbringt er die halbe Zeit des Unterrichts damit, am Rand zu sitzen. Dort soll er laut Lehrer nachdenken, welche Regeln vereinbart wurden, um seine und die Sicherheit der anderen zu gewährleisten.

Gerade Letzteres ist ein Beispiel dafür, wie oft bei solch hibbeligen Kindern ein Teufelskreis in Gang kommt, denn sich nicht bewegen zu dürfen, während seine Klassenkameraden nach Herzenslust rennen und springen können, führt nur dazu, dass die aufgestaute Energie noch mehr nach Abbau drängt und Max, kaum dass er wieder mitmachen darf, den nächsten Fehltritt begeht – und erneut im Out landet.

„Kenn ich alles", sagen dann Mütter, die meinen, ein eben solches Exemplar zu Hause zu haben. „An manchen Tagen ist meiner auch nicht kaputt zu kriegen und vergisst immer wieder mal, seine Hausaufgaben zu erledigen." Oder: „Manchmal hab ich auch das Gefühl, sie hört gar nicht richtig zu und wenn es bei großem Hunger noch 20 Minuten bis zum Essen dauert, erzählt sie mir alle paar Minuten, dass die Zeit nicht vergeht." Ja, aber genau da liegt ja der feine Unterschied: „An manchen Tagen", „manchmal" und „immer wieder mal" ist etwas anderes als „täglich", „ständig" und „dauernd". Zwei Autoren schreiben mir hier direkt aus der Seele:

> Nahezu alle Kinder und Jugendlichen zeigen gelegentlich Verhaltensweisen wie Unruhe, Impulsivität oder Unaufmerksamkeit. Bei einem Kind oder einer/m Jugendlichen mit ADHS unterscheidet sich jedoch das Auftreten dieser Kernsymptome vor allem in der Intensität und dem Ausmaß dieser Auffälligkeiten.[7]

Und bei Max ist hinsichtlich Intensität und Ausmaß eigentlich keine Steigerung mehr möglich. Daher bin ich mir sicher, dass Max ADHS hat. Aber in ein paar Wochen wissen wir mehr. Obwohl, vielleicht kann Dr. Mannheimer morgen schon eine erste Prognose wagen?

Habe ich gerade geschrieben, *Max* sei ungeduldig?

22. Juli, Max

War gar nicht mal so übel bei der Psychotante heute. (Mum hat mir eigentlich verboten, sie so zu nennen, aber in *mein* Tagebuch schreib ich rein, was *ich* will.) Zuerst hat sie mir zwar Löcher in den Bauch gefragt, aber es gibt Schlimmeres und wenn ich was nicht beantworten wollte, musste ich auch nicht. Allerdings hat sie's dann doch hintenrum versucht und dachte, ich würde es nicht merken. Da musst du aber früher aufstehen, meine Liebe, denn wenn ich eins drauf hab, dann ist es, andere zu durchschauen. Meine Antennen orten so was, noch bevor's mein Gegenüber angedacht hat.

Nachdem ich offenbar alle wichtigen Fragen einigermaßen beantwortet hatte, kamen alle möglichen Tests. Aber zumindest waren das welche, auf die ich mich nicht vorbereiten musste, sonst hätte Mum mich dort kein zweites Mal hingekriegt. Wenn ich das richtig verstanden habe, müssen wir nämlich noch ein paar Mal zu Frau Dr. Mannheimer (da siehste mal, Mum, ich hab mir gemerkt, wie sie heißt!). Ich muss sagen, teilweise haben die Tests fast Spaß gemacht, besonders der mit den Tieren. Manches davon war aber auch sauanstrengend.

Aber alles in allem konnte ich dort eher bei der Sache bleiben als bei Klassenarbeiten. Keiner, der ständig auf seinem Stuhl rumrutscht, niemand, der ewig im Mäppchen nach einem

Radiergummi kramt, keine Carina, die sich pro Stunde 27 Mal schnäuzen muss, und auch kein Felix, der sogar während einer Klassenarbeit rausrennt – weil er „aufs Klo muss". Ich weiß aber, dass er in Wahrheit schnell zum Kiosk sprintet, um sich was Süßes reinzustopfen, weil ihm der Zucker angeblich beim Denken hilft. Laut Mum ist genau das Gegenteil der Fall, aber mir ist das ohnehin egal, mich nerven einfach diese ganzen Ablenkungen. Und davon gab's heute keine, daher lief das mit den Tests auch wirklich gut.

Trotzdem war das Ganze so anstrengend, dass ich am Nachmittag einfach keine Energie mehr hatte, Siras Entbindungsbox zu zimmern. „Max und keine Energie?", werdet ihr euch jetzt denken. Nun ja, man muss eben unterscheiden bei mir. Wenn Mike vorbeigekommen wäre und mich gefragt hätte, wie es mit einer Runde Fußball aussieht, hätte ich sofort ja gesagt. Aber die Entbindungsbox zu bauen, hätte ja wieder endlose Gedankenakrobatik bedeutet, denn Dads Plan in die Tat umzusetzen überfordert mich wahrscheinlich schon im ausgeschlafenen Zustand – und erst recht nach dem Testmarathon.

Egal, Sira bekommt ihre Jungen laut Dad ohnehin erst in einer Woche oder so, da kann ich die Box morgen auch noch machen.

22. Juli, Mum

Max hat sich laut Psychologin heute ganz gut geschlagen. Er war kooperativ, hat ihre Fragen recht bereitwillig beantwortet und zeigte sich auch bei den Tests konzentrierter als erwartet. Allerdings hat sie mir gesagt, das würde noch lange nicht heißen, dass er nicht trotzdem eine Konzentrationsschwäche bzw. ADHS hätte, denn gerade in diesen 1:1-Testsituationen zeigen Kinder mit ADHS oft eine viel längere Aufmerksamkeitsspanne und sind konzentrierter als im Gruppengeschehen.

Dort werden sie durch ihre Reizoffenheit nämlich von den vielen visuellen und akustischen Reizen überflutet, bis die Rollläden runtergehen und sie gar nichts mehr mitbekommen. Cordula Neuhaus, eine meiner Lieblingsautorinnen, schreibt dazu Folgendes:

> Eine Person mit AD(H)S hat infolge von Fehlregulationen im Gehirn große Schwierigkeiten, ihre Aufmerksamkeit ohne Anstrengung ausreichend lange aufrechtzuerhalten, ohne sich von ablenkenden Reizen oder inneren Impulsen stören zu lassen. Daraus entstehen die typischen Probleme bei allen Tätigkeiten, die ausdauernde geistige Anstrengung erfordern.[8]

Aber nicht nur für die Aufmerksamkeit, die ja gerade in der Schule so bitter nötig wäre, ist diese Reizfilterschwäche, also das Unvermögen, Reize auszublenden, nicht gerade förderlich. Auch im Alltag kann sie zum Problem werden. In letzter Zeit beschwert Max sich nämlich immer häufiger über Smarties Geräusche beim Essen.

Dabei isst der eigentlich ganz normal. Kaut vielleicht minimal lauter als Harald und ich und auch wenn er trinkt, gluckst es ein wenig mehr. Aber so wie Max darauf in den vergangenen Wochen reagiert hat, dürften das für ihn Geräusche vergleichbar mit einer Schlagbohrmaschine sein.

Auch als ich vorgestern schon recht müde neben ihm saß und ihm beim Kleben eines Modellhubschrauberteils zusah, bat er mich, doch bitte nicht so laut zu atmen, es würde ihn ablenken. Mein *Atmen* lenkt ihn ab? Aber wenn ich drei Meter entfernt von ihm seinen Namen rufe, hört er es nicht. Außerdem ist er von uns allen eigentlich der, der am lautesten ist.[9] Wie um alles in der Welt passt das zusammen? Das werde ich beim nächsten

Mal die Psychologin fragen, sie scheint mir nämlich wirklich sehr kompetent zu sein.

Harald und ich sind wirklich froh, uns endlich entschlossen zu haben, Max' Verhalten von einer ADHS-Expertin ansehen und bewerten zu lassen. Wobei man aus dem unmittelbaren Umfeld dazu ja die unterschiedlichsten Dinge zu hören bekommt: „Na, endlich unternehmt ihr da mal was, so kann es mit ihm ja nicht weitergehen!" Zu Deutsch: Wird ja langsam Zeit, dass ihr was tut, um die anderen vor Max' Verhalten zu schützen. Grrrr! Kaum einer versteht, dass *er* derjenige ist, für den dieses Verhalten am belastendsten ist!

Oder: „Um Himmels willen, lasst doch all diese Untersuchungen. Stellt euch mal vor, die finden wirklich raus, er hätte ADHS. Dann bleiben nur Medikamente und all ihre schrecklichen Nebenwirkungen. Gerade vorgestern habe ich da wieder was in der Zeitung gelesen ..." Aber ja, klar doch, wahrscheinlich in einer, die mehr Bilder als Text hat. Und wer sagt überhaupt, dass Medikamente zwingend nötig sind? Das werden wir alles zu seiner Zeit mit Dr. Mannheimer besprechen.

Toll auch jene Antwort, bei der ich meinem Gegenüber tatsächlich an die Kehle springen könnte: „Wozu lasst ihr ihn denn auf ADHS testen? Man weiß schon lange, dass das eine erfundene Krankheit ist." Und unausgesprochen (oder auch ausgesprochen!) wird vermittelt: „Nehmt ihn doch mal richtig ran. Der braucht nur klare Worte und vielleicht auch ein paar hinten drauf, dann pariert der schon!"

Das letzte Mal, als ich so eine Aussage hören musste, beging ich nicht zum ersten Mal den Fehler, mich auf eine aussichtslose Diskussion zur Thematik einzulassen – und zwar mit einer Dame mit silber-blau schimmernden Dauerwellen und hochgezogenen Augenbrauen. Max hatte sie im Supermarkt nicht wahrgenommen, als sie ihn gebeten hatte, einen Schritt zur Seite zu machen.

Nach längerem Hin und Her und wirklich unfreundlichen Worten zu Max wollte ich ihr erklären, unser Junge höre aufgrund seiner vermuteten ADHS oft gar nicht, wenn er angesprochen wird.

Da sie mich bei „ADHS“ fragend anschaute, erklärte ich ihr, dass es sich dabei um eine Erkrankung des Gehirnstoffwechsels handle, auf die der Betroffene kaum Einfluss nehmen könne. Sinnlos. Ihre Augenbrauen rutschen nur noch eine Etage höher und sie sagte, wir Jungen seien doch nie um eine Ausrede für unseren unerzogenen Nachwuchs verlegen.

Dann hielt sie mir einen Vortrag darüber, wie sie noch erzogen worden sei und behauptete, die Ohrfeigen, die sie als Kind bekommen habe, hätten ihr die nötigen Manieren beigebracht und ihr rückblickend auch nicht geschadet. Dass ich genau hier meine Zweifel hatte, verriet ich nicht. Stattdessen konzentrierte ich mich darauf, *meine* Augenbrauen in neutraler Position zu halten, und schwor mir, mich nie wieder auf eine derartige Diskussion einzulassen.

Genau solche Szenen lassen Harald und mich, seit der Verdacht auf ADHS im Raum steht, immer wieder überlegen, wer alles von der möglichen Diagnose erfahren soll. Zuerst hatten wir überlegt, es nicht mal Max zu sagen, damit sein Selbstbewusstsein nicht noch weiter sinkt (was theoretisch kaum möglich ist), aber er ist natürlich schon viel zu alt und gewieft, um das bei all den Tests und Gesprächen, die nun auf ihn zukommen, nicht selbst rauszufinden.

Besser offen mit ihm sein und ihm erklären, dass eine solche Diagnose nicht das Ende der Welt ist. Ramona Thümmler schreibt hier – und das deckt sich mit meiner eigenen Erfahrung – dass diese Kinder ohnehin sehr „feine Antennen [haben] und merken, wenn [...] über sie geredet und entschieden wird.“[10] Wichtig sei es, die Information in Etappen zu vermitteln, wobei das erste Gespräch dahingehend bereits vor dem ersten Kontakt mit der diagnostizierenden Person oder Institution erfolgen sollte. Ein gut informiertes Kind beteilige sich besser am Diagnoseprozess und der Behandlung und die Eigenverantwortung sei auch höher.[11]

Was die Schule anbelangt, mussten wir Max allerdings versprechen, dass, sollte sich unser Verdacht bestätigen, nur die Lehrkräfte, nicht aber die Mitschüler davon erfahren würden. Zuerst wollte er nicht mal, dass wir seinen Lehrern davon erzählen. („Die halten nie dicht, ihr werdet sehen! Stellt euch mal vor, die posaunen das vor der ganzen Klasse aus, dann bin ich statt „Max" nur noch der „ADHS-Psycho!") Doch wir konnten ihn davon überzeugen, dass wir die Lehrkräfte zur Verschwiegenheit verpflichten und dass es auch Vorteile für ihn hat, wenn sie von der Diagnose wissen. Als er mich weiterhin zweifelnd ansah, las ich ihm folgende Textstelle vor:

> Es kann aber wichtig sein, dass Lehrer ins Vertrauen gezogen werden, denn nur dann haben sie eine Chance, [...] im Unterricht angemessen auf das Kind einzugehen und es zu unterstützen.[12]

Das hat Max dann doch beeindruckt und er war einverstanden, dass wir den Lehrern im Fall der Fälle Bescheid geben. Noch dazu hat ja seine Klassenlehrerin ohnehin schon den Verdacht geäußert, dass Max ADHS haben könnte.[13] Das ist ein Fall, der laut ADHS-Literatur gar nicht so selten vorkommt, denn oft machen Lehrkräfte Eltern darauf aufmerksam, dass mit ihrem Kind etwas nicht stimmt und es sich dabei eventuell um ADHS handeln könnte. Trotzdem wird davor gewarnt, die Diagnose gleich jedem auf die Nase zu binden, denn „nicht immer ist dem Kind geholfen, wenn alle um es herum von seiner ‚Störung' wissen",[14] – eben aufgrund der bestehenden Vorurteile und falschen Vorstellungen über ADHS.[15]

Nun ja, momentan besteht ja noch ein Fünkchen Hoffnung, dass es doch nicht AHDS ist. Aber was ist Max' extrem herausforderndes Verhalten dann??

22. Juli, Smartie

Halleluja! Endlich haben die Parents begriffen, dass es mit dieser Nervensäge nicht so weitergehen kann. Wenn jetzt nicht bald etwas passiert wäre, hätten die mit mir statt mit Max zum Seelenklempner müssen. Erst vor Kurzem bin ich komplett ausgetickt und ... ja, so peinlich es auch war ... in Tränen ausgebrochen, weil es einfach nicht mehr auszuhalten war, wie sich dieser Spacko wieder mal aufgeführt hat.

Sira wird ja bald Junge bekommen und Max und ich hatten schon vor einiger Zeit beschlossen, eine Entbindungsbox für sie zu bauen. Eigentlich wollte er das alleine machen, doch selbst bei seinem begrenzten Denkvermögen war ihm klar, dass er so was in einer Million Jahren nicht auf die Reihe kriegt. Also fragte er mich, ob wir das gemeinsam machen wollen. Ich war natürlich gleich dabei, denn ich liebe es, zu basteln, zu hämmern und zu schrauben. Dad sagt mir in letzter Zeit auch immer öfter, dass ich's handwerklich richtig draufhabe.

Vor ein paar Wochen ließ er mich sogar alleine die Sockelleisten für den neuen Boden in meinem Zimmer zuschneiden. Max wollte natürlich auch gleich die für sein Zimmer ausmessen und abschneiden. Sofort sah ich Dads zögerlichen Blick und ich könnte schwören, ein Gemisch von Angst und Zweifel huschte über sein Gesicht. Doch gerade als er sich irgendeine Ausrede zurechtbasteln wollte, warum das lieber doch er oder ich machen sollten, stand Mum im Türrahmen und meinte mit gekünstelt optimistischer Stimme, dass das eine gute Gelegenheit wäre,

Max eine Arbeit zu übertragen, die Dad und mich entlastet.

Dad und ich sahen uns an, die unausgesprochenen Fragezeichen schwirrten zwischen uns nur so rum und mit Sicherheit dachten beide haargenau dasselbe: „Entlasten???" Ganz im Gegenteil, wir beide müssen dann wieder mal Max' Fehler ausmerzen! Denn so viel war klar: Das konnte nur schiefgehen. Von falsch notierten Maßen, über zu kurz abgeschnittene Leisten bis hin zur abgebrochenen Säge oder tiefen Fleischwunden in Max' Fingern war da alles drin!

Hast du Amnesie, Mum, oder hat euch der Vortragende beim letzten „Denk-Positiv!"-Seminar irgendeiner Gehirnwäsche unterzogen? Dad und ich signalisierten uns mit verdrehten Augen und leichtem Kopfschütteln heimlich, dass wir das dicke Ende schon kommen sahen. Derweil sprintete Max los, ermuntert von Mums absolut unnötigen und vor allem unrealistischen Worten, um ein zweites Maßband und noch eine Säge zu holen.

Für das, was dann folgte, hätte man kein Hellseher sein müssen: Bevor Max das Maßband endlich das erste Mal auf die richtige Länge ausgezogen hatte, hatte er sich mit dem Einziehmechanismus des Dings viermal gezwickt und dreimal war ihm das ausgefahrene Band beim Einrollen auf den Daumen geschnalzt. Doch nachdem Max ohnehin die Schmerzempfindlichkeit eines Nilpferds hat, ließ er sich davon nicht beirren und notierte nach gefühlten zwei Stunden die abgemessenen Längen.

Dad und ich konnten natürlich gar nicht weiterarbeiten, weil wir nur damit beschäftigt waren, zu gucken, ob die Maße alle passen würden. Von wegen Entlastung! Doch wieder mischte Mum sich ein und meinte, Max würde das schon alleine hinbekommen, wir könnten ruhig mit unseren eigenen Arbeiten weitermachen.

„Mum, du checkst wohl gar nichts!", dachte ich mir, aber nachdem die Kosten der verschnittenen Leisten nicht von meinem

Taschengeld abgezogen würden, zuckte ich nur mit den Schultern. Dad resignierte ebenfalls, da es keinen Sinn hat, Mum von irgendwas abzubringen. Dabei sah er sich bestimmt schon im Baumarkt neue Leisten kaufen. Oder Mum zum 359. Mal mit Max ins Krankenhaus fahren.

Nun, Baumarkt und Krankenhaus wurden es dann nicht, doch von sieben Leisten waren drei um mehrere Zentimeter zu lang abgeschnitten, zwei sahen aus, als hätte sie ein Raubtier abgebissen und bei der letzten Leiste war das Sägeblatt kaputt gegangen.

Aber egal, was man Max zu erklären versuchte, er wusste es entweder besser oder behauptete, was wir vorschlagen, lässt sich nicht umsetzen. Ach ja, und warum klappte es dann bei Dad und mir? Schließlich trat er noch auf eine Leiste, die mit einem Ende auf seinem Hausschuh auflag und in der Mitte auseinanderbrach. Fluchend holte Dad Holzleim und zischte mir zu, das nächste Mal würden wir beide derartige Arbeiten erst verrichten, wenn Mum mit Max bei der Psychologin oder sonst wo unterwegs wäre. Seine Nerven würden das einfach nicht aushalten.

Genau, meine auch nicht. Doch als mir Max den Vorschlag mit der Entbindungsbox machte, hatte ich den Leisten-GAU schon wieder vergessen, alle Bilder von ausgefransten und abgebrochen Leisten sowie ruinierten Sägeblättern offenbar in den hintersten Winkel meines Gehirns gedrängt und war Feuer und Flamme, für Sira eine Kiste zu bauen, in der sie ihre Jungen in Ruhe zur Welt bringen kann.

Alter Falter, ich hätte mal besser auch ein paar von den Fischölkapseln nehmen sollen, die Mum Max seit einiger Zeit tonnenweise reinstopft, damit der sich Dinge besser merken kann. Die nützen bei ihm zwar genau *gar* nichts, aber bei mir vielleicht schon. Dann hätte ich mich möglicherweise doch noch rechtzeitig an Dads und meine blanken Nerven von damals erinnert und ihm erklärt, Sira könne ihre Jungen auch in einer Pappschachtel aus dem Supermarkt kriegen. Aber in meiner Euphorie sagte ich vorschnell ja und das Unglück nahm seinen Lauf.

Es begann schon mit der Suche nach passenden Brettern in Dads Werkstatt. Aus den dicken Dingern, die Max dafür benutzen wollte, hätte man den Dachstuhl für ein Hotel inklusive Helipad bauen können. Nach endlosen Erklärungen checkte er dann endlich, dass wir dünnere Bretter nehmen müssen, damit die Box nicht zu groß und schwer wird.

Als wir die dann hatten, wollte der Hektiker sie natürlich völlig planlos zusammenhämmern. Wieder endlose Diskussionen, dass wir uns erst die Größe der Box überlegen und das geeignete Werkzeug zusammensuchen sollten, dann erst mal die Bretter alle auf die entsprechende Länge abschneiden müssten, auch noch Holzleim (und kein Silikon!) brauchen würden und so weiter. Doch als Max mein „wissenschaftliches Konstrukteur-Gelaber“ zu viel wurde, schnappte er sich kurzerhand die Bretter, lief damit vor den Schuppen und begann ohne Nachmessen („Chill, Mann, ich hab Augenmaß!“) wie wild zu sägen.

Schon als er beim ersten Brett die Säge ansetzte, sah ich, dass das mal Minimum fünf Zentimeter zu kurz werden würde. Also drängte ich darauf, doch noch mal nachzumessen. Und glaubt mir, meine Stimme war zu dem Zeitpunkt schon einige Dezibel lauter als nötig. Aber reagierte der Gehirntote irgendwie? Griff er vielleicht zum Maßband? Oder hörte er zumindest zu sägen auf? Natürlich nicht!! Als er dann auf ein geschrienes „Leg jetzt endlich die Säge weg!“ immer noch unbeirrt weitermachte, riss ich ihm Brett und Werkzeug aus der Hand und herrschte ihn an, er möge sich jetzt endlich mal zusammenreißen und auf mich hören, sonst könne er die Box alleine bauen.

Wie ein Schlafwandler, den man gerade von irgendeinem Ort ganz weit weggeholt hat, starrte er mich an, brauchte noch mal ein paar Sekunden, um offenbar ganz im Hier und Jetzt anzukommen, und fragte dann nur, warum ich mich so aufführen würde, er hätte gerade mal ein einziges Brett verschnitten. Ganz genau! Und damit nicht all die anderen auch noch zu kurz würden, wollte die restlichen *ich* zuschneiden – denn sonst würden maximal die neugeborenen Kätzchen ohne ihre Mamakatze reinpassen.

Um Max irgendwie zu beschäftigen, sagte ich ihm, er solle schon mal die passenden Nägel, sowie Hammer und Beißzange zusammensuchen und begann – glücklich, dass nun alles so laufen würde, wie ich mir das vorgestellt hatte – mit dem Absägen der Bretter. Am Anfang hörte ich, wie Max im Schuppen offenbar nach den restlichen Dingen kramte, doch irgendwann dämmerte mir, dass es ganz still geworden war. Außerdem bekam ich den Geruch von verbranntem Holz in die Nase.

Shit, ich wusste, das konnte nichts Gutes bedeuten. Also ließ ich alles stehen und liegen, sprintete in die Werkzeughütte und ... also, mir zittern jetzt noch die Finger, wenn ich an den Anblick denke, der sich mir bot.

Denn dort stand Max, umgeben von Rauchschwaden und einem beißenden Geruch und bearbeitete mit einem Stück Schleifpapier die Oberfläche eines von Dads sauteuren Ahornbrettern, die er für den neuen Wohnzimmerschrank gekauft hatte. Neben ihm lag ein weiteres dieser edlen Bretter, auf das er mit einem Brennkolben angefangen hatte, Siras Namen zu brennen. Beim halben R war ihm aber offenbar etwas anderes eingefallen und so lag nun der immer noch glühende Kolben auf der Werkbank, wo seine Spitze schon ein zentimetertiefes Loch hinterlassen hatte.

Meine Fresse, ich wusste gar nicht, was ich zuerst machen sollte: den Kolben von der Werkbank zerren, Max das teure Brett aus der Hand reißen oder dem Spacko mal so richtig eine scheuern, dass der endlich zu sich kommen würde. Dass Letzteres keine Option war und ich mir nur mit der Vorstellung darüber mal kurz Luft machen wollte, ist klar. Denn noch schlimmer als Dads Anfall über die verkohlte Werkbank und die ruinierten Bretter wären Mums Dauerpredigten über Max' „Anderssein", seine angenommene ADHS und dieses ewige „Für uns ist es auch anstrengend, aber für ihn noch viel mehr".

Außerdem hätte ich mir wieder 200 Argumente dazu anhören können, dass Schlagen kein Mittel zur Konfliktlösung sei und alles mit Worten geklärt werden könne. Mum, ich weiß ja nicht, wie viel Baldriantropfen du täglich in dich reinleerst, aber du schnallst einfach nicht, dass ich 13 bin und zum Ruhigbleiben noch keine Jahrzehnte lange Übung so wie du gehabt habe!

„Ruhigbleiben" war jedenfalls ein Ausdruck, der in dem Moment so gut zu mir gepasst hat wie Snapchat zum antiken Handy von Opa. Nachdem ich den Brennkolben draußen auf die Steinfliesen gelegt und Max das Brett entrissen hatte, erklärte ich ihm, dass er in Zukunft solche Projekte alleine machen kann, weil ich nicht einsehe, warum ich durch sein Vakuum zwischen Nase und Hinterkopf immer gleich mit zur Verantwortung gezogen werde.

Denn eines war klar: Dad würde wieder austicken und rumschreien, dass man *uns* einfach nichts alleine machen lassen könne, *wir* seien offenbar noch zu jung. Allein schon bei der Vorstellung dieser Ungerechtigkeit stiegen mir die Tränen in die Augen und ich verließ den „Tatort", bevor Max zu meinen wässrigen Augen noch eine blöde Meldung schieben konnte und ich ihm wider jedes bessere Wissen trotzdem mal kurz Faust geben würde.

Eigentlich klar, warum ich froh bin, dass nun endlich irgendjemand versucht, den Ursachen von all den Kurzschlüssen in Max' Schaltzentrale auf den Grund zu gehen, oder? Und die Sache mit dem halb abgefackelten Schuppen ist ja nur *ein* Beispiel von Zillionen anderen, die ich aufzählen könnte. Von denen haben andere Jungs mit normalen Geschwistern nicht mal den Hauch einer Ahnung. Ich werde Mum mal fragen, ob ich nicht eine Liste schreiben soll, die sie dann zu Max' Psychologin mitnimmt.

Vielleicht gibt's da eine Pille oder einen Trick für jede einzelne Sache, mit der uns Max ständig den Nerv tötet.

22. Juli, Dad

Puh, der erste Schritt von Max' Diagnosemarathon ist getan. Aber da kommt noch einiges auf uns zu. Doris hat von der Psychologin einen ganzen Stapel an Fragebögen[16] für jene Menschen mitbekommen, die den häufigsten Kontakt mit Max haben. Die meisten davon müssen wir ausfüllen, aber auch die Omas und Opas und die Lehrkräfte müssen ran.[17] Nun, meinen Eltern brauchen wir den Papierkram gar nicht zu geben, die sehen Max gerade mal zu seinem Geburtstag und zu Weihnachten. Doris' Mutter lebt nicht mehr, bleibt nur ihr Vater. Und was der schreibt, kann ich mir jetzt schon vorstellen.

Ständig geraten er und Max aneinander und Doris muss versuchen, die Wogen wieder zu glätten. Dabei liebt Max seinen Opa und der seinen Enkel – aber nur, solange Max „funktioniert". Kaum hört Max mal nicht zu, zerstört unabsichtlich irgendetwas oder grüßt nicht, weil er gar nicht merkt, dass Opa auf der Bildfläche erschienen ist, wird es eng und vor allem laut.

Ich stelle da ja in der Zwischenzeit die Ohren schon auf Durchzug, aber Doris lässt sich immer und immer wieder mit ihrem Vater auf dieselbe Diskussion ein. Nun lebt sie in der Illusion, eine Diagnose würde all den selbst ernannten Erziehungsexperten wie Opa oder Tante Alma beweisen, dass Max' Verhalten mit schlechter Erziehung nichts zu tun hat. Aber ich hab da so meine Zweifel.

Viel wichtiger als für die anderen ist die Diagnose meiner Meinung nach für Max und uns. Ich für meinen Teil habe zumindest bemerkt, dass ich meine Einstellung Max' Verhalten gegenüber schon nach dem Lesen der ersten Bücher zum Thema ADHS verändert habe. Mir war plötzlich vieles wirklich klar.

Wenn man sich nämlich vergegenwärtigt, dass es sich bei ADHS um eine Erkrankung des Gehirnstoffwechsels handelt, müssen einem die betroffenen Kinder ja leidtun: In jeder wachen Minute machen ihnen ein gestörter Dopaminhaushalt, eine viel kompliziertere Informationsverarbeitung, eine verringerte Aktivierbarkeit verschiedener Hirnregionen und noch einige andere Anomalien[18] zu schaffen. Dann wird auch viel von ihrem anstrengenden Verhalten nachvollziehbarer.

Allerdings hilft das Wissen um die Ursachen leider nur bedingt, denn wenn man mitten in der Situation steckt, ist man in Nullkommanichts wieder auf 100, all die guten Vorsätze, Verständnis zu haben, sind dahin und man schreit los oder sagt Dinge, die einem hinterher leidtun. Bestes Beispiel: meine sauteuren Ahorn-Bretter, die Max, ohne zu fragen, einfach zum Basteln benutzt hat. Und dann hat er auch noch ein riesiges Loch in meine Werkbank gebrannt. Klar bin ich ausgerastet, als ich das gesehen habe, wer soll da bitte ruhig bleiben?

Gerade für solche Situationen hoffe ich auf entsprechende Therapiemöglichkeiten, die eine Diagnose ja nach sich ziehen würde. Natürlich rechne ich auch mit Strategien, wie wir als Eltern leichter die Nerven bewahren. Damit wir vor allem nichts sagen oder tun, das Max noch weiter runterzieht und die Atmosphäre in der Familie vergiftet.

Außerdem würde eine Diagnose auch dadurch Entlastung bringen, dass sie bis zu einem gewissen Grad „von quälenden Schuldgefühlen, Unsicherheit und familiären Spannungen“[19] befreit. Denn, wie eine Autorin so treffend schreibt: „Endlich hat das

Problem einen Namen. Die Eltern hatten schon lange gespürt, dass etwas nicht in Ordnung ist und nun haben sie Gewissheit."[20] Genau! Die wünschen wir uns, inklusive Therapieempfehlungen, denn das ist ja das eigentliche Ziel: therapeutische und andere Interventionen aus der Diagnose abzuleiten.[21]

Allerdings gibt es in der einschlägigen Literatur auch Unkenrufe gegen eine Diagnose. Zumindest werden in den Büchern zu ADHS auch Nachteile genannt. Zum einen werde durch eine Diagnose „eine Pathologisierung des Verhaltens des Kindes bewirkt"[22], soll heißen, das Kind wird als psychisch krank abgestempelt.

Außerdem könnte dadurch bei den Erziehenden die Haltung ausgelöst werden, „die Verantwortung für das auffällige Verhalten des Kindes von sich zu weisen und die Ursachensicht rein auf das Kind (und seine biogenetische ‚Ausstattung') zu verlagern"[23], was für verzweifelte Eltern gut sein mag, diese aber „schon fast grundsätzlich der erzieherischen Verantwortung für die problematischen Verhaltensweisen der Kinder" enthebt.[24]

Bitte wie?? Doris und ich können ein Lied davon singen, dass gerade Kinder mit ADHS eine Extraportion Erziehung brauchen. So eine Diagnose kann die Eltern doch nicht irgendeiner Verantwortung entheben.

Ich weiß, ich weiß, ausgerechnet ich halte hier Vorträge über Erziehung. Bis vor Kurzem gab es ja von mir null Regeln und auch keine Konsequenzen für Max und Smartie. Aber durch die Zwangsbeglückung mit Doris' Büchern ist für mich in den vergangenen Monaten immer nachvollziehbarer geworden, dass liebevolle, klare Begleitung unheimlich wichtig für diese Kinder ist, weil sie jemanden brauchen, der ihnen Orientierung gibt und es nur so für sie in eine glückliche Zukunft gehen kann.

Klar gelingt mir das (noch) nicht immer bzw. schaffe ich das in Wahrheit erst ganz selten. Aber genau da hoffe ich bei einer positiven Diagnose auf Seminare, Trainings oder sonst was. Mir nämlich von Doris ständig erklären zu lassen, wie's besser gehen würde, finde ich weniger prickelnd. Da gehen bei mir teilweise schon die Rollläden runter, wenn sie mit ihren Vorträgen über Regeln und Konsequenzen anfängt. Besser, jemand Neutrales zeigt uns da ein paar Tricks. Und ja, ich sage bewusst „uns", denn wer sagt, dass Doris nicht auch noch was lernen kann?

23. Juli, Max

Alter Falter, Tischler oder Zimmermann werd ich wohl keiner, so viel steht schon mal fest. Wovon ich rede? Von der Kiste für Sira und ihre Jungen natürlich. Die entwickelt sich langsam zu einem richtig nervigen Dauerprojekt, das einfach nicht fertig werden will. Obwohl: Am Ende war dann ja doch alles gut, nur ist bei meinem Gehämmer und Gesäge statt Siras Box ein Limonadenstand rausgekommen.

Ja, ich weiß, unvorstellbar, aber ich hab euch ja vor Monaten schon mal erklärt, wie das bei mir mit dem Bei-der-Sache-Bleiben so ist: Ich hab einen Gedanken, will ihn halten, er flutscht mir aber weg wie ein glitschiger Fisch. Dann kommt der nächste, ich versuch mich zu konzentrieren und ihn nicht wieder loszulassen, aber vergiss es: wieder futsch, verdrängt vom nächsten unheimlich wichtigen Ding. Und so geht's den ganzen lieben langen Tag.

Mum hat mal gesagt, meine schnellen Gedankenwechsel kommen ihr manchmal vor wie das Rumgehopse von so einem jungen Springbock im hohen Savannengras, den man mal hinterm Busch, nach drei Sekunden vor einem Baum, im nächsten Atemzug dort drüben vorm Felsen und gleich danach schon wieder beim Wasserloch hochhüpfen sieht. Nie weißt du, wo er das nächste Mal auftaucht, komplett unberechenbar. Hat sie gar nicht so unrecht. Genau so fühlt sich's an.

Manchmal kommen mir meine Gedanken aber auch wie Schafe vor: Wenn eines wegläuft, laufen alle anderen hinterher. Und wenn man dann wieder bei der Herde angekommen ist, findet man sein Schaf nicht wieder und nimmt einfach ein anderes.[25]

So chaotisch geht's bei mir allerdings nicht nur beim Denken zu. Auch wenn ich irgendwas mache, komm ich dabei meistens vom Hundertsten ins Tausendste. Wie heute. Dad und ich hatten ja einen Plan gezeichnet, um eine brauchbare Box für Sira zu bauen. Also, genau genommen hat Dad den gezeichnet, denn ich bin nach zwei Minuten „Planen“ irgendwie weggedriftet und hab die Federn aus dem Kissen gerupft, das ich in die fertige Box legen will.

Dad war's egal, dem ist es im Grunde ohnehin lieber, wenn er was alleine machen kann, ohne mir alles 27 Mal erklären zu müssen. Als ich den Plan dann heute aber ansah, wurde ich schon beim Anblick der vielen Maße und der kleinen Zahlen, die da überall hingekritzelt waren, nervös. Ich spürte richtig, wie ein Gemisch aus Ungeduld, Verzweiflung und Aggression in mir hochstieg und nach 15 Sekunden landete das Ding in der Tonne. Sorry, Dad!

Daher hab ich wieder versucht, einfach loszulegen, beherzigte aber wenigstens Dads Worte, dass man da auch mal genau messen, sich die Zahlen notieren und die Säge beim Schneiden gerade halten muss und so. Also hab ich gemessen, angezeichnet, geschnitten, gehämmert und geschliffen – nicht ohne Pannen, wie ihr euch sicher vorstellen könnt.

Zuerst habe ich viel zu lange Nägel verwendet, die auf der anderen Seite des Bretts rausragten und an denen sich Sira und ihre Flauschebällchen böse hätten verletzen können. Außerdem hätte der zerkratzte Holzboden im Wohnzimmer Mum wieder mal tiefe Falten und Dad den Schweiß auf die Stirn getrieben. Der stand mir allerdings auch bald im Gesicht, denn mindestens drei-, viermal befand sich unter dem herabsausenden Hammerkopf einer meiner Finger statt eines Nagels und als das Teil halb fertig war, waren von Dads Nägeln mehr verbogen als in den Brettern drin.

Vorsorglich packte ich die in meine Hosentasche, damit Dad sie nicht findet. Dabei bemerkte ich, dass meine Taschen randvoll mit allem möglichem Zeugs waren. Unter anderem fand ich einen Gutschein für einen Sechserpack Cola, wo's einen zweiten gratis dazu gab. ... Ja, ich schätze, das dürfte es wohl gewesen sein, denn plötzlich kam mir die Idee, aus dem Gebilde, das bis dahin entstanden war, einen Limonadenstand zu zimmern.

Für Sira und ihre Kleinen wäre das Ding nämlich ohnehin viel zu groß gewesen, da es mir bis knapp unter die Brust ging (ja, ja, ich weiß, mit Dads Anleitung hätte die Größe gepasst, aber ihr wisst ja ...). Also plante (*plante?*) ich kurzfristig um, befestigte auf einer der beiden kleineren Flächen ein großes Brett als Ausschank, fixierte innen zwei Regale, um dort Getränke stapeln zu können, schnappte mir die Tafel aus der Zeit, als Smartie und ich noch „Schule" spielten (Mann oh Mann, wenn wir damals schon gewusst hätten, dass das ein jahrelanger Horrortrip werden würde) und sah mich schon als Multimillionär mit Getränkeimperium.

Nö, Leute, Spaß, sooo doof bin ich dann auch wieder nicht. Aber ich erhoffe mir doch, mir mit dem Verkauf von kühlen Drinks mein Taschengeld ein wenig aufbessern zu können. Die Temperaturen momentan spielen mir da genau in die Hände. Außerdem freue ich mich schon drauf, Smartie mein Bauwerk zu zeigen, denn das hätte vermutlich nicht mal er so geil hingekriegt. Und auch Dad wird stolz auf mich sein.

Hey, vielleicht werd ich ja doch noch Tischler ☺.

23. Juli, Dad

Heute hat Max mich ganz schön überrascht. Hat glatt einen Limonadenstand samt Preistafel gebaut, ohne dass ihm dabei irgendjemand zur Hand gegangen wäre. Und vor allem muss er daran mindestens einen halben Tag gearbeitet haben. Da sag noch mal einer, diese Kinder können nicht über einen längeren Zeitraum hinweg bei der Sache bleiben.

Doris hatte darauf natürlich gleich wieder eine Antwort aus den Büchern. „Hyperfokus" nennt sich das: „Bei Eigeninteresse können sich [Menschen mit ADHS] derart extrem konzentrieren, dass die Welt um sie herum regelrecht zu versinken scheint im ‚Hyperfokus'",[26] wobei sie alles um sich herum ausblenden,[27] las sie mir vor. In solchen Situationen seien diese Kinder dann „normalen" Kindern überlegen,[28] denn sie können durch „ihre Fähigkeit zum ‚Hyperfokussieren' mehr als alle anderen an Qualität und Intensität erreichen."[29]

Ergibt alles Sinn, wenn ich mich an verschiedene Situationen mit Max zurückerinnere, wo er mich mit Leistungen überrascht hat, die ich mir in meinen kühnsten Träumen nicht hätte vorstellen können. Einmal hat er tatsächlich innerhalb von knapp zwei Stunden ein halbes Buch gelesen und mir danach ganz begeistert jedes Detail der für ihn offenbar hoch spannenden Geschichte erzählt.

Als ich ihn dann ganz verblüfft fragte, wie es möglich sei, dass er sonst nur rummotzt, wenn er lesen muss und dann umgekehrt in so kurzer Zeit so viele Seiten liest, meinte er nur, er habe sich in das Buch „hineingeträumt". Aha. Auf meine Frage, ob er sich denn nicht auch in seine Biologie- oder Geografieunterlagen von der Schule reinträumen könnte, erhielt ich nur verdrehte Augen.

Auch an eine andere Situation erinnere ich mich noch sehr gut. Er war etwa vier Jahre alt, als wir versuchten, Memory mit ihm zu spielen. Smartie hatte uns schon mit drei beinahe unter den Tisch gespielt und sehr dumm mussten wir uns gar nicht stellen, um ihn gewinnen zu lassen.

Nicht so bei Max. Der war allen Ernstes nicht in der Lage, bei acht verdeckt liegenden Karten auch nur ein einziges Pärchen zu finden. Gelangweilt saß er rum, deckte irgendeine Karte auf, wenn er an der Reihe war und konnte seine Aufmerksamkeit nicht mal so lange bei dem Spiel halten, dass er sich daran erinnerte, die Karte, die er umgedreht hatte, wieder verdeckt hinzulegen.

Mann, war das anstrengend: Smartie, der sich in einer Tour beschwerte, er wolle „richtig" spielen, Doris, die ganz verzweifelt dreinblickte, weil sie zwar Smartie verstand, aber Max auch in das Familienspiel mit einbeziehen wollte und ich, der eigentlich lieber einen guten Thriller angesehen hätte, als mich mit Max abzumühen, dem das Ganze ohnehin am Popes vorbei zu gehen schien.

Doch plötzlich hatte ich eine Idee. „Wollen wir doch mal sehen, ob du dir wirklich nichts merken kannst, oder ob dir nur das Interesse fehlt", dachte ich und lief in den Keller. Nach zwei Minuten war ich zurück mit 20 ausgebrannten Teelichtern, die ich zum Entsorgen in einer Box gesammelt hatte, und einer Packung Smarties, die ich Max zeigte.

Ganz schnell hatte ich seine Aufmerksamkeit und erklärte ihm, dass ich nun über jedes einzelne Smartie – zwei pro Farbe – ein Teelicht stülpen würde. Er solle genau zusehen, denn unter manchen davon würde sich keine Schokolinse befinden. Würde er aber auf Anhieb zwei gleiche Farben finden, dürfe er seinen Fund sofort verzehren. Nach drei Fehlern sei die Suche allerdings vorbei.

In Windeseile flogen plötzlich die kleinen Kinderhände über den Tisch und so schnell konnten wir gar nicht schauen, waren alle Teelichter umgedreht, die Paare gefunden und sämtliche Leckereien in Max' Mund verschwunden. Er hatte sich bei 20 Versuchen nur ein einziges Mal vertan. Alle anderen Smarties hatte er auf Anhieb gefunden.

Doris und ich sahen uns an und waren sprachlos. Keiner von uns hätte auch nur einen Cent drauf verwettet, dass Max überhaupt einen Treffer landen würde. Für uns war das damals ein derartiges Aha-Erlebnis, dass wir mit unseren Vorurteilen in Bezug auf von Max' Fähigkeiten sehr vorsichtig wurden, vor allem, wenn es darum ging, ihn nicht zu unterschätzen.

Und auch heute hat er uns wieder überrascht. Ich muss sagen, in solchen Situationen bin ich richtig stolz auf unseren kleinen Chaosbolzen und ganz kurz flackerte vor meinem geistigen Auge das Bild von einem erwachsenen Max auf, der trotz mehrerer eindeutiger Defizite mit beiden Beinen im Leben steht und ein glückliches und erfolgreiches Dasein führt.

Kapitel 2

WER BRAUCHT SCHON SOLCHE GENE?

24. Juli, Dad

Sagte ich gestern „glückliches und erfolgreiches Leben"? Nun ja, da wird dann wohl doch noch einiges passieren müssen. Der Limonadenstand ist zwar wirklich toll geworden, aber wenn ich an die „Spuren" denke, die Max hinterlassen hat, bekommt meine Freude gleich mehrere mächtige Dämpfer.

Dass Max insgesamt drei blaue Fingernägel hat, würde ich mal mit einem Achselzucken ins Kapitel „Lehrgeld zahlen" packen. Aber als ich heute Morgen eine Rohrzange aus meinem Schuppen holen musste, weil der Abfluss des Handwaschbeckens im Garten verstopft war, sah ich, dass in meiner Werkstatt kein Stein mehr auf dem anderen war.

Sämtliche Sägen, Schraubendreher (wozu? Er hat nur Nägel benutzt!), offene Leimflaschen und stapelweise abgerissenes Schleifpapier lagen auf der Werkbank herum, und auf dem Fußboden war gefahrfreies Gehen gar nicht möglich, denn der war voll mit Holzabfällen in diversen Formen und Größen. Richtig sauer wurde ich dann allerdings, als ich außer der Rohrzange auch noch eine Handvoll Nägel mitnehmen wollte, um Doris endlich ein paar Bilder von der Familie aufzuhängen. Egal, in welche Schachtel ich schaute, sie war leer. Was um alles in der Welt hatte Max mit all den Nägeln gemacht? Das müssen hunderte gewesen sein!

Nach den ruinierten Ahornbrettern, der verkohlten Werkbank und diesem Schweinestall heute schwor ich mir jedenfalls, ihn nicht mehr allein in der Werkstatt basteln zu lassen. Außerdem ist es wohl besser, wenn er bei seinem nächsten derartigen Projekt Schrauben verwendet. Weniger blaue Finger und weniger Materialverlust. Obwohl: Dann blickt mir nach seinen Kreativanfällen vermutlich in meiner Schraubenschublade ebenfalls gähnende Leere entgegen und wenn ihm das Drehen zu anstrengend wird, schnappt er sich wahrscheinlich den Akkuschrauber und dann ... Nein, lieber gar nicht vorstellen, sondern besser klare Worte an Max, um es so weit erst gar nicht kommen zu lassen.

24. Juli, Mum

Heute hatte ich wieder eine heftige Diskussion mit Harald, weil Max bei seiner Limo-Stand-Aktion einiges an Schaden und Unordnung angerichtet hat und Harald ihn jetzt nicht mehr in seine Werkstatt lassen will. Offenbar hat Max den Schuppen in eine Müllhalde verwandelt. Ehrlich gesagt musste ich mich auch über ihn ärgern, denn ich fand massenweise verbogene Nägel in seinen Hosentaschen, als ich die Wäsche zum Waschen aussortierte. Die hätten mit Sicherheit die Waschmaschine ruiniert oder sie zumindest beschädigt, wodurch Harald wieder ein Ding mehr zu reparieren gehabt hätte.

Der war aber ohnehin schon sauer genug. Allerdings nicht nur wegen Unordnung und Materialschwund im Schuppen, sondern weil sich als Grund für das verstopfte Abflussrohr des Gartenwaschbeckens kübelweise aufgequollene Sägespäne herausstellten. Max hat die dort offenbar in der Hoffnung reingekippt, dass das Wasser sie wegschwemmt. Wozu den weiten Weg bis zur Biotonne auf der Straße draußen?

Ach Gott, es ist so schwierig. Ich verstehe ja Haralds Groll, denn ich weiß, wie ich mich fühle, wenn Max für ein Schulprojekt etwas bäckt oder – noch viel schlimmer – mit einem Freund einen „Zaubertrank" braut oder ein Picknick für eine Übernachtung im Zelt mit Mike herrichtet. Die Küche sieht danach immer aus, als wären mehrere Lebensmittelbomben hochgegangen. Doch anders als Harald, der dann rumschreit oder seinen Frust bei mir ablädt, zitiere ich Max in die Küche und lasse ihn das Durcheinander beseitigen.

Ich gehe ihm zwar ein wenig zur Hand, denn sonst würde er niemals fertig, weil er mit dem ganzen Chaos hoffnungslos überfordert wäre. Aber es führt kein Weg daran vorbei, dass er seinen Arbeitsplatz – wenn auch auf Aufforderung und mit Hilfe – sauber zurücklassen muss.

Natürlich könnten wir uns viel Zeit und Energie sparen, wenn wir Schuppen und Küche für unter 18-Jährige für geschlossen erklären würden. Doch gerade für Max ist es unheimlich wichtig, ein Übungsterrain für Dinge zur Verfügung zu haben, die er im Leben einmal dringend brauchen wird. Wir wollen ihm Möglichkeiten bieten, sich zu beschäftigen und auszuprobieren, Alternativen zu Smartphone, Playstation & Co. zu haben, und ganz wichtig: ihm das Gefühl zu vermitteln, wir trauen auch ihm etwas zu.

Ja, ja, schon klar, das ist für *alle* Kinder und Jugendlichen wichtig, aber gerade Kinder wie Max brauchen das noch dringender. Denn ihnen begegnen so viele Misserfolge im Leben und sie brauchen unheimlich lange und viele Durchläufe mehr, manches zu lernen. Ich glaube heute manchmal noch, Max macht sich Knoten in seine Finger, wenn er eine Schleife binden soll. Außerdem bekommen sie aufgrund ihres Unvermögens auch viel öfter Kritik oder Abfälliges zu hören.

Deshalb muss man extra viele Möglichkeiten, aber auch Unterstützung, ermunternde Worte und authentisches (!) Lob anbieten. Soll heißen, nicht mit gekünstelt übertriebener Stimme loben und auch nichts, das eines Lobes eigentlich nicht wert ist. Diese Kinder durchschauen jedes Verstellen, Übertreiben und Geheuchle, auch wenn es positiv gemeint ist.

Wichtig ist allerdings auch, dass man ihnen nicht zu viel zumutet und sie eventuell in ihrer Euphorie auch mal bremst, denn gerade Kinder mit ADHS können sich oft schlecht einschätzen und der nächste Misserfolg ist vorprogrammiert – wieder ein Dämpfer für den Selbstwert.

Ich kenne es ja von mir selbst als Kind: Während meine ein Jahr jüngere Schwester vorbildlich mit Messer und Gabel essen konnte, mühte ich mich damit ab, überhaupt mal Essen auf die links gehaltene Gabel zu bekommen. Jeglicher Versuch, die Hand zu wechseln, wurde von meinem Vater unterbunden und wenn ich dann nach gefühlten drei Stunden endlich fertig war, erntete ich auch noch genervte Blicke oder bissige Kommentare wie „Noch ein paar Minuten länger und du hättest gleich mit dem Abendbrot weitermachen können."

Noch heute treibt es mir fast die Tränen in die Augen, wenn ich mich an derartige Aussagen erinnere. Oder die Antwort meines Vaters, wenn meine Mutter vorschlug, ich solle ihm handwerklich zur Hand gehen: „Lass das lieber die Kleine machen." Und unausgesprochen stand im Raum „Denn Doris hat ohnehin zwei linke Hände" oder „Dann klappt das eher."

Jeder dieser Sätze grub sich tief in mein Gedächtnis ein, hinterließ Narben auf meiner Seele und nahm mir jegliches Zutrauen in meine vermutlich tatsächlich weniger stark ausgeprägten Fähigkeiten, meine Hände sinnvoll bzw. ohne Missgeschick zu benutzen.

Und noch heute gelte ich als die, die nur einen Stift halten oder in die PC-Tasten hauen kann, obwohl ich eine wirklich penible Hausfrau und gute Köchin bin, all unsere Vorhänge selbst genäht und auch die beiden Kinderzimmer gestrichen habe. Doch derartige Aussagen zementieren mit der Zeit die Vorurteile und formen dann irgendwann die Realität. Denn trotz geglückter Vorhänge und satt aussehender Wandfarben war ich richtig angespannt beim Arbeiten und immer wieder bohrten sich dabei ungebeten abwertende Aussagen aus meiner Kindheit in mein Bewusstsein.

Ich denke, die wenigsten Menschen wissen um die Wirkmacht ihrer Worte, aber gerade, weil ich da selbst auf viel Verletzendes zurückblicke, überlege ich mir bei Max und natürlich auch bei Smartie wirklich genau, wie ich etwas formuliere. Leider gelingt mir das nicht immer. Besonders wenn einer der beiden mich schon zur Weißglut getrieben hat (meistens natürlich Max), ist es extrem schwierig, meinem Ärger nicht mit dem Rausplärren einer herabwürdigenden Bemerkung Luft zu machen.

Ich hoffe, dass es da seitens der Psychologin irgendeine Empfehlung für ein Verhaltenstraining oder Ähnliches gibt, wo man lernt, solche Situationen besser in den Griff zu bekommen. Denn auch wenn mir das ja Gott sei Dank ohnehin nicht allzu oft passiert, wäre es schön, weniger nette Aussagen den Kindern gegenüber ganz vermeiden zu können.

Ich muss natürlich zugeben, dass ich mich auch deshalb im Umgang mit Max um vieles leichter tue, weil ich so viele Parallelen zu mir als Kind sehe. Was mich, nach all dem, was Harald und ich schon über ADHS gelesen haben, nicht verwundert, denn sehr oft wird es genetisch weitergegeben. Die Literatur ist voll von Studien zur Vererbbarkeit des Syndroms. Ein Autor spricht im Jahr 2010 von rund 1.800 Studien, die allein zur Genetik der ADHS bis dahin veröffentlicht worden sind.[1]

Die Ergebnisse sind dazu wirklich eindeutig und fast verblüffend: ADHS tritt tatsächlich familiär gehäuft auf.[2] Karin Schleider berichtet davon, dass sogar „in bis zu 95% der Fälle [...] ADHS auf eine genetische Ursache zurückgeführt [wird]. Mindestens 45% der Eltern von Kindern mit ADHS haben ebenfalls ADHS. Das Risiko für ADHS für Geschwister ist drei- bis fünffach erhöht."[3]

Irgendwelche Schlauberger, die die ADHS-Symptomatik dennoch am liebsten den erziehungsunfähigen Eltern in die Schuhe schieben würden, könnten jetzt natürlich sagen, dass „eine solche familiäre Häufung auch auf die Wirkung psychosozialer Faktoren hinweisen [könnte]."[4] Soll heißen, dass die Eltern oder Geschwister Vorbild für ADHS-Verhalten sind, was bedeuten würde, dass die ADHS-Symptomatik auch erlernt bzw. erworben sein könnte. Man hat aber Studien durchgeführt, bei denen die biologischen und die Adoptiveltern von adoptierten ADHS-Kindern verglichen wurden. Hierbei zeigte sich, dass die biologischen Eltern eindeutig häufiger mit ADHS-Symptomen zu kämpfen hatten als die Adoptiveltern. Gleiches gilt bei Geschwistern: Die biologischen Geschwister von adoptierten ADHS-Kindern (auch wenn sie getrennt voneinander aufwachsen) sind häufiger betroffen als Adoptivgeschwister.[5]

Also nichts mit „abschauen“ oder „Symptome anerziehen“! Noch dazu hat man in der Zwischenzeit auch einige Gene isolieren können, „die das dopaminergene System und die entsprechenden Rezeptoren beeinflussen“[6], welche man unter anderem als Gründe für den gestörten Dopaminhaushalt bei Menschen mit ADHS vermutet. Und auch einzelne Chromosomen lassen eine Verbindung zu ADHS vermuten.[7]

Interessant waren für mich auch die Zwillingsstudien. Gerade bei eineiigen Zwillingen ist die Chance, dass beide Kinder von ADHS betroffen sind, relativ hoch. Je nach Untersuchung liegt der Prozentsatz bei eineiigen Zwillingen bei 50 bis 100% Prozent, bei zweieiigen bei rund 35%.[8] Laut einer großen Studie, die die Ergebnisse von 20 verschiedenen Zwillingsstudien miteinander vergleicht, liegt die Vererbbarkeit insgesamt gesehen bei 76%.[9] Au weia, mir reicht schon ein Max und dann gleich zwei davon ... Hut ab vor diesen Müttern!

Insgesamt, so Schleider, „ist ADHS eine der am meisten von genetischen Faktoren beeinflussten psychischen Störungen des Kindes- und Jugendalters.“[10] Und dann soll das alles Erziehungssache sein?

Außerdem: So wie ich selbst erzogen worden bin, hätte ich ja nicht mal den Hauch eines ADHS-Symptoms zeigen dürfen. Bei uns daheim gab es keine Widerrede, kein Hinterfragen, kein Diskutieren. Wenn meine Mutter und vor allem mein Vater etwas sagten, war das zu machen, ganz egal, wie widersinnig oder ungerecht es uns vorkam. Und wenn etwas nicht so geklappt hat, wie es hätte sollen, gab es Strafen oder gleich eine Ohrfeige, die ja – laut Menschen wie der Dame mit den lila-grau schimmernden Haaren im Supermarkt – „noch niemandem geschadet hat".

Dennoch: Weder meine Träumerei noch meine Vergesslichkeit noch sonst irgendetwas verbesserten sich dadurch. Nichts. Nicht mal um irgendwelche Werte im Promillebereich. Alle Strafen halfen nichts, ich konnte einfach nichts dagegen tun, dass ich ständig träumte, nicht mitdenken konnte und oft nichts um mich herum mitbekam.

Ich schätze mal, ich hatte ADS, die Variante ohne Hyperaktivität und Impulsivität. Es gibt ja drei verschiedene Subtypen von ADHS, wobei der häufigste der Mischtyp ist, der Symptome aus allen drei Symptomblöcken aufweist. Max musste natürlich genau bei dieser Variante „hier!" schreien. Aber neben dieser Mischvariante gibt es auch noch den seltenen Typ, der nur hyperaktiv und impulsiv ist (Kevin, der Junge unserer Nachbarn?) und eben ADS, die reine Träumerchen-Variante,[11] die ich offenbar hatte.

Dabei habe ich mich als Kind wirklich bemüht zu „funktionieren", denn ich wollte weder von meinen Eltern noch von den Lehrern ständig zur Schnecke gemacht werden. Und zum Thema „hat noch niemandem geschadet" kann ich nur sagen: Mich verletzten nicht nur die Ohrfeigen der Menschen, die mich doch angeblich so lieb hatten, sondern fast noch mehr die abfälligen Bemerkungen, wie oft mir dieses oder jenes doch schon gesagt worden sei, und jetzt hätte ich es abermals vergessen.

Am liebsten wäre ich jedes Mal im Erdboden versunken, wenn ich wieder mal zu hören bekam, dass man mir xy schon zig Male erklärt habe, und trotzdem hätte ich es falsch gemacht. Und Strafen, die ich als absolut gemein empfand, weil ich mich für meine Handlungen einfach nicht verantwortlich fühlte und nun mal nicht anders konnte, kränkten mich ohne Ende. Wie dankbar wäre ich gewesen, wenn man diese Krankheit schon damals gekannt und ich eine Erklärung für mein ständiges Versagen bekommen hätte.

Ich war natürlich nicht die Einzige, denn es gab, als ich noch ein Kind war, schon Millionen von anderen AD(H)S-Betroffenen, nur wurde das Krankheitsbild eben nie diagnostiziert, da man es noch nicht kannte. In einem der Bücher habe ich dann eine Stelle gefunden, die mich an meine eigene Leidensgeschichte erinnert. Sie wurde von einer Mutter geschrieben, die erst erkannte, was mit ihr als Kind los war, als ihre Tochter die Diagnose ADS bekam. Cordula Neuhaus hat ihre Zeilen veröffentlicht:

> Als ich 2003 das erste Mal von ADHS las, wusste ich sofort, dass dies die Antwort auf meine unbeantworteten Fragen des selber Nichtverstehens und meiner langen Leidensgeschichte war. Ich saß vorm PC und weinte. Ich war erleichtert. Es gab einen Grund für all die Dinge. Für mein „Komischsein" bzw. „Anderssein", für meine Langsamkeit, meine Vergesslichkeit, meine Verträumtheit und für meine Unzulänglichkeiten. Ich war nicht dumm. Ich war kein Versager. Immer wieder Misserfolge, bei den Versuchen, das zu schaffen, was andere doch auch schaffen. Mir gelang es nicht oder nur mit wahnsinniger Kraftanstrengung. Und dabei spürte ich immer, dass ich eigentlich nicht dumm bin und irgendwie Potential in mir habe, welches ich nur meist irgendwie nicht greifen und nutzen kann. Erst dadurch, dass meine kleine Tochter ähnliche Probleme hatte wie ich, bin ich nachdenklich geworden und auf ADHS gestoßen.[12]

Die Frau spricht mir aus der Seele. Genauso geht es mir auch. Ich dachte immer, Max hat einfach nur meine Gene, weil er mir in vielen Dingen so ähnlich ist. Meine Gene hat er ja auch, aber es dürfte sich eben nicht nur um die „normale" Vererbung von Persönlichkeitsmerkmalen handeln, sondern wir scheinen eben beide an derselben Krankheit zu leiden. Ich hoffe nur, Max gehört zu den rund 50 Prozent, bei denen sich die Symptome mit den Jahren „auswachsen", soll heißen, dass er Strategien entwickelt, damit besser zurechtzukommen. Mir ist das Gott sei Dank geglückt.

25. Juli, Max

Gestern hab ich Mum und Dad irgendwas von Vererbung bei ADHS reden hören. Mum meinte, langsam werde ihr vieles klar, vermutlich habe nicht nur ich ADHS, sondern auch sie. Sie würde sich bei so vielen Dingen in mir wiedererkennen. So wie ich sei sie als Kind auch oft gewesen und die Bücher seien voll von Studien zur Vererbung von ADHS.

Was gibt's da nachzulesen, bitte? Jeder Fünfjährige weiß, dass Kinder wie ihre Eltern aussehen und ticken. Nehmt mal Opa, Mum und mich: Opa ist derselbe Rühr-mich-nicht-An wie ich. Aber auch Mum ist super empfindlich. Lässt immer nur die coole Powerfrau raushängen. Doch ihr solltet sie mal bei einem traurigen Film oder so sehen. Manchmal reicht es sogar schon, wenn ihr jemand was Trauriges erzählt, und sie kriegt feuchte Augen, obwohl sie die Leute nicht mal kennt. Auch Opa hab ich schon ein paar Mal weinen gesehen – und das, obwohl er ein Mann ist.

Noch eine Ähnlichkeit zwischen uns dreien: Jeder von uns ist super ungeduldig. Opa kann nicht warten, genau wie Mum und ich. Außerdem explodiert er genauso leicht wie wir beide und je älter er wird, desto kürzer wird seine Zündschnur. Ja, Leute, ich könnte noch seitenweise über unsere Ähnlichkeiten schreiben, aber ich denke, ihr habt den Drift bekommen.

Insgesamt frag ich mich allerdings, wozu man so absolut unnötige Gene braucht, denn die beiden haben mir neben ein paar netten Eigenschaften auch einen Haufen unbrauchbares Zeugs vererbt, vor allem Mum. Von ihr hab ich nämlich einiges abbekommen, für das ich mit Sicherheit kein Dankesschreiben an den großen Chef da oben schicken werde: Das ständige Träumen (sie hat mir schon oft gesagt, dass sie die Hälfte ihrer Kindheit im selben Land wie ich verbracht hat: im Traumland). Deshalb hat sie als Kind auch kaum was vom Leben mitbekommen, immer alles verloren und vergessen (wie hat sie nur die Schule überstanden?), hat ständig getrödelt (unglaublich, wenn man sich diese Speed-Maschine heute ansieht!) und war eben auch sehr, sehr nahe am Wasser gebaut.

Na ja, wie schon gesagt: Zum einen ist sie das immer noch und zum anderen ist das für ein Mädchen keine Schande. Aber fragt mich mal, was das jedes Mal für ein Kraftaufwand ist, die Tränen zu unterdrücken. Vor allem in der Klasse oder wenn meine Großtante da ist, die manchmal nur drauf zu warten scheint, dass mich irgendwas flasht und mir das Wasser in den Augen hochsteigt. Wer im Universum hat sich diesen Kack mit der Vererbung und diesen doofen Genen eigentlich ausgedacht?

Morgen geht es im Übrigen wieder ab zur Psychologin. Wahrscheinlich mehr Tests und weitere endlose Versuche, mir unter die Schädeldecke zu gucken. Fragt sich nur, wozu – außer einem riesigen Hohlraum wird sie dort nichts finden.

Kapitel 3

ALTER, IST DER AGGRO ... DANKE FÜR ALL DIE ARSCHTRITTE, MUM!

26. Juli, Mum

So, die zweite Testserie ist überstanden. Termine beim Augenarzt und Ohrenarzt[1] hatten wir auch schon, um abzuklären, ob die Tatsache, dass Max vieles nicht mitbekommt, nicht auf ein tatsächlich eingeschränktes Hör- oder Sehvermögen zurückzuführen ist. Und der Internist hat Max ebenfalls bereits untersucht, um andere organische Erkrankungen auszuschließen.[2]

Dass das mit Sicherheit nicht der Fall ist, war mir ohnehin klar, aber es gehört nun mal zu einer umfassenden Diagnostik dazu. Ergebnis: Er hört und sieht bestens – zumindest steht dem Ausüben dieser beiden Fähigkeiten organisch nichts im Wege. Auch der Internist hat nichts Außergewöhnliches gefunden.

Der nächste Termin bei der Psychologin steht Mitte kommender Woche an. Da sollen wir dann alle Fragebögen von uns, Opa und den Lehrern mitbringen. Bin ich froh, dass ich das schon vor Schulschluss wusste und mit den wichtigsten Lehrkräften ausmachen konnte, die ausgefüllt innerhalb von ein paar Tagen wieder zurückzubekommen. Die Fragebögen für die Lehrer sind vor allem deshalb wichtig, um einerseits „die schulische Situation getrennt von der Untersuchungs- und häuslichen Situation zu erfassen, andererseits um die Aufmerksamkeit der Lehrpersonen auf die relevanten Symptome zu fokussieren."[3]

Bis auf zwei Ausnahmen sind Max' Lehrer ja ohnehin richtig nett. Aber eben immer nur im Gespräch mit mir, oder wenn sie vom „privaten, hilfsbereiten, tierlieben“ Max sprechen. Mit „Max, dem Schüler“ kommen sie jedoch nicht wirklich zurecht und fragen mich andauernd, ob ich nicht endlich mal einen Psychologen aufsuchen will. Na gut, das haben wir jetzt gemacht, schauen wir mal, was sich schulisch im Falle einer Diagnose für unseren Sohnemann ändern wird.

Leider hat mir die Psychologin ein wenig die Hoffnung auf allzu große Rücksichtnahme seitens des Lehrkörpers genommen. In der Regel sei es so, meinte sie, dass Lehrkräfte sich eine Diagnose wünschen, weil sie dann Wundertherapien erwarten. Viele von ihnen glauben offenbar auch, mit der entsprechenden Medikation würden Konzentration und regelkonformes Verhalten wie auf Knopfdruck hergestellt, der Arbeitsplatz wäre plötzlich frei von Chaos und Schmutz, und der Streiche spielende Klassenkasper würde zum unauffälligen, angepassten Musterschüler.

Wenn sie dann aber im Schulalltag merken, dass sich das erwünschte Verhalten nicht schlagartig einstellt, sei die Enttäuschung groß und es ginge mit dem Kind mehr oder weniger dort weiter, wo man vor der Diagnose aufgehört habe.

Das wundert mich nicht. Es ist schon schwierig genug, mit 25 oder 30 Kindern zurechtzukommen, ohne dass einer ständig alle aufmischt. Wenn dann aber ein Kind dabei ist, das in einem fort die gesamte Aufmerksamkeit der Lehrkraft fordert, den anderen Kindern die Lernzeit „raubt“ und dauernd den Betrieb aufhält, ist klar, dass Verständnis und Mitgefühl bald ihre Grenzen erreicht haben.

Trotzdem habe ich in den verschiedenen Büchern schon recht viel gelesen, was man in der Schule tun kann, um dem betroffenen Kind, den Mitschülern und vor allem auch sich selbst als Lehrer den Schulalltag zu erleichtern. Ich werde mir da über den Sommer einiges zusammenschreiben und Max’ Lehrern zu Beginn des neuen Schuljahres mal vorsichtig vorschlagen. Denn soweit ich mitbekommen habe, lernen Lehrkräfte und Kindergartenpädagogen in ihrer Ausbildung kaum etwas zum Thema ADHS.

27. Juli, Max

War wieder ganz okay gestern bei der Psychologin. Die ist echt cool, muss ich zugeben. Steinalt, aber hat's irgendwie noch drauf. Und witzig ist sie auch. Wenn ich allerdings anfangen will, Blödsinn zu machen, hat sie klare Worte. Ich weiß gar nicht, wie sie das hinkriegt, aber sie ist immer nett und sogar richtig höflich und trotzdem habe ich das Gefühl, ich sollte besser machen, was sie sagt.

Fast so wie bei Mum: Es stehen zwar keine wirklichen Drohungen im Raum, aber ... Alter, ich weiß gar nicht, wie ich das beschreiben soll. Irgendwie ist das so ein Gemisch aus „Ich trau mich nicht recht, Mist zu bauen“ und „Sie bemüht sich so sehr um mich, da sollte ich mich besser benehmen“.

Klar gelingt „Bravsein“, wie Opa das nennen würde, nicht immer, aber ich bemüh mich bei den Erwachsenen gerne mal ein Stück weit mehr, so zu sein, wie sie sich das wünschen, wenn die mir nett kommen und nachvollziehbare Ansagen machen. Und auf den Ton kommt's auch an.

Aber bei den Tante Almas und Herr Ranks dieser Welt (für die von euch, die mein erstes Tagebuch nicht gelesen haben: mein völlig bekloppter Musiklehrer, der erziehungstechnisch im Mittelalter stecken geblieben ist), sehe ich gar nicht ein, dass ich mich da irgendwie zusammenreißen soll. Denn egal, wie sehr ich mich bei denen bemühe, sie finden immer wieder ein Haar in der Suppe und machen mich am Ende dann doch nieder. Wozu also anstrengen? Da mach ich mir's doch lieber gleich lustig und lass mir irgendeinen Sch**** einfallen, um sie so richtig in Wallung zu bringen.

Wobei, Tante Alma braucht mich dazu gar nicht. Die reißt, wenn sie bei uns ist, ständig die Fenster auf und behauptet, unser Haus wäre überheizt. Mum hat mir dazu mal erklärt, dass es bei Frauen eines gewissen Alters üblich ist, dass denen öfter mal heiß wird. Die Eitlen würden dann behaupten, es sei zu warm im Raum, die Coolen geben zu, dass sie irgendwelche Wärmeattacken haben. Warum man dazu cool sein muss, hab ich allerdings bis heute nicht verstanden.

Egal, mir wäre eigentlich am liebsten, sie ließe mich in Ruhe, dann würde ich mich umgekehrt nicht immer wieder dazu verleiten lassen, sie mit irgendwas auf die Palme zu treiben. Aber bis das passiert, bauen die noch eher eine Autobahn von der Erde zum Mond, denn Tante Almas Lieblingsbeschäftigung ist es, Mum und mir ständig unter die Nase zu reiben, was ich doch für ein unerzogener Bengel bin.

Dabei sollte die mal Kevin sehen. Da hätte sie nach drei Minuten schon erste Anzeichen von einem Schlaganfall oder würde anfangen zu hyperventilieren. Und auch ohne irgendwelche Hitzeattacken würde sie in kürzester Zeit feuerrot anlaufen. Denn wenn einer nicht erzogen ist, dann Kevin. Unglaublich, was sich seine Mutter von ihm alles gefallen lässt. Das geht von den ärgsten Schimpfwörtern über seine Schulbücher wütend durch die Gegend schleudern bis hin zum Vermöbeln seiner kleinen Schwester. Sogar auf seine Mum hab ich ihn schon einschlagen sehen.

Und was macht die? Nix. Ohne Flachs, sie säuselt in einem fort mit einer übertrieben beschwichtigenden Stimme absolute Sinnlosigkeiten wie „Aber Kevin, das geht doch nicht!“ oder „Ach Kevin, hör doch bitte auf damit!“ oder, noch sinnloser: „Kevin, du kannst doch deiner kleinen Schwester nicht wehtun!“

Doch, Frau Hofreiter, kann er. Beweist er jeden Tag aufs Neue und Sie lassen es zu! Manchmal würde ich ihm am liebsten eine scheuern, weil das nichts mehr mit kurz mal Blödsinn machen zu tun hat, sondern einfach echt assi ist. Da ist ja der lahme Johannes von den Wallners nebenan noch besser als Kevin, der Arsch.

Ich hab eigentlich wirklich Pech mit den Nachbarn: auf der einen Seite die Langeders: steinalt und er mag Kinder überhaupt nicht. Auf der anderen Seite die Wallners mit Laura, dieser langweiligen Zicke, dem fast leblosen Johannes und dem dreijährigen Felix. Und an der Stirnseite des Gartens Kevin, dem nichts mehr Spaß zu machen scheint, als andere zu triezen oder sie sogar zu verletzen.

Mum hat mir da schon mehrmals erklärt, ich soll ja nie den edlen Ritter spielen und seine Schwester oder auch die arme Katze, die ebenfalls ständig unter seinen Quälereien zu leiden hat, rächen. Sollte ich so was wieder mal beobachten, solle ich lieber einen Erwachsenen holen, der eingreifen kann.

Na klar Mum, ich geh dann mal gemütlich los und hole dich oder Dad, wenn Kevin seiner süßen Mieze Zahncreme aufs Hinterteil schmiert, weil sie dann so lustig schreit. Kevins Mutter zu rufen, wäre im Übrigen sinnlos, die würde wahrscheinlich nur wieder ewig labern, und wenn sie versuchen würde, das Hinterteil der Katze von der sauscharfen Paste zu reinigen, würde der Assi sie nicht lassen, weil er seinen Spaß nicht verpassen will.

Nö, Mum, bei solchen Aggro-Aktionen *muss* ich einfach eingreifen. Aber der Spacko hat ohnehin Angst vor mir. Nicht, dass ich aussehen würde wie der Gewinner des letzten Bodybuilding-Contests. Ganz im Gegenteil – nicht viel dran an mir.

Aber trotzdem weiß jeder, dass er sich lieber nicht mit mir anlegen sollte, denn 1. bin ich mega schnell (das heißt, wenn jemand von mir wirklich mal eins auf die Rübe bekommt, muss er schon mindestens Sprintweltmeister sein, damit er mich zum

Gegenschlag erwischt), 2. hab ich dreihundert Mal mehr Kraft, als es der Umfang meines Oberarms vermuten lassen würde, und 3. ist mit mir echt nicht zu spaßen, wenn ich am Überkochen bin. Und das bin ich, wenn jemandem wehgetan wird, der sich nicht wehren kann!

27. Juli, Mum

Also ich glaube, ich werde Frau Hofreiter vorschlagen, mit Kevin auch mal bei einem Psychologen vorstellig zu werden. Noch dazu, wo ihr von Seiten der Lehrkräfte ohnehin schon mehrmals dazu geraten wurde, weil die vermuten, dass der Junge ADHS haben könnte. Max hat mich gefragt, ob er sich womöglich bei ihm angesteckt hat. Ich konnte mir das Lachen nicht verkneifen und hab ihm dann erklärt, dass ADHS zwar eine körperliche bzw. medizinische Ursache hat, dass es aber keinesfalls übertragbar ist. Mit Asthma könne man ja auch niemand anderen anstecken. Das leuchtete ihm ein.

Ich glaube zwar nicht, dass Kevin ADHS hat, aber mit dem Jungen muss wirklich so schnell wie möglich etwas geschehen, sonst ist der bald nicht mehr zu bändigen. Heute hat er Max' einzige Kappe zerschnitten, die seine etwas abstehenden Ohren verdeckt und die er am Zaun hat hängen lassen. Klar hat er es abgestritten.

Bestimmt war's die Katze der Hofreiters. Oder die süße vierjährige Vera, die Max die Kappe ursprünglich geschenkt hat. Außerdem hat Smartie Kevin gesehen, wie er die Schnipsel bei uns über den Zaun gestreut hat. Ständig würden alle auf ihr Kind losgehen, beschwerte sich Frau Hofreiter bei mir, als ich sie später bat, dafür zu sorgen, dass Kevin eine neue, gleichartige Kappe besorgt. Wie das wohl kommen mag? Tja, ich bin sicher, dass

Max morgen trotzdem eine neue Kappe hat, nur wird die sicher nicht Kevin, sondern seine Mutter besorgen und bezahlen.

Wenn solche Mütter ständig negative Rückmeldungen zu ihrem Kind bekommen, verstehe ich das ja. Aber Kinder wie Max, die zwar anstrengend, aber gleichzeitig auch extrem sozial, hilfsbereit, sensibel und einfach ganz und gar liebenswert sind, gleich als nicht erzogen abzustempeln, tut schon oft sehr weh. Klar, dass hier vor allem die Mütter leiden, denn obwohl wir im 21. Jahrhundert leben, denkt die Gesellschaft da immer noch total vorsintflutlich und glaubt, dass es vor allem die Frauen in der Hand hätten, die Kinder zu erziehen. Und gerade bei Kindern mit ADHS

> fühlen sich die Mütter in ihrer Erziehung entmutigt und erleben ihre Situation als aussichtslos. Sie versuchen Lösungen und Erziehungsmaßnahmen zu finden, die die Situation verbessern sollen, erleben stattdessen aber immer wieder, dass diese, wenn überhaupt, nur für eine kurze Zeit erfolgreich sind.[4]

Und wenn dann „ihr Mann abends nach der Arbeit nach Hause kommt, erfahren Mütter oft Unverständnis, weil er den aufreibenden Alltag mit dem Kind nicht miterlebt hat.“[5] Genau, oder er macht mit seiner Inkonsequenz wieder das zunichte, was man den Tag über mühsam aufgebaut hat. Obwohl ich zu Haralds Ehrenrettung sagen muss, dass er sich in letzter Zeit wirklich bemüht, konsequent zu sein. Gelingen tut es nur selten, aber zumindest unternimmt er den Versuch.

Dabei ist konsequente Erziehung gerade bei „schwierigen“ Kindern so enorm wichtig. Helga Simchen schreibt da treffend: „Eine AD(H)S-freundliche Familie ist immer auch eine konsequente Familie!“[6] Wie wahr, wie wahr ... Ich merke das bei Max jeden Tag aufs Neue. Auch wenn er sich immer lautstark und mit Händen und Füßen gegen Regeln, Verbote, Gebote und unliebsame Entscheidungen von Harald und mir wehrt, merke ich, dass er *genau das* braucht. Smartie natürlich auch, aber Max noch mehr.

Ich höre zwar von anderen Eltern, die ebenfalls auffällige Kinder haben, wie zum Beispiel Frau Hofreiter, dass Grenzen Kinder einengen würden, aber ich weiß sowohl aus einer Vielzahl von Büchern[7] als auch aus persönlichen Erfahrungen, dass letztendlich gerade Grenzen die freie Entfaltung des Kindes erst ermöglichen! Sie stecken einen Raum ab, innerhalb dessen sich das Kind in Ruhe entwickeln kann, einen Raum, in dem es sich sicher und wohl fühlt und nicht ständig eine Vielzahl von Entscheidungen treffen muss, weil Mama oder Papa sie nicht treffen. Entscheidungen, denen es sich noch gar nicht gewachsen fühlt.

Frau Hofreiter habe ich vor Kurzem auch zu erklären versucht, dass Grenzen nicht einschränkend, sondern entwicklungsfördernd sind. Natürlich habe ich Max als Beispiel genommen – hätte ich Kevin angesprochen, wären bei ihr sofort die Rollläden runtergegangen und ich hätte mir meinen „Vortrag“ sparen können.

Als sie nicht verstehen wollte, habe ich versucht, ihr das Ganze mit folgendem Vergleich begreifbar zu machen: „Stellen Sie sich mal vor“, sagte ich, „Sie werden zum Erforschen seltener Pflanzenarten in den australischen Dschungel geschickt. Das Terrain ist für Sie neu, Sie kennen die Lebensbedingungen dort nicht und es erwartet Sie eine Vielzahl von Tieren, die Sie nicht einschätzen können.

Wäre es da nicht viel angenehmer, eine Art Robinson-Crusoe-Hütte zu haben? Eine mit einem hohen schützenden Zaun rundherum, in der Sie Ihre Forschungsarbeiten in Ruhe durchführen und ungestört Ihren Entdeckungen, Gedanken und Ideen nachgehen können? Dann müssen Sie sich nicht ständig um die Abwehr unbekannter, möglicherweise gefährlicher Tiere kümmern oder sich dauernd vor unheimlichen Geräuschen fürchten. Sie hätten einen Ort, der auch vor anderen Widrigkeiten wie Regen oder Sturm schützt."

Sie blickte mich mit großen Augen an, die mich fragten, wie um alles in der Welt ich vom Thema Erziehung zum australischen Dschungel kommen könne. Also fuhr ich schnell fort: „In der Sicherheit der Hütte könnten Sie sich in Ruhe Ihrer eigentlichen Aufgabe widmen, ohne sich um anderes kümmern zu müssen, ohne ständig Entscheidungen treffen zu müssen, denen Sie als Nicht-Dschungelkundiger gar nicht gewachsen sind: Ist dieses Insekt giftig? Kann ich jene Frucht essen? Habe ich meinen Schlafplatz an einer passenden Stelle errichtet, an der ich sicher bin?

Ein Eingeborener im Dschungel wäre mit diesen Entscheidungen nicht überfordert, Sie aber schon. Hätten Sie die Hütte, also den Schutz nicht und müssten Ihre Aufgabe dennoch irgendwie bewältigen, würden Sie bald verzagt und in Folge aggressiv werden, denn Sie wären hoffnungslos überfordert!"

Frau Hofreiter verstand immer noch nicht, worauf ich hinauswollte, daher erklärte ich weiter: „Genau so geht es einem Kind, dem dieser sichere Raum für seine Entwicklung nicht zur Verfügung gestellt wird. Es muss sich dauernd um Dinge kümmern, für die ihm noch die Erfahrung fehlt. Es merkt, dass es in vielen Fällen nicht weiß, was die richtige Entscheidung ist und dass eigentlich wir Erwachsenen hier die Verantwortung tragen sollten.

Wenn ein Kind ständig erlebt, dass wir diese Verantwortung nicht übernehmen, dass wir ihm diesen Raum nicht geben, ist es genauso überfordert wie wir im Dschungel. Verzagtheit und sehr schnell auch Aggressivität sind vorprogrammiert."

Bei dem Wort „Aggressivität" horchte Frau Hofreiter merklich auf, also fuhr ich schnell fort: „Denn Kinder erkennen intuitiv, dass wir Erwachsenen diejenigen sind, die wissen, wo's langgeht. Sie werden unausgeglichen, wenn wir ihnen das nicht zeigen. Wir dürfen sie nicht alleine lassen in ihrer Welt-Unerfahrenheit und müssen ihnen verlässliche Partner sein.

Selbst wenn ‚verlässlich' heißt, dass sie sich auf uns verlassen können, die Konsequenz zu verwirklichen, die wir im Fall eines Regelbruchs angedroht haben, dass wir also durchziehen, was wir vorher ankündigen. Auch wenn sie so tun oder in ihrem Ärger auch tatsächlich glauben, dass es ihnen anders, nachgiebiger, weniger fordernd lieber wäre. Am Ende brauchen sie uns als Felsen in der Brandung, die fest und stabil sind und an denen sie sich festhalten können.

Oder ein anderer Vergleich: Kinder sind wie Schiffbrüchige in einem kleinen Boot, das auf dem offenen Meer treibt. Sie versuchen, die richtige Richtung, den richtigen Weg in den sicheren Hafen eines glücklichen Erwachsenenlebens zu finden, haben aber keine Ahnung, welche Route sie nehmen und wie sie sich vor Gefahren schützen sollen. Wir haben die Aufgabe, ihr Steuermann zu sein, ihnen den Weg zu zeigen und sie zu begleiten!"

Für einen kurzen Moment sah mich Frau Hofreiter an, als würde sie die Gefahren ihres viel zu nachgiebigen Verhaltens für Kevin erkennen. Doch der Augenblick verstrich und ich merkte an ihrem Blick, dass ich sie und ihr aufflackerndes Verständnis in der nächsten Sekunde wieder verloren hatte.

„Also, Kevin wird nur noch aggressiver, wenn ich versuche, ihn einzuschränken", kam es prompt. Gerade wollte ich ihr erklären, was wichtig ist, damit sich die Aggressionen nicht noch verstärken, doch an ihrem von Sekunde zu Sekunde feindseliger werdenden Gesichtsausdruck merkte ich, dass das vergebliche Liebesmüh wäre. Also sagte ich ihr, wir könnten gerne ein anderes Mal weiterplaudern, ich müsse meinen Rinderbraten retten, bevor ihn sich die Katzen schnappen.

Als ich Harald später von dem Gespräch erzählte, traute ich meinen Ohren nicht. Denn er meinte, Frau Hofreiter habe da nicht ganz unrecht: Einschränkungen und Vorschriften würden auch bei Max nur zu endlosen Diskussionen und Aufsässigkeit führen. Daher erklärte ich Harald zum wiederholten Mal, es sei nicht nur wichtig, dass Grenzen gesetzt werden, sondern auch *wie* sie gesetzt werden.

Kinder nehmen nahezu jede Entscheidung eines Erwachsenen an, solange sie das Gefühl haben, man bleibt zu *ihrem Wohl* klar und bestimmt. Sie dürfen nicht den Eindruck bekommen, man ordnet einfach nur willkürlich etwas an, weil man der Stärkere ist oder weil's gerade einfacher ist, irgendetwas zu befehlen. Oder dass man etwas verbietet, nur weil einem das Verhalten des Kindes vor den anderen zu peinlich ist. Oder weil es einem zu mühsam ist, zu überdenken, was man gerade gesagt hat, und man eventuell zurückrudern müsste. Nein, man muss klar machen, dass man eine unpopuläre Entscheidung gerade deshalb trifft, *weil* man sie lieb hat. In 95% der Fälle akzeptieren sie dann zähneknirschend, was nun Sache ist.

„Und für die anderen 5%, die offenbar immer ich abbekomme, was soll man da tun?“, fragte Harald mit einer Stimme, die mir verriet, dass er wohl dachte, ich hätte keine Antwort darauf.

„Nun, in den Fällen gilt mein Wort als Erwachsener. Denn *ich* habe die Lebenserfahrung und letztendlich die Verantwortung“, gab ich zurück. „Ich sage den Jungs dann, dass ich verstehe, dass diese oder jene Regel nicht angenehm für sie ist, dass sie mir aber dennoch so wichtig ist, dass ich daran festhalte.

Und ich erkläre den beiden bei unpopulären Entscheidungen oft, dass ich es mir auch leichter machen und sie einfach stundenlang am Smartphone zocken, sie täglich Burger reinstopfen lassen oder ihnen keine festen Schlafenszeiten vorschreiben könnte. Ich bräuchte auch nicht darauf zu achten, dass sie ihre

Zähne putzen und ihre Zimmer sauber halten, oder ihnen ordentliche Tischmanieren beibringen."

Harald sah mich groß an und fragte sich offenbar, worauf ich hinauswollte. „All das und vieles andere einfach zu lassen, würde mir und dir zahllose Diskussionen und eine Menge an Energie sparen", fuhr ich fort. „Aber ich möchte mal hören, was sie sagen, wenn ihnen mit 25 Jahren schon mehrere Zähne fehlen und sie nicht die geringste Ahnung davon haben, wie sie Ordnung in das Chaos im eigenen Heim bekommen. Oder wenn sie sich beim Essen mit Arbeitskollegen ständig geringschätzige Blicke einfangen, weil sie sich bei Tisch nicht zu benehmen wissen."

Harald nickte, als könne er das nachvollziehen. Allerdings wusste ich, dass es besser wäre, ihm zu zeigen, dass das auch Menschen sagen, die beruflich etwas mit Erziehung und „besonderen" Kindern zu tun haben. Also drückte ich ihm wieder einmal einige Bücher in die Hand, in die ich an die wichtigen Stellen schon Post-its geklebt hatte und sagte ihm, er solle da mal nachlesen. Es ist doch immer besser, es von anderen zu hören als von der eigenen Frau.

So sehr ich mich auch manchmal über seine Nachgiebigkeit und Inkonsequenz den Kindern gegenüber ärgere, er ist ja doch ein wundervoller Vater. Ein anderer Mann hätte mir die Bücher wahrscheinlich nachgeworfen oder mir gesagt, er würde damit auch alleine klarkommen, danke bestens! Aber dazu liegen ihm die Jungs dann doch viel zu sehr am Herzen.

27. Juli, Dad

Puh, ich frage mich, wann ich diese Stapel an Büchern lesen soll. Statt zu schlafen, vermutlich. Momentan ist in der Firma die Hölle los, weil drei Kollegen auf Urlaub und zusätzlich noch zwei krank geworden sind. Was da immer von Sommerloch geredet wird. Ich hab noch nichts dergleichen bemerkt, nur die Lücke, die die fehlenden Mitarbeiter hinterlassen.

Gut, dass mein Auto gerade in der Reparatur ist, so konnte ich gestern wenigstens im Bus auf dem Weg zur Arbeit ein wenig schmökern. Und siehe da, schon nach der ersten Station las ich etwas, das mich doch einigermaßen beeindruckte. Noch dazu stand das in einem Buch, dessen Autorin versucht, dem Leser eine extrem liebevolle Sicht und wertschätzende Einstellung zu Kindern mit ADHS nahezubringen. Dennoch nimmt sie in Bezug auf das Setzen von Grenzen eine sehr klare Haltung ein:

> Im Grunde ist Kindern klar, dass sie in große Schwierigkeiten kämen, wenn sie über alles, was in der Welt und in ihrem Leben geschieht, selbst entscheiden würden. Viele Verhaltensstörungen sind letztlich Versuche der Störenden, ihre Eltern dazu zu bringen, ihnen Grenzen zu setzen. Kinder bekommen große Angst, wenn sie bemerken, dass sie mehr Macht haben, als ihnen geheuer ist und sie brauchen die Gewissheit, dass ihre Eltern stark sind und ihnen nötigenfalls Grenzen setzen werden.[8]

Ja, ja, ich weiß es ja. Verstehe es ja auch. Aber Wissen ist eine Sache, Umsetzen die andere. Doris' Plan ist offenbar, mich mit so viel Wissen vollzustopfen, dass die Umsetzung irgendwann doch gelingt. Und ich muss sagen, was ich da heute noch so gelesen habe, hat einiges dazu beigetragen: „Eine inkonsequente und [...] nachgebende Erziehungshaltung der Eltern ist ‚Gift' für diese Kinder."[9] Und eine andere Autorin formuliert es sogar noch krasser:

> Das Kind einfach „machen zu lassen, was es will", ist [...] fatal. Dann fehlen nämlich die Grenzen und Strukturen, die gerade ein ADHS-Kind dringend benötigt. Kinder ohne Regeln und Halt suchen dann nach eigenen Überlebensstrategien, die ihrer Entwicklung mehr schaden als nutzen.[10]

Kevin lässt grüßen, dachte ich mir, wobei der ja möglicherweise gar kein ADHS hat, sondern mit seinem unangepassten, impulsiven und oft aggressiven Verhalten vielleicht nur ähnliche Symptome zeigt, weil ihm seine Eltern wirklich alles durchgehen lassen. Kann sein, dass sie auch irgendwann einfach nur aufgegeben haben, wie Russel Barkley schreibt: „Einige Eltern sind so häufig in ihren Erziehungsbemühungen gescheitert, dass sie einen Zustand erreicht haben, den man als ‚gelernte Hilflosigkeit' bezeichnen könnte."[11]

Nein, Aufgeben ist keine Option, jedenfalls nicht für Doris. Die bleibt da wirklich immer dran, diskutiert mit den Jungs bis zum Abwinken und hat schlussendlich immer das letzte Wort. Woher sie die Kraft nimmt, weiß ich nicht, mir ist das teilweise echt zu anstrengend. Deshalb hab ich mir jetzt sogar selbst ein Buch besorgt, von dem ich Doris gar nichts gesagt habe und in dem es ausschließlich darum geht. Da werde ich mich mal reinfuchsen. Vielleicht kann ich Doris dann sogar noch einiges beibringen. Das wär ja mal was!

Aber das Komplizierte beim Thema Erziehung ist ja nicht nur die leidige Konsequenz. Es geht um noch so viel mehr. Welche Regeln und Grenzen setze ich zum Beispiel überhaupt, wie bringe ich die den Kindern rüber, welche Konsequenzen sind sinnvoll, welche nicht ...? Ein wahrer Dschungel mit jeder Menge Fallstricken, in denen zumindest *ich* mich ständig verheddere.

Zu einigen dieser Fragen sind mir gestern und heute aber doch mehrere brauchbare Antworten untergekommen, so zum Beispiel zum Thema „sinnvolle Konsequenzen". Die sollten nämlich immer mit dem „Vergehen" im Zusammenhang stehen. Also beim Brechen eines Ballspielverbotes im Wohnzimmer den Ball wegnehmen. Oder den Flur aufwischen lassen, wenn das Kind mit matschigen Schuhen reingelaufen ist. Oder die Hosen bleiben ungewaschen, solange die Taschen nicht ausgeräumt worden sind. „Konsequenzen“ sollten immer nachvollziehbare Folgen des Fehlverhaltens sein und nicht wie willkürliche Strafen wirken.

> Wenn Sie sich überlegen, wie Sie sinnvoll auf das Verhalten reagieren, denken Sie an ein einfaches Computerspiel. Dort folgen die Konsequenzen auf einen Spielzug unmittelbar, vorhersehbar und zeitlich begrenzt (man hat eine neue Chance) und im Zusammenhang mit dem, was man getan hat. Hat man etwas nicht richtig gemacht, hat das spürbar negative Folgen. Das sind wichtige Grundsätze auch für Ihre Reaktionen.[12]

Leuchtet ein. So etwas Ähnliches hab ich auch woanders gelesen: „Die Form und der Zeitpunkt, wann Konsequenzen gesetzt werden, bestimmen deren Wirksamkeit.“[13] Und: „Die Konsequenzen, die auf ein Verhalten folgen, bestimmen, ob ein Verhalten zukünftig verstärkt oder reduziert wird.“[14]

Auch wenn ein Kind zu etwas aufgefordert wird, es das aber nicht tut, man es noch einige Male ermahnt und wieder nichts passiert – so lange, bis man aufgibt –, lernt das Kind, dass es nur lange genug warten oder durchhalten muss, bis der Erwachsene das Handtuch wirft.

> Dieser Umstand wird von dem Kind […] als angenehm erlebt und somit wird es sein Verhalten, nämlich das „Aussitzen“ bzw. das „Nichtfolgen“, zukünftig häufiger zeigen. Für ADHS-Kinder scheint dieser […] Mechanismus besonders wirksam und machtvoll zu sein.[15]

Warum Doris hier ein Post-it hingeklebt hat, ist ja wohl sonnenklar. Denn genau so läuft es zwischen Max und mir in der Regel ab. Ich sage ihm, er soll den Schraubendreher wieder in die Werkstatt zurückbringen, er antwortet mit ja. Eine Stunde später liegt das Werkzeug immer noch auf der Terrasse rum und ich erinnere ihn nochmals. Er: „Gleich Dad, den nehm ich mit, wenn ich mit dem Rausziehen der Nägel hier fertig bin. Dann räume ich die Zange auch gleich weg." Gut, denke ich mir, dann brauche ich ihn an die Zange nicht auch noch zu erinnern.

Doch nach einer halben Stunde liegen nicht nur der Schraubendreher, sondern auch die Zange und jede Menge verbogene Nägel auf der Terrasse – und von Max fehlt jede Spur. Wahrscheinlich ist er mit dem nächsten wichtigen Ding beschäftigt, denn man kann rufen, wie man will, er taucht nicht auf. An dem Punkt müsste ich ihn natürlich suchen gehen – so groß ist unser Haus ja zugegebenermaßen nicht. Doch da hab ich das Zeug schneller aufgehoben und selbst weggeräumt, als ihn (a) zu suchen und mir dann (b) anzuhören, er käme ohnehin gleich zurück und würde das alles noch brauchen.

Dabei glaube ich ihm aufs Wort, dass er *tatsächlich* vorhat, den Schraubendreher zusammen mit der Zange wegzuräumen, aber dann hat er schon wieder eine andere spannende Idee, rennt zum nächsten Schauplatz und alle Ordnungsvorhaben sind vergessen.

Doris lässt bei so was nicht locker. Die läuft durchs ganze Haus, wenn's sein muss auch bis auf den Spielplatz und sagt ihm glatt, er müsse noch mal zurück, um xy zu erledigen oder fertigzumachen. Max motzt dann natürlich, was das Zeug hält oder hat das nächste Versprechen auf Lager, dass er das ohnehin dann und dann machen würde. Doch Doris meint dazu immer nur, das sei alles gut und schön, aber ihr sei wichtig, dass dieses oder jenes *jetzt* erledigt werde, dann bräuchten weder er noch sie mehr daran zu denken.

Ja, das klingt einfach, aber es kostet unendlich viel Energie, auch wenn es auf lange Sicht natürlich Zeit und Kraft spart, weil Max – wenn man wirklich dranbleibt – wahrscheinlich irgendwann mal seinen Arbeitsplatz sauber hinterlassen wird. Wenn man letztendlich immer alles für ihn erledigt, muss man ihm sicherlich mit 20 noch hinterherlaufen.

Als sinnvolle Konsequenz für das Überziehen der ausgemachten Handy-Zock-Zeit kassiert Doris im Übrigen das Smartphone ein. Das hat sie schon einige Male vor allem bei Max gemacht, der es einfach nicht schafft, rechtzeitig zur abgemachten Zeit aufzuhören. Ich habe ihm schon geraten, sich einen Alarm auf eine Minute vor Ablauf der vereinbarten Zeit zu stellen, aber dann denkt er sich wahrscheinlich nur: „Super, eine Minute geht noch."

Nach drei Sekunden hat er die Zeit aber wieder vergessen und übersieht schlussendlich doch die Frist. Nach mehreren Warnschüssen hat Doris ihm dann schließlich das Smartphone weggenommen. Beim ersten Mal für einen Tag, beim nächsten Mal für zwei und derzeit läuft grade der zweite handyfreie Tag eines Dreitagesverbots.

Für solche Phasen hat Doris ihm ein Wertkartenhandy mit zehn Euro Guthaben gekauft, mit dem er außer telefonieren und SMS schicken nichts machen kann. Kein Internet, keine Spiele und natürlich auch keine sozialen Plattformen. Die erste Wertkarte hat sie finanziert, aber Max weiß, dass die nächsten zehn Euro von seinem Taschengeld abgezogen werden.

„Warum nicht gleich die ersten?", wollte ich wissen. „Gut Ding braucht Weile", war ihre Antwort. Kinder wie Max würden zwar Regeln und Struktur benötigen, brauchen aber zur Verinnerlichung viel länger als das Durchschnittskind.[16] Daher gewähre sie ihm, so weit wie möglich ohne sein Wissen, mehr Spielraum.

Die Kinder würden oft verzweifeln, weil sie eben so viele Anläufe mehr bräuchten als „normale" Kinder. Bei extrem großem Druck erreiche man vielleicht die Regelerfüllung schneller, aber der Selbstwert würde durch die vielen „Strafen" sinken und der Aggressionspegel steigen, weil sie dieses oder jenes einfach nicht so schnell auf die Reihe bekommen.

Warum er von diesem Extraspielraum nichts wissen soll, war mir auch nicht ganz klar. „Weil er das dann gleich wieder als den kleinen Finger erkennt, für den er sofort die ganze Hand fordert. Besser mal ein Auge zudrücken, ohne dass er es merkt."

Sie räume auch ab und an mal ein verschimmeltes Pausenbrot aus Max' Schulranzen, ohne dass der das wisse. Im Normalfall muss er nämlich für in seinem Schulranzen verkommene Lebensmittel zwei Euro bezahlen und vor allem Behältnis und Ranzen selber wieder sauber machen. Aber wenn sie das jedes Mal durchsetzen würde, hätte Max bald gar kein Taschengeld mehr und würde irgendwann echt wütend werden, weil er es ja tatsächlich nicht immer schafft, an das Ausräumen des Ranzens zu denken.

Auf die Frage, was man denn nun durchgehen lassen darf und was nicht, hat Doris allerdings keine befriedigende Antwort für mich. Das sei situationsabhängig, man müsse da auf sein Bauchgefühl vertrauen und einen goldenen Mittelweg finden. Aha.

Also, das einzige Gefühl, das ich von meinem Bauch kenne, ist Hunger oder Blähungen bei zu vielen Bohnen. Frauen dürften da wirklich ein Zusatzhormon mitbekommen haben ...

28. Juli, Max

Kevin soll jetzt angeblich auch zu unserer Psychologin. Als Mum mir das erzählt hat, bin ich ausgetickt, weil ich Angst hatte, dass dieser Vollpfosten von ihr irgendwas über mich und mein Allerprivatestes erfährt. Doch Mum gab Entwarnung und hat mir versichert, dass Frau Dr. Mannheimer niemandem auch nur ein Sterbenswörtchen von dem, was ich ihr erzähle, sagen darf.

Nicht mal ihr als meiner Mutter darf die Frau Doktor irgendwelche Einzelheiten erzählen. Sie kann ihr nur ganz allgemein was zu dem sagen, was sie mit ADHS und so vermutet. Aber wenn ich ihr erzählen würde, dass ich in Vera aus der 5c verliebt bin (was ich nicht bin, Leute, kriegt euch wieder ein!), dann müsste sie's für sich behalten.

Ja, dann gerne, ab mit ihm dorthin, denn wenn einer jemanden braucht, der bei ihm in der obersten Etage mal so richtig durchfegt, dann ist es Kevin. Mum nahm mir aber auch gleich wieder ein wenig Hoffnung, denn sie hat Frau Hofreiter nur die Nummer der Psychologin gegeben. Ob die wirklich anruft, muss man abwarten.

Dann hat sie mir erzählt, dass dieser Affenarsch heute einen drei Jahre jüngeren Jungen dermaßen verprügelt hat, dass der nun im Krankenhaus liegt und auf einem Auge vielleicht sogar blind wird. Als Mum Frau Hofreiter gegenüber erwähnte, dass so etwas in zwei Jahren mit Jungendknast geahndet werden könnte, wachte die Gute anscheinend endlich mal auf und checkte, dass irgendwas geschehen muss.

Dass die nicht mitkriegt, dass er nur so ist, weil sie ihm nicht mal endlich eins auf die Rübe gibt oder einfach mal strenger mit ihm ist! Und seinem Vater scheint das auch alles am A**** vorbeizugehen. Streicht das „scheint" – dem isses wirklich egal. Kommt heim, setzt sich mit seinem PC auf die Terrasse und grunzt nur, wenn Kevin ihn anspricht. Oder liest die Zeitung und fährt seine Frau an, wenn die ihn mal um was bittet. Seh ich fast täglich, wenn ich über den Gartenzaun zu ihnen rüberschaue.

Kein Vergleich zu unserem Dad, denn der ist der tollste Vater, den man sich nur wünschen kann. Hat immer irgendwelche Späße drauf, unternimmt die geilsten Dinge mit uns, wie Angelausflüge oder Übernachten im Zelt, bringt uns handwerklich tausend Sachen bei und tobt und rennt mit uns stundenlang rum, bis sogar ich ausgepowert bin. Wenn der nicht streng genug ist, ist das nicht, weil wir ihm egal sind und er seinen Frieden haben will, sondern weil er einfach viel zu lieb ist und es nicht schafft, Smartie und mir mal zu zeigen, wo der Hammer hängt. Wär mir manchmal aber fast lieber ... und damit bin ich nicht allein.

Vor einigen Wochen hatte Mum die Idee, dass wir uns alle mal zusammensetzen und jeder von uns sechs Dinge über die jeweils anderen drei Familienmitglieder aufschreibt: drei, die er besonders mag und drei, die er weniger prickelnd findet. Smartie, der von mir bald den Beinamen „Augenverdreher des Jahres" bekommt, kritzelte gelangweilt ein paar Wörter auf sein Papier und sah dann obercheckermäßig zu mir rüber, mit einem Gesichtsausdruck, der sagte „Na, Max, steht denn schon überhaupt was auf deinem Zettel?"

Alter, am liebsten hätte ich ihn ... nein, zu böse, um niedergeschrieben zu werden. Also versuchte ich, ihn einfach zu ignorieren, und konzentrierte mich auf ... ja, also auf mein zugegebenermaßen wirklich noch leeres Stück Papier. Allerdings wusste ich dann gleich das erste Ding, das ich bei dem Spacko aufschreiben konnte: „Ich mag es nicht, wenn Smartie mich immer hinstellt, als hätte ich die Gehirnmasse einer Feldmaus."

Und als zweites schrieb ich auf: „Es nervt unheimlich, wenn Smartie und ich gemeinsam etwas basteln, reparieren oder bauen und er *immer* alles besser weiß." Punkt drei war: „Ich hasse es, wenn er mich vor seinen Freunden runtermacht." Allein schon beim Aufschreiben dieser Dinge stieg mir fast das Wasser in die Augen und ich dachte schnell an den Witz, den mir Felix gestern erzählt hat, um ein mögliches Tränen-Gate zu vermeiden.

Als dann endlich alle ihre Punkte aufgeschrieben hatten – ja, klar war ich der Letzte! Aber ich musste bei Smartie saulang nachdenken, was ich über den Dödel Positives schreiben soll –, lasen wir uns gegenseitig erst die tollen Sachen vor. Der Bro ist in ein echt breites Grinsen ausgebrochen, als ich las: „Ich mag an Smartie, dass er mir immer aus der Kacke hilft, dass er stolz wie Bolle ist, wenn ich sportliche Höchstleistungen erbringe und dass er echt immer teilt, sogar dann, wenn ich meinen Teil schon verputzt (z. B. Schoko-Osterhase) oder verbraucht (Taschengeld!) hab."

Bei Mum hatten sich kurzfristig wieder mal die Augenbrauen gehoben, als ich das von „aus der Kacke helfen" vorlas, weil sie sich sicher fragte, wie oft das schon wohl der Fall gewesen ist und was sie eigentlich alles nicht weiß. Ha, da hätte ich noch was Viertes zu ergänzen, Mum: Smartie kann schweigen wie ein Grab! Er würde mich nie verpetzen!

Über Mum und Dad gab's natürlich auch Positives zu schreiben, das wir beide auch gerne vorlasen. Als es dann aber darum ging, die negativen Dinge aufzuzählen, kamen wir ein wenig ins Strudeln, denn bei Mum war uns nur eingefallen: 1. zu streng, 2. zu streng und 3. zu streng. Was viertens, fünftens und sechstens gewesen wäre, brauche ich euch nicht zu sagen ...

Aber dann kam Dad. Und Dad ist einfach *zu nett*, als dass man was Böses über ihn sagen könnte. Aber wir hatten trotzdem beide drei Dinge notiert. Keiner wollte anfangen. Smartie, der den Vernünftigen raushängen lassen musste, machte dann doch den Anfang und sagte, ohne dass er Dad dabei ansehen konnte: „Dad sollte bei den Strafen bleiben, die er ankündigt." Alter, hatte der bei mir abgekuckt? Dasselbe hatte ich auch als ersten Punkt!

„Was?", fuhr Smartie mich an, weil ich ihn mit offenem Mund anstarrte.

„Das hab ich auch ...", stotterte ich verdutzt.

Dad begann ganz betreten auf seinem Stuhl rumzurutschen und in typischer Dad-Manier verlegen zu grinsen. Shit, wir hätten es doch nicht vorlesen sollen! Aber nun war es raus und klar musste Mum gleich nachbohren und fragen, was genau wir damit meinen. Nicht dein Ernst, Mum, oder? Was soll das wohl heißen? Doch Mum wollte es genau wissen, offenbar, weil sie auch nicht wirklich glauben konnte, dass uns das tatsächlich stört.

Doch, isso. Mich nervt das einfach, wenn ein Erwachsener was sagt und dann nicht dabei bleibt. Das ist schon mehr als doof bei Gleichaltrigen, aber da kann man's ja noch verstehen. Ich ändere meine Meinung und vor allem meine Pläne ja auch alle fünf Minuten. Und oft schrei ich in meiner Wut auch irgendwelche Drohungen raus, die ich dann natürlich nicht verwirkliche. Aber ich finde, Erwachsene sollten es da einfach besser wissen und ... ja, ich weiß nicht ... sich im Griff und irgendwie das Durchhaltevermögen haben, bei dem zu bleiben, was sie vorher gesagt haben. Dann weiß ich, dass ich mich auf sie verlassen kann, dass ich glauben kann, was sie sagen. Ich weiß dann einfach, woran ich bin. Punkt.

So wirklich gut erklären konnten Smartie und ich das allerdings nicht. Außerdem wollten wir nicht noch mehr Sesselrutschen bei Dad verursachen. Doch dann kam die viel schwierigere Frage von Mum: Wenn wir uns von Dad also mehr „Durchgreifen" wünschen würden, warum sollte sie dann weniger streng sein?

Puh, das war noch kniffliger und nicht mal Smartie, das Mastermind der Familie, wusste darauf eine vernünftige Antwort. Langsam wurde das ganze Geschreibe und Gelaber für mich auch echt anstrengend und ich driftete an irgendeinen Ort, wo ich die anderen nur noch von ganz weit weg reden hörte.

Ich muss mich manchmal einfach ausklinken, damit mir die Birne nicht explodiert. In meiner Traumwelt plante ich dann schon mal die Farben für meinen Limostand und die Verkaufspreise für die Getränke. Smartie will übrigens dabei mitmachen und auch was verkaufen. Na, Bro, doch nicht die Feldmaus, sondern mindestens mal Sheldon aus der Big Bang Theory, hä?

28. Juli, Mum

Ich bin ja mal gespannt, ob Frau Hofreiter tatsächlich etwas wegen Kevin unternimmt. Eigentlich glaube ich ja, dass besser ihr Mann und sie zum Elterntraining gehen sollten. Nicht Kevin braucht einen Psychologen. Obwohl ... Korrektur: In der Zwischenzeit ist schon so viel schiefgegangen mit ihm, dass wohl beides nötig wäre.

Das mit dem Elterntraining habe ich kurz anklingen lassen, aber da wandte Frau Hofreiter ein, dass man da sicher nur lernen würde, wie man seine Kinder am effektivsten straft und so was komme bei ihr nicht in Frage. Für uns auch nicht, gab ich zurück und fing an, lang und breit den Unterschied zwischen Strafen und Konsequenzen zu erklären. Aber da hätte ich genauso gut in unsere Mülltonne sprechen können – es hätte denselben Effekt gehabt.

Dabei sind das wirklich zwei vollkommen verschiedene Paar Schuhe: Eine Strafe ist meist willkürlich, hat in der Regel nichts mit dem „Vergehen“ zu tun und dient auch oft nur der Machtdemonstration des Erwachsenen, ohne dass dem Kind der Fehler seines Handelns bewusst gemacht wird.

Der Effekt ist meist eine kurzfristige Angepasstheit, aber langfristig gesehen schüren Strafen nur den Widerstand des Kindes. Abwehr wird ausgelöst und die Kinder blockieren nur noch.[17] „Eine Bestrafung mag zwar auf den ersten Blick den Eindruck erwecken, daß sie ein Problem schnell behebt, doch kann sie Verhaltensprobleme langfristig verschlimmern, weil sie das Selbstwertgefühl schwächt.“[18]

Sinnvoller als Bestrafen ist das „positive Verstärken“. Das heißt, man deckt wünschenswerte Verhaltensweisen oder das Fehlen negativer Aktionen auf und spricht sie an.[19] Man muss also quasi danach Ausschau halten, das Kind bei etwas zu „ertappen“, wofür man es loben kann. Das Ganze hat natürlich auch einen Haken:

Positive Verstärkung verlangt Ihnen als Vater oder Mutter mehr Arbeit ab, weil Sie aktiv nach verstärkbaren positiven Verhaltensweisen Ausschau halten müssen. Außerdem erfordert diese Methode einiges an Denk- und Energieaufwand: Sie müssen sich darüber klar werden, wie Sie Ihrem Kind am besten Lob oder Belohnungen anbieten. Langfristig zahlt sich diese zusätzliche Mühe jedoch aus. Positive Verstärkung verbessert Ihre Beziehung zu Ihrem Kind, weil es sich aufgrund dieser Zuwendung nicht mehr schlecht fühlt und weil es nicht wütend auf Sie ist, wenn Sie ihm etwas, das ihm lieb und teuer ist, weggenommen haben.[20]

Was ja leider die häufig gewählte Alternative zu positiver Bestärkung ist.

Ich erlebe bei Max in den letzten Monaten tatsächlich immer öfter, dass positive Bestärkung wirklich Früchte trägt: Er tut etwas nicht deshalb, weil er unseren – oder vielmehr meinen – Druck spürt, sondern weil er immer wieder hört, dass wir uns freuen, weil dieses oder jenes in letzter Zeit so toll klappt. Und langsam erkennt er, dass auch Dinge, die er nicht angenehm findet, nun mal so sein müssen und wir uns darüber freuen, wenn sie gelingen. Genau deshalb kann ich in letzter Zeit den Druck auch hier und da mal ein wenig rausnehmen.

Vor ein paar Tagen kam er zum Beispiel in die Küche und erklärte, er habe sein Bett frisch bezogen. Normalerweise muss ich ihn mehrmals dazu auffordern, bis es dann tatsächlich funktioniert, aber diesmal hatte ich gar nichts gesagt. Als ich ihn sprachlos anblickte, meinte er nur, ich müsse gar nicht so erstaunt schauen, er habe jetzt in den Ferien viel Zeit, ich würde ohnehin immer müde aussehen (ja, genau Max!) und außerdem habe Moritz überall auf seinem Laken matschige Pfotenabdrücke hinterlassen.

Trotz Pfotenspuren unserer Katzen war das wirklich das Highlight des Tages. Vor einem Jahr hätte noch der getrocknete

Matsch von der Bettdecke bröckeln können und Max hätte trotzdem keine Notwendigkeit gesehen, die Laken zu wechseln.

Solche Dinge passieren in letzter Zeit immer wieder. Ein paar Tage vor Schulschluss hat er seinen Schulranzen ohne Aufforderung ausgeräumt, weil ohnehin nicht mehr gelernt werde. Als ich ihn genauso verdutzt anguckte wie bei der Laken-Aktion, erklärte er zwar, es sei eine Art „Abschlussritual" gewesen.

Aber Ritual hin oder her, vergangenes Jahr wurde ich in der dritten Ferienwoche und nach der ebenfalls dritten Erinnerung, den Ranzen auszuräumen, laut und musste Fernsehverbot androhen, wenn der Ranzen nicht endlich geleert würde. (Ja, ich weiß, das klingt nach „Strafe" statt nach „Konsequenz", aber bei manchen Dingen gibt es leider keine „unangenehme Folge", die in direktem Zusammenhang mit dem „Vergehen" steht und dafür gibt es dann Fernseh- oder Handyverbot.)

Und heute überraschte er mich, als er anbot, Haralds Auto zu waschen. Allerdings ist das seit ein paar Tagen in der Werkstatt. Typisch Max, das nicht zu bemerken. Mein Vater, der dabei war, lästerte natürlich gleich wieder, Max habe das aus reiner Berechnung angeboten, weil er wusste, der Wagen sei nicht da. Er habe sich mit dem Vorschlag nur einen Heiligenschein aufsetzen wollen. Ihm zu erklären, Max würde das Auto frühestens nach drei Monaten mal fehlen, war sinnlos.

Ich persönlich sehe jedenfalls ganz kleine Lichtpunkte am Ende des Tunnels ...

30. Juli, Mum

Hatte ich was von „Lichtpunkten am Ende des Tunnels" geschrieben? Na ja, heute sind die wieder ein wenig verblasst, denn nach Max' heutiger Sitzung bei der Psychologin hat die mir erzählt, dass unser lieber Sohnemann sowohl in Bezug auf seine Konzentrationsschwäche als auch seine Hibbeligkeit am Vormittag zu Hochform aufgelaufen ist. Beim Test sei es noch so recht und schlecht gegangen, obwohl sie ihn da auch mehrmals zum Weitermachen ermuntern musste: Er hat ins Leere gestarrt, mit dem Stift gespielt, Ecken von den Testbögen zwischen den Fingern hin- und hergebogen, sein Ohrläppchen geknetet, Fäden aus seiner Jeans gezupft ...

Beim Gespräch danach sei er in dem Sessel so sehr hin- und hergerutscht, dass sie am Ende der Stunde tatsächlich nachsah, ob der Bezug noch heil war. Außerdem hörte er bei jeder zweiten Frage nicht zu und sah alle drei Minuten auf den kleinen Wecker, den sie vor sich stehen hat. Bis sie schließlich die Uhr so drehte, dass nur noch sie hinschauen konnte.

Ihre Frage, was denn heute anders sei als sonst und warum er sich so offensichtlich das Ende der Stunde herbeisehnte, blieb unbeantwortet. Wahrscheinlich wusste Max selber nicht, was ihn heute so nervös gemacht hat. Ich aber schon: Vermutlich geht ihm die gestrige Geburt von Siras Jungen nicht aus dem Kopf und er wollte so schnell wie möglich heim, um nichts von all den aufregenden Dingen wie Putzen, Säugen, Rumtapsen und Zusammenkuscheln zu verpassen.

Laut Psychologin lassen im Übrigen die bisherigen Daten und Ergebnisse aller Tests sowie Max' heutiges Verhalten eine ADHS immer wahrscheinlicher erscheinen. Dennoch, eine Testung ist noch nötig und erst nach Auswertung aller Daten kann sie ein endgültiges Urteil fällen. Dass sie dafür einige Zeit brauchen wird, ist klar, denn da hat sie auch ganz schön was durchzuarbeiten: die Fragebögen der Lehrkräfte, den meines Vaters (den er mir wohlweislich in einem verschlossenen Kuvert gegeben hat!) und dann noch die Tests, die sie selbst durchgeführt hat: Intelligenztests, Konzentrationstests, irgendeinen Test, bei dem bestimmte Personen im nahen Umfeld mit Tieren dargestellt werden, und sicher noch einiges, das ich gar nicht mitbekommen habe. Und dann sind da natürlich noch die medizinischen Befunde des Augenarztes und des Ohrenarztes, des Internisten, des Neurologen inklusive MRT und Pet-Scan sowie mehrere Bluttests.

Da soll noch mal einer sagen, diese Diagnosen würden leichtfertig gestellt und es würde nach ein paar Fragen gleich einen Rezeptzettel für Ritalin über den Schreibtisch geschoben!

31. Juli, Max

Juppi! Vorgestern sind die Flauschebällchen von Sira endlich geboren worden. Obwohl: Von flauschig kann momentan noch keine Rede sein. Sahen aus wie kleine, glitschige Ratten, als sie rauskamen. Und was an denen alles drangeklebt hat! Mehr als eklig, kann ich nur sagen. Wirklich schlimm wurde es, als Sira all das Zeugs auffraß und die ganze Schmiere von jedem einzelnen Kätzchen ableckte. Alter, Gott sei Dank haben wir Menschen Hände, Lappen und Seife!

Aber ein paar Stunden später sahen die Kleinen dann schon recht süß aus. Zwei schwarze und ein schwarz-weißes hat sie bekommen. Ob Jungs oder Mädels ist noch schwer zu sagen, aber Dad, Smartie und ich sind sicher, dass die schwarzen Männchen sind und das schwarz-weiße ein Weibchen ist.

Alle drei tapsen blind über ihre Mama und auch übereinander drüber, aber offenbar hat keiner Stress dabei. Schlafen ohnehin fast die ganze Zeit. Außer, wenn sie trinken. Da solltet ihr sie mal sehen! Soooo süß. Treten mit ihren Mini-Pfötchen gegen Siras Bauch, um den Milchfluss anzuregen, wie Biolehrer Smartie unnötigerweise anmerkte. Das wusste ich nämlich schon lange von einer der Wissenssendungen für Kinder, die uns Mum am Abend immer schauen lässt.

Im Übrigen hat sie uns verboten, die Katzen anzufassen, denn Sira und die Kleinen würden jetzt ihre Ruhe brauchen. Es sei schon ganz toll von Sira gewesen, dass sie die Katzen mitten auf unserem Sofa zur Welt brachte (Mum hatte das Teil mit ihrem sechsten Sinn schon mal vorsorglich mit alten Decken zugepflastert) und sich für die Geburt nicht in ein Versteck verzogen habe.

Zuerst wollte sie mich und Smartie ja gar nicht bei der Geburt zusehen lassen – zu aufregend für Sira und auch für uns. Na ja, Siras Gehabe und vor allem die Schmiere waren wirklich grenzwertig. Aber als wir versprachen, nicht den geringsten Laut von uns zu geben, uns nur ganz langsam zu bewegen und ihr auch sagten, dass wir schon Geburten von Nashorn- und Giraffenbabys im Fernsehen gesehen haben, willigte sie ein.

Dad verpasste das Spektakel leider, da er auf der Arbeit war. Aber ich rief ihn an – als wir sahen, dass bei Nummer drei Schluss war – und er klang auch ganz aufgeregt.

So viel im Übrigen zum Thema Entbindungsbox, für die ich mir den Allerwertesten wirklich mehrfach aufgerissen, mich mit Smartie gezofft und bei Dad für mindestens zehn neue weiße Haare gesorgt habe. Die Box, die Smartie dann schließlich mit Dad gebaut hat, stand zwar direkt neben dem Sofa, aber Sira wollte die offenbar nicht.

Klar, weil sie nicht von mir war!

1. August, Mum

Puh, die letzten paar Tage waren ganz schön dicht. Sira brachte ihre Jungen zur Welt, wir waren bei einer ganzen Reihe

Untersuchungen, Max war bei der dritten Testung, vom ehemaligen Kindergarten holte ich noch einen Bericht von den beiden Betreuerinnen, die ihn drei Jahre miterlebt haben, und dann stresste auch noch ein Projekt im Verlag, das unbedingt fertig werden musste.

Den Großteil versuchte ich von zu Hause aus zu erledigen, um Max unter Aufsicht zu haben, aber genau hier wird es schwierig. Ich komme kaum zum Arbeiten, weil ich mit mindestens einer Gehirnhälfte und einem Auge immer bei Max bin. Bin ich aber in der Firma und er ist unbeaufsichtigt daheim, kann ich mich dort wiederum nicht wirklich konzentrieren, weil ich ständig befürchte, Smartie, ein Nachbar oder vielleicht gar das Krankenhaus rufen an und haben irgendwelche Hiobsbotschaften für mich.

So anstrengend die schulische Begleitung für Max auch ist, in Sachen „Betreuung und Beaufsichtigung" wünsche ich mir spätestens am dritten Ferientag die Schule zurück.

Morgen ist dann die letzte Testung und übermorgen geht es in unseren jährlichen Wanderurlaub nach St. Jakob im Walde. Das ist immer eines der Highlights des Jahres. Ich hoffe, auch diesmal. Plötzlich machen nämlich die Jungs Faxen und motzen schon seit zwei Wochen, dass sie keinen Bock auf „ewig Rumlatschen" hätten.

Ich glaube es nicht! Die beiden haben beim Wandern bisher immer doppelt so viele Kilometer wie Harald und ich zurückgelegt, weil sie nur am Hin- und Herrennen waren. Nur bei richtig, richtig langen Touren ging ihnen dann auf den letzten Kilometern die Energie aus und wir mussten sie mit allen möglichen Tricks bei Laune halten. Doch jetzt wird schon gemotzt, bevor auch nur ein einziger Berg in Sicht ist! Dabei ist der letzte Urlaub in den Bergen erst ein Jahr her. Was ist in der kurzen Zeit nur passiert mit ihnen?

Vielleicht werden wir einen Kompromiss schließen und nur jeden zweiten Tag wandern gehen. Ich habe mir und Harald ohnehin so viele Bücher zum Thema ADHS eingepackt, dass wir einen zweimonatigen Urlaub ohne die Kinder nur im Liegestuhl brauchen, um die alle durchzubekommen.

Ich möchte mich vor allem in Bezug auf Behandlungsmöglichkeiten vorsorglich schon mal einlesen, um im Fall einer Diagnose die richtigen Fragen zum Thema Therapien stellen zu können. Außerdem will ich eventuell auch schon mal ein paar Kontakte bereithaben. Dr. Mannheimer hat anklingen lassen, dass die Wartelisten für die meisten Therapien lang sind. Da möchte ich die Woche bis zum Abschlussgespräch mit der Psychologin nicht ungenutzt verstreichen lassen.

1. August, Smartie

Vor ein paar Tagen hat Sira ihre süßen Kleinen zur Welt gebracht. War mega aufregend, so eine Geburt mal live und nicht nur im Fernsehen zu erleben.

Noch aufregender als die Geburt an sich war aber Max, den selbst ernannten Geburtshelfer davon abzuhalten, unserer Katze irgendwie zur Hand zu gehen und dort zu übernehmen, wo Mutter Natur schon seit Millionen von Jahren dafür sorgt, dass auch ohne Einmischung von Max Bergmann alles wunderbar klappt.

Mum hätte ihn schon fast rausgeschickt, weil er alle zehn Sekunden irgendwelche anderen saublöden Ideen hatte, wie er Sira unterstützen könnte: die Jungen abwaschen, die erschöpfte Katze auf frische Laken umbetten (zwischen der Geburt eines jeden Kätzchens vergingen ja immer ein paar Minuten), Siras Futterschüssel bringen, damit die sich zwischendurch stärken kann, und als sie einmal laut aufjaulte, wollte er sofort den Tierarzt anrufen.

Als das Ganze dann vorbei war, wollte er natürlich gleich ein Kätzchen kuscheln, aber Mum hatte da Gott sei Dank klare Worte und meinte, wir müssten die Kleinen erst mal in Ruhe lassen. Das hat Max zwar davon abgehalten, sie anzufassen. Aber als er dann ständig hinters Sofa guckte – wo Sira ihre Jungen nach der Geburt hin verfrachtet hatte – sagte Mum ihm, einmal pro Stunde nachsehen sei okay, mehr jedoch nicht.

Tja, um das zu überprüfen, werden wir wohl eine Kamera im Wohnzimmer montieren müssen, denn kaum hatte Mum das Wohnzimmer verlassen, hing der Pfosten natürlich fast durchgehend mit dem Oberkörper in dem Loch zwischen Sofarundung und Mauerecke und starrte in den Hohlraum, in den Sira sich mit ihren Kleinen verkrochen hatte.

Ich bin ja mal gespannt, wie er reagiert, wenn er checkt, dass wir übermorgen schon in Urlaub fahren und er die Kätzchen dann für eine Woche nicht sehen wird. Das Wort „Zeitbegriff" gibt es in Max' Wortschatz nämlich nicht, also merkt er erst, wenn gepackt wird, dass es auf Reisen geht ... Was er da wieder für absolut hirnrissige Ideen haben wird, stelle ich mir lieber nicht vor, vor allem wenn ich an den Schmuggel von Moritz im Februar denke, als wir in den Skiurlaub gefahren sind.

Na, diesmal wird Dad sich mit Sicherheit davon überzeugen, dass sämtliche Vierbeiner im Haus sind und in unseren Koffern auch wirklich nur Kleidung drin ist, und nichts, das maunzt.

Kapitel 4

UND NOCH MEHR MACKEN ☹

2. August, Dad

Morgen geht's ab in unseren Wanderurlaub, für den ich mehr als reif bin. Der letzte Urlaub war im Februar zum Skifahren und den hat Max ja wieder mal zu einem Spießrutenlauf mit sehr geringem Erholungsfaktor gemacht.

Aber diesmal bin ich voller Hoffnung, dass alles gut gehen wird. Vor allem, weil die Katzen inklusive Nachwuchs von Doris' Vater gut versorgt werden. Bei allem Aneinandergeraten mit Opa wegen seines „schlechten" Benehmens weiß Max, dass sein Großvater wirklich sehr tierlieb ist und mehrmals täglich nachsehen wird, ob mit den fünf Samtpfoten alles in Ordnung ist. Kein Grund also für irgendwelche heimlichen Tiertransport-Aktionen wie Anfang des Jahres.

Einen Pferdefuß hat der Urlaub allerdings: Doris hat sich weitere 28 (!) ADHS-Bücher ausgeliehen und dass ich die nicht nur vom Auto ins Hotel tragen soll, steht schon mal fest. Wir sollten uns zum Thema Therapien bereits vorab informieren, meint sie. Meine Versuche, den Urlaub ohne trockene Sachbücher und lieber mit einem guten Krimi zu genießen, da wir ja noch keine Diagnose hätten, schmetterte meine liebe Angetraute mit dem Argument ab, dass sie lieber vorbaut und plant. Nun ja, bleibt wohl nichts anderes übrig – außer, ich vergesse ganz unabsichtlich meine Lesebrille ...

In einer AHDS-Gruppe auf Facebook hat Doris uns beide auch schon angemeldet. Damit wir uns mit anderen Betroffenen austauschen können. Dass wir möglicherweise nicht „betroffen" sind, hab ich lieber für mich behalten, denn das hätte mir nur wieder endlose Erklärungen eingebracht, warum sie sicher ist, dass sie mit ihrer Vermutung bezüglich ADHS richtig liegt. In der Zwischenzeit rattern daher seit vier Tagen täglich doppelt so viele Benachrichtigungen von besagter Gruppe bei mir rein als von meiner Anglergruppe.

Nicht uninteressant, was da so zu lesen ist, das muss ich allerdings zugeben.

Was manche Eltern nämlich für einen täglichen Wahnsinn erleben, lässt unseren Alltag fast wie einen Kindergeburtstag aussehen. Jeden Tag Rambazamba bei den Hausaufgaben, beim Zimmeraufräumen, beim Zubettgehen, beim Essen ... eigentlich bei so ziemlich allem, was nicht in die Kategorie „Vergnügen" fällt.

Und dann erst die Aggressionen, die manche Zwerge an den Tag legen. Da nimmt Max sich im Vergleich wie ein kleiner Buddha aus. Bei vielen von den „ganz schlimmen Fällen", die ich bisher mitbekommen habe, wundert es mich aber nicht wirklich: Oft sind das Kinder von Müttern, die sich ohne Vater alleine durchkämpfen müssen und den Nachwuchs nur am Abend sehen, wenn sie vollkommen fertig von der Arbeit nach Hause kommen. Dadurch können sie tagsüber gar nicht erzieherisch auf ihr Kind einwirken.

Oder von Müttern, die zwar einen Mann haben, der aber wie Herr Hofreiter nur seine Arbeit und seinen PC kennt und die Kinder am sonntäglichen Frühstückstisch auch nur am Rande hinter seiner Morgenzeitung wahrnimmt.

Aber auch Mamas und Papas mit gleich *mehreren* von ADHS betroffenen Kindern schreiben sich in der Gruppe ihre liebe Not von der Seele. Wie deren Alltag aussieht, möchte ich mir lieber nicht vorstellen. Und dann gibt es noch solche, die offenbar beratungsresistent sind, weil sie seit Jahren dahindümpeln und trotz Diagnose keinerlei Hilfe oder Behandlung in Anspruch nehmen.

Also, ich bin zwar nicht wie Doris, die unser Leben schon bis ins Jahr 2057 vorausgeplant hat, aber wenn ich ein Kind mit einer „Störung“ habe und es gibt was, das helfen könnte, dann würde ich das sofort machen. Das bin ich meinem Kind einfach schuldig. Wenn es plötzlich über arge Bauchschmerzen klagt, bleibe ich ja auch nicht untätig, sondern suche einen Arzt auf, der mir nach der Diagnose eine Behandlung vorschlägt und warte nicht bis zum Blinddarmdurchbruch.

Wenn ich es mir recht überlege ... wenn ich wirklich mal in mich gehe ... wenn ich alle Krimiwünsche mal begrabe ... dann ist an Doris' Überlegungen, sich schon mal ein wenig zu informieren, natürlich was dran.

Nun denn, Herr Bergmann: Geben Sie sich einen Ruck und packen Sie sogar lieber noch eine zweite Lesebrille ein. Ich will nicht wie Herr Hofreiter sein, sondern möchte dafür sorgen, dass unserem kleinen Chaosbolzen die beste Unterstützung und, wenn es sein muss, auch Behandlung zuteilwird! Da werde ich alles dran setzen, das verspreche ich dir, Max!

P. S.: So ein Tagebuch hat schon was Therapeutisches ...

2. August, Max

Alter, ich *hasse* es, zu packen!

Nur Stress und Pannen in einer Tour. Kein Wunder: Erstens trägt mir jeder ständig sieben Dinge gleichzeitig auf. Zweitens ist Mum immer kurz vorm Explodieren, reißt sich aber sichtlich zusammen. Drittens tut Dad genau das nicht und schreit nur rum. Und viertens ist da auch noch Smartie, den ich zur nächsten Augenroll-Weltmeisterschaft anmelden werde.

Für mich ist das die blanke Überforderung, wenn ich da mithelfen soll. Zu viele Informationen, zu viel Lärm und Ablenkung, zu viel hektisches Treiben im Haus ... einfach zu viel Durcheinander in meinem Schädel. Sogar das Packen meines eigenen Koffers schaff ich nicht wirklich, trotz Mums Listen, damit ich ja nichts vergesse.

Smartie, der Oberchecker, kriegt das natürlich alles locker gebacken und lässt mich das dann ständig spüren. Nicht nur, dass er seine Sehorgane ständig verdreht, gibt er auch noch haufenweise unnötigen Mist von sich. „Ich würd mal zu packen anfangen, Mann. Sonst hast du dort nur dein Handy und maximal 'ne Badehose dabei." Oder: „Grab mal deinen Koffer aus dem Keller aus, sonst hupt Dad draußen schon ungeduldig zur Abfahrt und du hast grade mal drei Socken in dem Ding."

Als Dad dann das gesamte Gepäck in den Flur verfrachtet hatte, hörte ich zu allem Überfluss noch, wie Smartie ihm zuflüsterte, er soll morgen Früh lieber nachsehen, ob ich nicht Sira samt Nachwuchs heimlich im Auto versteckt habe. Na warte, Mann, das gibt Rache.

Zeit, darüber nachzudenken, wie ich dem Vollpfosten einen Denkzettel verpassen könnte, hab ich ja in Hülle und Fülle, wenn uns die Parents stundenlang durch Wald und Wiese schleifen. Aber vielleicht sollte ich mich lieber mit Smartie verbünden, um gemeinsam eine Strategie zu entwerfen, wie wir verhindern können, uns in acht Tagen mit 150 zurückgelegten Kilometern und tausenden überwundenen Höhenmetern die Beine krummzulaufen. Und nein, ich übertreibe nicht – Mum und Dad planen immer die Mördertouren mit haufenweise Pilze Sammeln.

Durch den Wald zu traben und Essbares zu suchen macht allerdings schon mega Spaß, weil wir da neben Pilzen auch oft leckere Blaubeeren oder Walderdbeeren finden. Auch Smartie liebt das. Meistens trennen wir uns und einer sucht mit Dad und der andere mit Mum. Und wenn wir dann wieder alle zusammenkommen, wird natürlich verglichen, wer mehr gefunden hat.

Klar muss Smartie auch hier immer den Biolehrer mimen und hält Vorträge, warum er sich ganz sicher ist, dass dieser Pilz tatsächlich ein Perlen- und kein Pantherpilz ist. Oder er fragt uns, ob wir auch sicher keine Gallenröhrlinge in unsere Jutesäcke getan hätten, weil die ja den Steinpilzen so ähnlich sind.

Na warte, du Schlaumeier, gestern habe ich den lateinischen Ausdruck für „Pilzkundler" gegoogelt. Den werde ich dir beim nächsten Botanik-Referat, das du uns mitten im Wald hältst, unter die Nase reiben!

2. August, Mum

Wieder mal ein Tag, zu dem ich gerne jammernde Eltern von Kindern ohne ADHS eingeladen hätte, damit das Wort „anstrengend" für sie eine neue Dimension bekommt. Gerade in Situationen, in denen Max vermehrt Dinge tun muss, die er weniger spannend findet, muss ich mich wirklich zusammenreißen, dass ich nicht im Minutentakt explodiere.

Da haben wir dann das Gegenteil vom Hyperfokus und alles ist nur noch hypo: null Konzentration, null Aufmerksamkeit, null Merkleistung und überhaupt null Bock.

Sagt man ihm, er möge unsere Wanderschuhe aus dem Keller holen, bei seinen die Schnürsenkel kontrollieren und alle dann verpackt in Plastiktüten in den großen Koffer tun, kommt er entweder mit den Plastiktüten und weiß gar nicht mehr, wozu er die eigentlich braucht. Oder er bringt die Schnürsenkel ohne Wanderschuhe. Oder er kommt mit leeren Händen aus dem Keller und fragt, was er denn überhaupt dort unten hätte tun sollen.

Um mir dafür eine Erklärung zu holen, habe ich dann heute Abend nachgelesen:

> Kinder mit ADHS sind nicht gut in der Lage, Informationen im Arbeitsspeicher des Gehirns wach zu halten und sie dann effektiv abzuspeichern und einzulagern. [...] Insbesondere bei mangelnder Motivation und bei mündlich gegebenen Mitteilungen können die eintreffenden Informationen nicht lange genug behalten werden.[1]

Daher sollte man auch immer nur *einen* „Auftrag erteilen", dem Kind dabei direkt in die Augen sehen und es eventuell sogar an der Hand halten oder am Arm berühren.[2] All das sind offenbar Reize, die die Aufmerksamkeitsschwelle erhöhen und das Gehörte besser einsacken lassen.

Wichtig ist auch – und da muss ich mir wirklich an die eigene Nase fassen –, dass die Anweisungen klar und kurz sind. Eine Autorin berichtet davon, wie belastend es Kinder mit ADHS empfinden, wenn Erwachsene sie mit endlosen Erklärungen begleitet von mehrmaligen Wiederholungen des bereits Gesagten überhäufen. Viele AD(H)S-Kinder klagen: „Ich hätte viel mehr verstanden, wenn meine Mutter nicht so viel geredet hätte."[3]

Das kenne ich alles von mir selbst. Aber ich habe das Gefühl, es ist ein Teufelskreis: Ich sage Max etwas, er vergisst es wieder. Beim nächsten Mal sag ich es lieber zweimal, nach dem Motto „doppelt hält besser", doch wieder passiert nichts. Beim dritten Mal füge ich dann noch den mahnenden Satz hinzu: „Aber bitte mach es gleich, sonst vergisst du es wieder und ich muss es dir ein viertes Mal sagen." Doch das hört Max gar nicht mehr, weil er sich bei der ersten Wiederholung schon ausgeklinkt hat.

Was auch ein Fehler ist: ihm aus einem anderen Zimmer oder einem anderen Stockwerk etwas zuzurufen. In solchen Situationen fehlen Augen- und Körperkontakt und meine Worte verlaufen im Nichts.

In Zukunft werde ich darauf achten, dass ich Max' Aufmerksamkeit wirklich habe, wenn ich ihm irgendwelche Anweisungen gebe. Und wenn ich zu beschäftigt bin, zu ihm hinzugehen, werde ich ihn einfach freundlich rufen. Sobald er dann bei mir ist, werde ich – egal, was ich gerade mache – innehalten und so kurz und klar wie möglich sagen, was ich von ihm möchte. Am besten lasse ich mir das Gesagte wiederholen. Auch dabei prägt er sich's ein. Schade, dass mir das alles nicht schon heute Morgen klar war, da wäre wahrscheinlich vieles besser gelaufen.

Harald habe ich das heute Abend dann auch erzählt. Eigentlich hatte ich erwartet, dass ich dafür wie so oft nur ein geistesabwesendes „Mhm" ernten würde. Doch ganz im Gegenteil: Er hörte interessiert zu und sagte, das werde er morgen beim Verstauen des Gepäcks im Auto gleich mal ausprobieren.

Wow, das hatte ich nicht erwartet. Aber ich denke, zum einen haben ihm die Erzählungen aus den Sitzungen und Gesprächen mit der Psychologin doch einigermaßen beeindruckt und zum anderen hat er am Beispiel von Kevins tätlichem Angriff auf einen Jungen gesehen, was passieren kann, wenn man ein Kind „einfach machen lässt".

Schließlich hat er in den paar Tagen, in denen sein Auto zur Reparatur war, ziemlich viel in der ADHS-Fachliteratur gelesen. Und dabei erhärtete sich dann auch für ihn die Vermutung, dass es für Max nichts anderes geben kann als die Diagnose ADHS. Harald hat nämlich neben den drei Symptomblöcken, wo sich Max ja gleich in jedem der drei mit mehreren Symptomen wiederfindet, noch weitere Kriterien entdeckt, die zutreffen müssen, um eine gesicherte Diagnose stellen zu können. Und da war Max auch überall vorne dabei:

- Zum ersten müssen die „Symptome der Unaufmerksamkeit und/oder der Hyperaktivität/Impulsivität über sechs Monate hinweg erkennbar vorhanden sein."[4] Gut, an dieses Kriterium können wir schon mal einen fetten Haken machen, denn die Symptome sind sogar schon seit über zwölf Jahren vorhanden. Nein, kein Rechenfehler, denn Max war bereits während der Schwangerschaft so hyperaktiv, dass er sogar im Bauch schon Knieschützer und einen Sturzhelm gebraucht hätte.

- Die Symptome müssen sich vor dem 12. Lebensjahr zeigen.[5] Nächster eindeutiger Haken – denn auch wenn wir die Diagnose jetzt erst knapp vor seinem 12. Geburtstag bekommen sollten, haben sich die Symptome ja schon viel früher bemerkbar gemacht.
- Außerdem müssen sich diese in zwei oder mehreren Settings des Lebens manifestieren, also z. B. der Schule und der Familie, und
- diese negativ beeinflussen[6] (Haaaken!) und dürfen
- „nicht besser durch andere psychiatrische, neurologische oder internistische Erkrankungen erklärbar sein."[7] Gut, Letzteres kann eindeutig ausgeschlossen werden. Genau deshalb mussten wir ja zum Ohrenarzt, Augenarzt, Neurologen, MRT, Labor etc. „Differenzialdiagnose"[8] nennt sich so was, hat mir Dr. Mannheimer erklärt.

Nach all dem zweifelt nun auch Harald kaum noch daran, dass wir am 12. August nur noch bestätigt bekommen werden, was wir seit einem halben Jahr ohnehin stark vermuten.

3. August, Max

Unglaublich, heute beim Autopacken hat tatsächlich mal Dad bessere Ansagen als Mum gemacht. Denn anstatt mir zu sagen, ich möge den roten Koffer, die Kosmetiktasche und Mums Wanderrucksack bringen und auf dem Rückweg gleich unsere

Mülltonne zu den Langeders rüberstellen, trug er mir alles einzeln auf. So bin ich zwar einige extra Kilometer gelaufen, aber nachdem ich rumrennen ohnehin mehr mag als sitzen oder stehen, war mir das eigentlich egal.

Vor der Autofahrt hatte mir allerdings schon gegraut, denn da werde ich normalerweise so nervös, dass ich am liebsten Purzelbäume auf der Rückbank schlagen würde. Deshalb sagt Mum Dad etwa einmal pro Stunde, er solle beim nächsten Rasthof rausfahren. Der schaut zwar immer wenig begeistert drein, da nach einer kurzen Pause alle Schwertransporter und Busse, die er mühsam überholt hat, wieder vor ihm rumgurken. Aber Mum meint dann, wir hätten ja keinen Termin und daher alle Zeit der Welt für kleine Zwischenstopps und so würde der Urlaub entspannter beginnen.

Gott sei Dank hat Muttern da Verständnis, denn wenn wir nicht immer wieder stehen bleiben würden, würde ich vor lauter aufgestauter Energie irgendwann platzen. Nach fünf Minuten rumrennen auf dem Parkplatz, wo ich Käfern, Schmetterlingen oder sonstigem Getier nachjage, geht's wieder einigermaßen und Dad kann all die Laster erneut überholen.

Dass Smartie natürlich in einer Tour genervte Schnaufgeräusche von sich gibt und sein weises Haupt schüttelt, ist logo. Denn der kann's kaum erwarten, beim Buffet gemeinsam mit Dad so richtig zuzuschlagen.

Wir fahren nämlich immer schon weiß Gott wann von daheim weg, um im Urlaubsort gleich mal mit dem Frühstück beginnen zu können, und dann noch einen vollen Tag vor uns zu haben. Und der Gedanke an knusprigen Speck und jede Menge Rührei treibt Smartie auch schon um fünf Uhr morgens mit Freuden aus dem Bett.

Ich finde das weniger spannend. Bin zwar nach ein paar Minuten Autofahrt meist auch mega hungrig und wenn wir dann endlich angekommen sind, setz ich mich nicht mal zu Tisch, sondern renn gleich zum Buffet. Nach einem halben Brötchen und ein paar Speckstreifen ist es dann aber auch schon wieder genug und dann ... ja, dann beginnt das endlose Warten, wie immer, wenn Dad und Smartie Kalorien bunkern können. Dass die beiden nicht aussehen wie die Seelöwen im Tierpark, wundert mich.

Von mir aus sollen sie ja auch so lange sitzen bleiben und essen, bis die im Hotel schon wieder für die nächste Mahlzeit decken. Aber ich will nicht dabeibleiben müssen! Mum erlaubt mir seit ein paar Monaten nämlich nicht mehr, vom Tisch aufzustehen, sobald ich fertig bin, sondern ich muss dann immer noch ein wenig warten. Und ich habe das Gefühl dieses „ein wenig“ wird von Mal zu Mal länger.

Wenn ich dann nachfrage, was das bringen soll, labert Mum irgendwas von „so was gehört zum Erwachsenwerden“. So ein Schwachsinn! Grade wenn ich mal erwachsen bin, steh ich auf, wann ich will. Denn dann bin ich endlich mein eigener Herr und keiner dirigiert mich mehr rum!

Egal, nach endlosen fünf Minuten war die Warterei heute dann vorbei und ich lief zum Stall, um zu gucken, ob die süße Mieze des Biobauernhofes, auf dem wir immer Urlaub machen, schon ihre Jungen bekommen hat. Ich war ganz aufgeregt gewesen, als Mum mir erzählt hatte, dass es auf dem Bauernhof wieder Junge geben würde.

Der Abschied von den süßen Kleinen daheim ist mir im Übrigen wirklich schwer gefallen. Gar nicht so sehr der Trennungsschmerz – in einer Woche seh ich sie ja wieder. Aber ich habe einfach mega Angst, dass Sira, weil wir nicht mehr da sind, um sie zu beschützen, ihre Jungen durch unsere Katzenklappe in ein anderes Versteck trägt und ich die Samtpfötchen erst wieder zu Gesicht bekomme, wenn sie so viel wie ihr Onkel Moritz wiegen.

Nächste Sorge: Wer weiß, ob unser Kater checkt, dass er mit den Kleinen verwandt ist und sie besser in Ruhe lässt. Bisher hat er das Sofaeck gemieden, aber genau das zeigt ja schon, dass er von den Babys nicht sonderlich begeistert ist. Was, wenn er sie totbeißt? Von so was habe ich schon letztes Jahr in Kroatien gehört, als uns unser Vermieter erklärt hat, er muss die Jungen seiner Katze inklusive Muttertier in die Garage verfrachten, denn es sei schon zweimal passiert, dass der Vater der Katzen seine eigenen Jungen totgebissen hat.

Nicht auszudenken, wenn das nicht nur Katzenväter, sondern auch Katzenonkel machen! Wie im Februar bei Moritz war ich drauf und dran, Mum zu fragen, ob wir Sira samt Wurf nicht doch mitnehmen könnten. Aber da ich die Antwort ahnte, legte ich das Schicksal der kleinen Miezen in Gottes Hand – oder eigentlich die von Opa – und hoffe nun, dass Moritz seinen Neffen und Nichten kein Haar krümmt.

Sonst war's hier heute echt cool – also zumindest die Teile der Wanderung, bei denen wir kreuz und quer durch die Wälder gezogen sind und nach Essbarem gesucht haben. Viel findet man natürlich nicht: Beeren, Pilze, ein paar Kräuter und im Herbst rohe Maronen. Geil wär natürlich, sich Pfeil und Bogen zu basteln und ein paar Tiere zu erlegen. Aber außer Rehen in weiter Ferne gibt's da nur Eichhörnchen, und wenn ich die abschießen würde, könnte ich mir von den anderen drei Bergmanns schön was anhören.

Würde ich aber ohnehin nicht machen! Sind viel zu putzig, die flinken Fellbüschel. Viel lieber will ich so eines mal in den Händen halten und streicheln. Allein der buschige Schweif sieht so verlockend weich aus. Und dann erst die süßen Augen, die Barthaare und die herzige Schnauze, wenn sie sich putzen.

Als wir klein waren, haben wir öfter im Tiergarten welche gesehen, die waren fast zahm. Damals fragten wir Mum immer, ob wir eines mit nach Hause nehmen dürften, wenn wir es erwischen. Die sagte natürlich ja, weil sie wusste, dass uns das auch beim 374. Tiergartenbesuch nicht glücken würde.

Wir sind einmal pro Woche dort hingegangen, weil es echt günstige Jahreskarten gab. Mann, war das immer aufregend. Auch wenn ich die Tiere schon alle kannte, freute ich mich jede Woche wieder drauf: Wo würde der größte Tiger wohl heute liegen? Ist das Koalababy schon wieder ein wenig gewachsen? Hat die Giraffe ihr Junges schon zur Welt gebracht? Werden wir es zu sehen kriegen?

Die Zeit zwischen Mittagessen und Abfahrt zum Tierpark wollte nie vergehen und auch wenn wir heute nicht mehr hingehen, weil wir dafür schon zu alt sind (meint Smartie, ich nicht, aber das würde ich nie zugeben), freue ich mich, wenn ich manchmal mit der kleinen Hanna Lauterbach wieder dorthin komme.

Sie ist so ein süßer Knopf, ich könnte sie ständig knuddeln. Mache ich natürlich nicht, weil's uncool ist, aber ich freu mich, wenn sie bei uns an der Gartentür läutet und fragt, ob ich Zeit hätte, mit ihr zu spielen. Was Smartie macht, wenn ich ja sage, brauch ich euch nicht zu erzählen. Genau – verdreht wieder die guten alten Sehorgane und labert irgendwas von „zurückgeblieben und nie erwachsen werden".

Aber das ist mir schnuppe. Bin froh, wenn ich rauskomm und überhaupt jemand Zeit zum Spielen hat und nicht die ganze Zeit lernen oder Hausaufgaben machen muss. Außerdem: Ihr solltet sie mal sehen, mit ihren großen Kulleraugen, ihren feinen blonden Löckchen und den dicken Backen, die man am liebsten ständig kneifen würde. Und dann erst die süße Stimme ...

Hoffentlich krieg ich mal zwei Mädchen, wenn ich groß bin und nicht einen Smartie und einen Max. Oder noch schlimmer: gleich zwei von meiner Sorte!

3. August, Mum

Also woher Max seine Energie nimmt, wird für mich trotz ADHS ein ewiges Rätsel bleiben. Ich bin nach sieben Stunden Wandern einfach so platt, dass ich nur noch in einen Liegestuhl will, wo ich die geschundenen Füße hochlagern kann. Auch Smartie findet man dann eher im Heuhaufen liegend oder beim Teich Frösche beobachtend. Nicht Max. Der erinnert mich immer wieder an eine 50-Watt-Birne, durch die man 100 Watt durchjagt[9] – energieüberladen.

Heute ist er dann gleich mit den Wanderschuhen direkt zum Trampolin gerannt und hat losgelegt. Wobei er dieses Jahr sogar ohne Erinnerung seine Schuhe vor dem Hüpfen ausgezogen hat. Wieder eine Verbesserung im Vergleich zum Vorjahr. Allerdings flogen die Schuhe in hohem Bogen durch die Luft, weil er sie einfach von den Füßen geschleudert hat, um ja keine zehn Sekunden Hüpfen zu verpassen.

Ich frage mich, ob dieser innere Motor, der ihn ständig anzutreiben scheint, irgendwann mal ein paar Gänge runterschaltet. Erst gestern habe ich mit Harald drüber gesprochen, wie anders die Schwangerschaft mit Max im Vergleich zu der mit Smartie war. Auch in den Büchern, die wir gerade lesen, wird das beschrieben: „Bereits im Mutterleib berichten Mütter von vermehrter motorischer Aktivität des Fötus",[10] „bisweilen so heftig, dass die Kindsbewegungen sogar Schmerzen verursachen können."[11]

Schlimmer wurde es dann nach der Geburt, was auch typisch ist. Die Auffälligkeiten würden sich im Säuglingsalter „durch ein hohes Aktivitätsniveau mit ungünstigen Temperamentsmerkmalen [bemerkbar machen]. Kinder mit ADHS haben in diesem Alter häufiger Regulationsprobleme. Diese äußern sich in exzessivem Weinen, Schlaf- und Fütterungsstörungen."[12]

Stimmt. Max saugte so gierig, dass er sich immer wieder verschluckte und dann erst recht brüllte. Außerdem trank er unendlich viel Luft mit (die dann später vermutlich Bauchweh verursacht hat) und spuckte gefühlt die Hälfte der gierig hinuntergeschlungenen Milch beim Bäuerchen wieder aus. Umso kürzer hielten die Mahlzeiten an und der ganze Zirkus begann bald wieder, da er dann wieder vor Hunger brüllte. Harald und ich wechselten uns mit dem Rumtragen ab, so gut es ging, denn nur wenn Max von einem von uns beiden im Arm gehalten wurde, bestand zumindest eine kleine Chance, dass er mal kurz still war.

Wie wir die ersten drei Monate überstanden haben, weiß ich nicht. Wenn Harald damals nicht so viel offenen Urlaub gehabt hätte, hätte ich mit Sicherheit durchgedreht.

Begründungen für die Zappeligkeit finden sich viele, angefangen von der Kompensation einer motorischen Unruhe[13] über eine ungenügende Verhaltenshemmung[14] bis hin zum Zappeln mit Beinen und Füßen und dem oftmals sinnlos erscheinenden Bewegen von Gegenständen wie Radiergummis und Ähnlichem, um die zentralnervöse Wachheit zu regulieren.[15]

All diese Erklärungen zeigen, dass die Kinder ihre Hyperaktivität nicht steuern können.[16] Strafen sind somit sinnlos[17] und haben im Fall von „in der Ecke stehen" oder „nachsitzen" sogar eine kontraproduktive Wirkung, denn dann staut sich noch mehr Energie auf, die ja irgendwann raus muss. Ganz zu schweigen von Frust und Leid, die diese Kinder ob der Strafen empfinden müssen, weil sie gegen den Bewegungsdrang einfach nicht ankommen.

Kinder wie Max würden wirklich besser in den brasilianischen Dschungel als in eine Großstadt passen. Da könnten sie mal ihre tollen Qualitäten nutzen und vor allem beweisen, was sie draufhaben. Dort wären sie dann wahrscheinlich eher die Helden als die ewigen Versager. Als wir heute beim Wandern nach Pilzen gesucht haben, ist mir das so richtig bewusst geworden. Max ist geradezu aufgeblüht, als er durch den Wald gestapft ist. Er war fokussierter und auch ruhiger als sonst und hat wie ein steinzeitlicher Jäger und Sammler versucht, Essbares zu orten.

Und tatsächlich hat er die meisten Beeren und Pilze von uns allen gefunden. Aber wehe, wenn es dann drum ging, zu warten, bis Harald oder ich bei ihm waren, um Pilze, die Max nicht selbst identifizieren konnte, von uns ansehen zu lassen.

War das ein Gezeter und Gejammer, weil er sich nun eeeeewig die Beine in den Bauch stehen musste und statt rumhängen (maximal eine Minute!) schon den nächsten Pilz finden hätte können. Warum er ihn nicht einfach ausreißen dürfe, bestimmen könnten wir die dann ja immer noch im Quartier. Unsere Erklärungen, dass ein einziger falscher Pilz eine ganze Familie ins Jenseits befördern könne und zur Bestimmung auch die Umgebung des Pilzes oder eventuell abgeschnittene Teile wichtig sind, betete er uns dann schon auswendig vor, wenn wir es ihm nach der nächsten Beschwerde erneut erklären wollten.

Warten geht für Max einfach gar nicht. Als Harald dann einmal sogar das Pilzbuch auspackte und nachzulesen begann, hatte Max genug und verkündete, dass er lieber auf den einen doofen Pilz verzichten würde, als jetzt noch mal ewig zu warten, bis Dad alles durchgelesen habe. Und ich muss sagen, auch ich fing zu zappeln an, als Harald den Pilzführer aus dem Rucksack kramte.

Ach Gott, die lieben alten Gene ...

4. August, Mum

Heute hat es geschüttet, als hätten sich alle Wolken Europas genau über dem kleinen Ort hier geballt und das ganze Wasser abgelassen, das sie in den letzten zwei Wochen angesammelt haben. An Wandern war also nicht zu denken, aber wir hatten ohnehin Pausentage geplant, um die Motzerei der Jungs in einem erträglichen Rahmen zu halten.

Nur am Handy zocken oder vor dem Fernseher im Zimmer hängen, war natürlich nicht. Zuerst gab's mal eine Runde Lesen für beide. Noch mehr Motzen als beim Wandern, aber ich erkläre den Jungs immer wieder, wie wichtig Lesen ist, das halbe Leben ist Sprache. Und auch wenn Ferien sind, sind 30 Minuten Lektüre kein Drama. Interessanterweise übersehen sie dann ohnehin fast immer die Zeit und lesen länger. Denn die Bücher, die wir gemeinsam aussuchen, sind in der Regel sehr spannend und sie merken gar nicht, wie lang sie schon dabei sind.

Nach dem Lesen machten sie einen Abstecher in den Stall zu den Kätzchen, kamen aber ewig nicht zurück, weil sie mit den Kindern anderer Gäste stundenlang im Heu rumgehüpft sind. Als ich gerade einwenden wollte, dass das dem Bauern möglicherweise gar nicht recht sein könnte, überraschte Max mich mit der Erklärung, er habe extra nachgefragt und es sei erlaubt worden. Wow, nächster kleiner Schritt in Richtung Verantwortung!

Bis hierhin war also alles gut. Aber dann ging es ans Mittagessen und da kam dann wieder ganz viel alter Max: Starrt vorm vollen Teller sitzend ins Leere oder zum Fenster raus, vergisst zu kauen, ständig fällt ihm das Essen von der Gabel, er braucht tonnenweise Ketchup, ist nach einer halben Portion satt und der Teller sieht aus, als wären Teile aus dem Schweinetrog serviert worden.

Dazwischen muss er andauernd auf dem Stuhl rumrutschen, kippeln, gegen unsere und die Tischbeine treten, mit allen in Reichweite befindlichen Gegenständen spielen und 26 Gründe dafür finden, warum er kurz mal aufstehen muss: Sein Schnürsenkel ist offen, am Nebentisch ist die Getränkekarte umgefallen, die er natürlich wieder aufstellen muss, wobei er das Blumengesteck umwirft, eine ältere Dame würde ihren Mann nicht finden, den er an einem Tisch im anderen Raum hätte sitzen sehen, das müsse er ihr unbedingt sagen etc. etc. etc.

Das ging so lange, bis ein Herr am Nebentisch sich beschwerte und versuchte, Harald und mir einen Vortrag über Erziehung bzw. das Fehlen selbiger zu halten. Mich hatten seine abwertenden Blicke in Richtung unseres Tisches schon die ganze Zeit genervt. Und ich muss zugeben, die eine oder andere Ermahnung hatte Max sich eingefangen, weil ich mir vorkam wie ein 15-jähriges Mädchen am ersten Praktikumstag: mit Argusaugen beobachtet von der kurz vor der Pension stehenden erfahrenen Mitarbeiterin, die nur darauf zu warten scheint, dass sie irgendwelche Fehler korrigieren kann.

Als besagter Herr mit mir dann aber eine Diskussion anfangen wollte, sagte ich ihm nur, dass wir uns sehr wohl um die Erziehung unserer Kinder bemühen, nur sehen unsere Bemühungen eben anders aus als vor 50 oder 60 Jahren.

Natürlich wollte er darauf etwas entgegnen, doch ich erklärte ihm mit einem Lächeln, das meine Augen nie erreichte, dass wir darüber auch noch bis zum Abendessen diskutieren könnten und wohl auf keinen grünen Zweig kommen würden. Daher wären wir dankbar, wenn wir nun unsere Mahlzeit in Ruhe beenden dürften, er könne versichert sein, unser Kind werde weder etwas beschädigen noch jemanden verletzen.

Innerlich betete ich, dass ich damit recht behalten würde und signalisierte ihm mit der Aufnahme meines Bestecks, dass das Gespräch nun beendet sei. Als er sich von unserem Tisch abwandte, konnte ich es mir allerdings nicht verkneifen, Max – laut genug, sodass der Herr es noch hören würde – zu sagen, wie nett ich es fand, dass er der älteren Dame so bereitwillig Auskunft zum Verbleib ihres Mannes gegeben hatte. Viele andere

Kinder in dem Alter hätten ihre Suche gar nicht bemerkt. Sein breites Grinsen sagte mir, dass er genau wusste, was ich damit bezweckte.

Zum Benehmen bei Tisch gibt es allerdings ohnehin gerade eine kleine Änderung. Denn normalerweise will Max, kaum ist der letzte Bissen drin, am liebsten noch kauend vom Tisch wegrennen. Vor einiger Zeit habe ich aber beschlossen, ihn noch ein paar Minuten, nachdem er fertig ist, sitzen bleiben zu lassen. ADHS hin oder her – irgendwann muss er einfach lernen, dass man Mahlzeiten, die man gemeinsam begonnen hat, auch gemeinsam beendet, und das bedeutet nun mal, so lange bei Tisch zu bleiben, bis auch der Letzte fertig ist.

Klar sind das momentan nur wenige Minuten, aber ich habe vor, das zu steigern. Man muss einfach gucken, wie lange er, ohne halb durchzudrehen, sitzen bleiben kann, und ich bin sicher, in ein paar Monaten sind das ein paar Minütchen mehr.

Jedenfalls hatte ich es das erste Mal geschafft, mich auf keine Diskussion mit meinem Gegenüber einzulassen, und es fühlte sich richtig gut an. Dabei lag direkt neben mir auf der Bank ein Buch, aus dem ich ihm genau dazu etwas hätte vorlesen können. Die Autorin berichtet dort, dass sich Kinder eines gewissen Alters, die keine Entwicklungsstörung haben, in bestimmten Situationen „erwartungsgemäß verhalten können. Also z. B. im Restaurant oder bei Besuchen. Kinder mit AD(H)S können das nicht.“[18] Aber ich hätte dem schon relativ betagten Herren noch zig Stellen aus einer ganzen Bibliothek voll mit ADHS-Büchern vorlesen können und er hätte trotzdem nur verständnislos den Kopf geschüttelt.

Besser gar keine Energie mit solchen Diskussionen verschwenden und diese Kraft in die Kinder investieren.

5. August, Max

Mann, bin ich froh, dass ich hier in meinem Bett liege und was in mein Tagebuch schreiben kann. Denn eigentlich könnte ich mir auch unter irgendeiner Tanne am Berg den Arsch abfrieren, Panik vor einem Bären mit Appetit auf Zwölfjährige schieben und vor lauter Hunger von acht Schüsseln Carbonara träumen. Denn heute wäre ich echt fast verloren gegangen. Ja, genau VERLOREN GEGANGEN! Und wie so oft, wenn was in meinem Leben schiefgeht, war es natürlich meine eigene Schuld. Wobei: Ein klein wenig kann sich auch Dad an die Nase fassen, denn der hatte ... aber alles mal von Anfang an, ich berichte ja schon wieder chaotisch.

Dass wir wie immer stundenlang rumgelatscht sind, brauch ich euch nicht zu erzählen, denn schon gestern Abend haben sich all die herrlichen Regenwolken verzogen und die guten alten Wanderschuhe mussten wieder ihren Dienst antreten. Da die Julisonne echt erbarmungslos runterbrannte, hatte Dad sich für eine Route durch den Wald entschieden.

Aber schick mal einen von uns vier Bergmanns im Sommer in den Wald. Da sind sämtliche geplanten und am Vortag mühsam auf irgendwelchen Apps eingezeichneten Routen vergessen. Denn beim ersten Pilz sind wir alle vom Sammelfieber erfasst und tauchen ins Dickicht ab. So auch heute. Schon nach drei Minuten spottete ich den ersten Steinpilz und um uns Vier war's geschehen.

Smartie meinte sofort, das sei kein Steinpilz und wollte grad wieder anfangen, irgendwelche Bestimmungsmerkmale runterzubeten, als ich endlich mein gegoogeltes Wort loswerden konnte: „Wenn du ein wenig Ahnung von Mykologie hättest, wüsstest du, dass das hundertprozentig ein Steinpilz ist."

Ich sag's euch, ihr hättet mal sein Gesicht sehen sollen! Man sah ihm richtig an, dass er es gar nicht glauben konnte, aus meinem Mund ein Wort zu hören, das er nicht mal richtig buchstabieren kann, und wie er überlegte, wie er aus der Nummer des Nicht-Wissens wieder rauskommt. Ich tat natürlich so, als würde ich das alles gar nicht merken, weil ohnehin *jeder* weiß, dass Mykologie „Pilzkunde" bedeutet und packte den tollen Fund in meinen Jutesack.

Nachdem für alle klar war, dass es nun nicht weiter auf Dads geplanter Route gehen würde, weil sämtliche Bergmanns ab sofort ihr Pilzradar angeschmissen hatten, vereinbarten wir wie immer eine Zeit und einen Treffpunkt. Das machen wir, damit nach zwei Stunden Pilzsuche nicht noch mal sechs Stunden damit vergehen, den jeweiligen Rest der Familie zu finden. Normalerweise gehe ich mit Mum und Smartie geht mit Dad. Doch heute wollte ich zur Abwechslung mit meinem alten Herrn mit, denn der lässt mich eher als Mum mal schnell einen Pilz pflücken und später bestimmen oder im Notfall auch wieder wegwerfen.

Außerdem hält er mir keine Vorträge über alle möglichen Vögel oder Holzarten. Oder noch schlimmer: Wälzt mit mir Weltverbesserungsgespräche im Sinne von „Wie schaffe ich es, besser Ordnung in meinem Zimmer zu halten, mich nicht immer mit Mitschülern in die Haare zu kriegen, konzentriert bei einer Sache zu bleiben, nicht ständig irgendwo was liegen zu lassen, richtig zuzuhören und so weiter und so fort."

Doch genau so ein Gespräch hätte mich heute möglicherweise vor einer der schrecklichsten Erfahrungen meines Lebens bewahrt. Denn hätte ich Dad mal richtig zugehört und nicht die ganze Zeit nur darauf geschaut, wo der Feuersalamander hinkriecht, damit ich ihn später genauer unter die Lupe nehmen kann, hätte ich nicht plötzlich mitten im Nirgendwo gestanden, während sämtliche Rufe nach Dad unbeantwortet blieben.

Alter, war das ein Schock, als ich merkte, dass ich keinen Plan mehr hatte, wo ich war, und Dad wie vom Erdboden verschluckt war! Nach zehn Minuten Rufen und einer immer schwächer werdenden Stimme erinnerte ich mich plötzlich dran, dass Smartie und ich ja stets unser antikes Reservehandy bei uns haben müssen, wenn wir irgendwo unterwegs sind.

Unsere Smartphones müssen nämlich bei den meisten Aktivitäten daheim bleiben, weil Mum der Meinung ist, man soll nicht alle drei Minuten seinen Insta- oder Snapchat-Account checken. Dafür sei man schließlich nicht in der Natur. Aber um in Notsituationen doch jemanden erreichen zu können, muss das peinliche Reserve-Tastenhandy mit.

Nun gut, ich war im Wald – das Teil würde eh keiner sehen. Doch als ich es anschalten wollte (es muss immer aus sein, damit wir uns nicht den ganzen Tag verstrahlen – ja, genau, ihr habt richtig gehört und ich kann mir gut vorstellen, wie ihr gerade „den Smartie macht“: Augenverdrehen vom Feinsten) ... als ich es also anmachen wollte, stellte ich fest, dass das Ding gerade noch Saft für eine müde SMS hatte. Das viereckige Batteriezeichen blinkte wie wild und schon beim Rufaufbau hätte sich das Handy abgeschaltet.

Doch dann sah ich, dass sich auch die SMS erledigen würde, denn es war null Komma null Empfang. Shit! Wieder versuchte ich, mich zu erinnern, was Dad zu mir gesagt hatte, als er schnell mal den Boden rund um eine Gruppe Birken nach Birkenpilzen abchecken wollte. Doch vergeblich. Alles, was von der Situation in meinem Kopf rumschwamm, war das schwarz-gelbe Minireptil mit seinen langsamen Schlängelschritten in Richtung Unterholz.

Also ging ich in die Richtung, von der ich dachte, dass da unser Auto geparkt war. Problem dabei war allerdings, dass ich denselben Orientierungssinn habe wie Mum: den von einem Schirmständer. Wobei wir schon wieder bei den guten alten Genen wären. Denn Mum ist als Kind auch mal verloren gegangen, beim Skifahren, weil sie Opa auch nicht richtig zugehört hatte.

Sie hatte es allerdings leichter, zum Auto zurückzufinden, denn das war bei der Talstation des Skilifts geparkt und sie war clever genug, einfach unterhalb des Lifts von Stütze zu Stütze zu stapfen. Anrufen konnte sie natürlich niemanden, denn als Mum ein Kind war, hatten die Telefone kilometerlange Kabel dran und wogen so viel wie eine von Dads Hanteln. Da hätte sie sich maximal mit Rauchzeichen helfen können.

Nachdem ich aber keine Liftstützen zur Orientierung hatte, lief ich wirr durch die Botanik, hielt zwischendurch immer mal inne, horchte, rief, horchte wieder ... aber außer dem Summen der Insekten, dem Rascheln der Blätter und dem Knacken der Äste war nichts zu hören. Aus dem Wald raus fand ich auch nicht, denn dann hätte ich geguckt, ob nicht irgendwo Häuser stehen oder ich eventuell doch wieder Empfang auf meinem halb toten, mittelalterlichen Tastengerät hatte. Aber egal, in welche Richtung ich schaute: Bäume, Bäume, Bäume.

Bald fingen meine Füße an, echt wehzutun, das Wasser rann mir in Bächen übers Gesicht und mein Mund wurde immer trockener. Wirklich verzweifelt war ich allerdings, als ich nach ewigem Herumirren an exakt dem Baumstumpf anlangte, auf dem ich Stunden zuvor schon gesessen hatte, um mein Handy rauszukramen. Dass es genau derselbe Baum war, erkannte ich deshalb, weil daneben meine leere Trinkflasche lag, die ich vergessen hatte, wieder einzuräumen. Ich setzte mich noch mal kurz, nahm die Kappe ab, um meinen überhitzten Kopf ein wenig abkühlen zu lassen, und kramte zum mindestens zwanzigsten Mal nach Ess- oder Trinkbarem. Nichts. Also auf mit mir und weiter ...

Menno, warum war ich nicht so schlau wie Smartie oder Felix? Die hätten bestimmt gewusst, was zu tun ist, um dem Horror ein Ende zu bereiten. Doch das Einzige, das bei mir bald ein Ende hätte, war das Tageslicht, denn die Sonne war am Untergehen. Langsam machte sich Panik breit, wie das wohl werden würde, wenn ich nicht mal mehr den nächsten Baum, geschweige denn irgendwelches Getier erkennen könnte. Von einer riesigen Spinne bis zu einem Braunbären und neuerdings auch Wölfen war ja theoretisch alles drin.

Mann, ich sag's euch – und nur euch, Smartie wird es nie erfahren und auch am ersten Schultag, wenn wir von unseren Ferienerlebnissen erzählen, werd ich da eher die „Überleben in der Wildnis"-Version präsentieren – ich fing beinahe zu heulen an.

Hätte ich wahrscheinlich auch, wenn ich nicht plötzlich von ganz weit weg ein „Maaaax!" gehört hätte. „Jetzt nur nicht kopflos werden", dachte ich mir, „und in die falsche Richtung losrennen." Also blieb ich wie angewurzelt stehen und rief zurück. Und zwar wie eine hängen gebliebene Schallplatte, wie Dad immer sagt, wenn ich zu viel labere: „Ich bin hier! Ich bin hier! Ich bin hier! ..." So konnten mich die drei besser orten und keine fünf Minuten später sah ich auch schon Mums gelbes Shirt und die roten Kappen von Dad und Smartie durch die Bäume blitzen. Menno, eine halbe Stunde später und ich hätte gar nix mehr gesehen!

Ich lief auf sie zu und erwartete eigentlich eine Standpauke, doch Mum schlang wortlos ihre Arme um mich und drückte mich an sich, dass mir fast die Luft wegblieb. Dabei grub sie ihr Gesicht in meine Haare und flüsterte zwischen ihren Schluchzern: „Max, oh Gott Max, wir sind alle drei gestorben vor Angst um dich!"

„Frag mich mal, Mum", wollte ich entgegnen, doch den Triumph hätte ich Smartie nicht gegönnt, der mit Sicherheit von der ganzen Aktion nur genervt war, weil er natürlich das Abendessen um 18:00 Uhr verpasst hatte.

Doch als ich ihn dann sah, nachdem Mum mich endlich freigegeben hatte, entschuldigte ich mich innerlich bei ihm, denn er war kreidebleich und sagte mit zittriger Stimme: „Bist du okay, Bro?"

Alter, mehr brauchte ich nicht und ich fing doch zu heulen an. Meine blank liegenden Nerven, Mums Tränen und dann noch Smartie, dem ich offenbar doch tausendmal wichtiger war als sein Schnitzel mit Pommes. Sofort nahm mich Dad in den Arm, der ja noch gar keine Gelegenheit gehabt hatte, was zu sagen, und dabei sah ich, dass auch ihm das Wasser in den Augen stand. Ja, Dad, ich hab's genau gesehen, trotz Dämmerung! Wow, ich war beeindruckt. Kein böses Wort von irgendwem und sogar die beiden anderen Männer in der Familie schwer am Ringen mit den Tränen.

Dad navigierte uns dann zielsicher zurück zum Auto, das näher war, als ich gedacht hatte. Auf dem Weg erzählte ich von den endlosen Stunden und dass ich gar nichts mehr zu essen oder trinken gehabt hatte. Und genau da merkte ich (wieso war Mum das noch nicht aufgefallen? Na ja, wahrscheinlich zu sehr durch den Wind), dass ich keinen Rucksack mehr bei mir hatte und auch meine Kappe fehlte. Da es aber schon zu dunkel war, um umzukehren, machte Dad einen Screenshot von unserem Standort auf der Karte und wir fuhren zurück zum Quartier, wo ich bei einem sehr verspäteten Abendessen zum ersten Mal mehr aß als Smartie und Dad.

Hoffentlich finden wir meine Sachen morgen wieder. Und wenn nicht: immer noch besser, Rucksack und Kappe fehlen als deren Träger!

5. August, Mum

Was für ein Tag! ... Ja, ich weiß, so könnte ich eigentlich jeden Tagebucheintrag beginnen, zumindest solange Max noch bei uns wohnt. Aber der heutige Tag war selbst für ein Leben, in dem Max die Hauptrolle spielt, außergewöhnlich. Wahrscheinlich hätte ich ihn gar nicht mit Harald gehen lassen sollen. Denn der gestand mir, als wir uns nach zwei Stunden getrennter Pilzsuche wieder trafen und er ohne Max daherkam, dass er ihm ja erklärt habe, er solle sich nicht von der Stelle bewegen, er sei in zehn Minuten wieder zurück. Doch, so meinte er dann ganz betreten, hätte er an Max' ferngesteuertem Blick eigentlich erkennen müssen, dass der schon wieder in einem Paralleluniversum unterwegs war und nichts von dem mitbekommen hatte, was er ihm gesagt hat.

Und so kam es, wie es kommen musste: Wir suchten stundenlang statt Steinpilzen und Pfifferlingen unser Traummännlein.

Ich machte Harald natürlich Vorwürfe, dass er mich nicht gleich verständigt hatte, als er merkte, dass Max verloren gegangen war. Aber außer einem zerknirschten Gesicht bekam ich keine Antwort. Ich vermute mal, er wollte ihn lieber alleine finden, als sich von mir anzuhören, er könne nicht auf unser Kind aufpassen.

Nachdem ich gefühlte 30 Mal versucht hatte, Max über sein Reservehandy zu erreichen – das, wie ich später erfuhr, natürlich nicht aufgeladen war – begann eine nervenaufreibende Suche, bei der auch Smartie immer ruhiger und blasser um die Nase wurde. Doch nicht nur daran merkte ich, dass er wirklich besorgt um Max war, sondern auch an Fragen nach der minimal möglichen nächtlichen Temperatur, danach, ob denn seit Neuestem wirklich wieder Bären und Wölfe in unseren Breiten die Wälder unsicher machen würden, und ob wir wüssten, ob es hier steil abfallende Felswände gebe. Am liebsten wäre es mir gewesen, er hätte gar nichts mehr gefragt, denn vor meinem inneren Auge entstanden immer neue Horrorbilder.

Auch Harald war nicht sehr gesprächig. Klar, wäre ich auch nicht gewesen, wenn mir das Kind abhandengekommen wäre. Offen gestanden musste ich mich wirklich am Riemen reißen, ihm nicht noch mehr Vorwürfe zu machen, dass er einen Jungen wie Max schnell mal eben mitten im Wald stehen lässt, wo doch klar ist, dass der beim nächsten Eichhörnchen, Schmetterling oder einer flinken Eidechse alle Anweisungen vergisst und kopflos hinterherjagt.

Aber Vorwürfe hätten in dieser Situation gar nichts gebracht und viele Kilometer und Mückenstiche später kam dann endlich eine Antwort auf unsere Rufe nach ihm. Mein Gott, war das eine emotionale Wiedervereinigung. Selbst Smartie und Harald standen die Tränen in den Augen und Max und ich heulten sowieso minutenlang durch.

Max gestand mir später, auch Angst gehabt zu haben, Schelte fürs Verlorengehen zu bekommen. Doch ich schüttelte nur den Kopf und schloss meine Hand, die er seit unserem Aufeinandertreffen nicht mehr losgelassen hatte, nochmals als Zeichen meiner Erleichterung fest um seine. Eine Standpauke wird es morgen allerdings schon geben, aber nicht fürs Verirren, sondern wegen des nicht aufgeladenen Handys!

Nach dem Abendessen war es relativ spät, doch Harald und ich waren viel zu aufgedreht, um schon zu Bett zu gehen, also warfen wir, wie so oft in letzter Zeit, noch einen Blick in unsere Bücher. Da hatte ich ja schon einige Male gelesen, dass Kinder mit ADHS es einfach nicht schaffen, zuzuhören, auch wenn noch so Wichtiges verlautbart wird.

Manchmal merken die Kinder jedoch durchaus, dass gerade etwas gesagt wurde, und fragen nach, können sich dann aber offenbar geistig nicht genügend stark aktivieren, um das Gesagte wenigstens beim zweiten Mal mitzubekommen. Dazu schreibt eine Autorin: „[Kinder] mit ADHS sagen ständig ‚Was?', ‚Hä?' und ‚Wie bitte?' Den Erklärungen hören sie dann aber gar nicht zu."[19] Genau. Oder Max behauptet gleich, dieses oder jenes sei *nie* gesagt worden.

Die Aufmerksamkeit zu fokussieren und genau zuzuhören, könne man aber trainieren, wie eine andere Autorin schreibt. Und ich muss sagen, die Tipps, die sie gibt, klingen einleuchtend und nach Spaß für den Erwachsenen und das Kind. Am spannendsten fand ich den Tipp mit den Spielen, deren einziges – natürlich vorher vereinbartes – Ziel es ist, das Kind bei einer Tätigkeit mit allen Tricks abzulenken: mit Klatschen, Witzen, Lärm, Rufen etc. Lässt sich das Kind ablenken, bekommt der Erwachsene einen Punkt, für jede Minute, die es durchhält und sich nicht ablenken lässt, bekommt das Kind einen Punkt.[20]

Und zum genauen Hinhören wird in dem Buch unter anderem vorgeschlagen, sich das Gesagte vom Kind wiederholen zu lassen.[21] Nun ja, seit Kurzem mache ich das, aber Harald muss das auch noch irgendwie hinkriegen. Denn hätte er sich von Max im Wald seine Anweisungen wiederholen lassen, wäre das heute vielleicht nicht passiert.

6. August, Smartie

Wie kann es sein, dass ich gestern noch weiche Knie bekommen habe, als Dad Mum und mir gestand, er habe Max im Wald verloren und ich den Zwerg heute am liebsten eigenhändig irgendwo am Amazonas oder im australischen Outback aussetzen würde?!

Gut, die Frage kann ich mir eigentlich selbst beantworten: Mit dem Vollhämmer kann man einfach nichts spielen! Teilweise habe ich für Max' Verhalten am Spieltisch ja ohnehin nur mehr ein müdes Lächeln oder ein Kopfschütteln, aber heute hat er es wieder mal geschafft, mich in Wallung zu bringen.

Da wir uns ja gestern auf der Suche nach ihm die Füße wund gelaufen haben, war heute – trotz schönen Wetters – wieder

„Ruhetag“. Wobei „Ruhe“ das falsche Wort ist, wenn man seine Zeit mit einem Max Bergmann verbringt. Nach dem Frühstück war noch alles im grünen Bereich, denn Max und ich hatten beschlossen, Mums Erziehungsplan zu boykottieren. Die erklärt uns nämlich bei aufkommender Langeweile immer sehr schnell, dass nichts über ein paar Seiten lesen gehe, und solange wir uns nichts mit unserer Zeit anzufangen wüssten, wären Bücher die Alternative zum Nichtstun.

Du hast da was falsch verstanden, Mum: Wir wüssten sehr wohl was mit uns anzufangen, WENN WIR ENDLICH MAL UNSERE HANDYS LÄNGER ALS EINE HALBE STUNDE HABEN DÜRFTEN. Aber da ist nichts zu machen bei ihr. Immer wieder nur dieselben Aussagen über all die Dokumentationen, die sie schon gesehen hat, die zeigen, dass die Dinger sauschlecht für die Entwicklung sind, angeblich mega viel gesundheitsschädliche Strahlung abgeben und vor allem, dass Zockerspiele und Plattformen wie Insta und Snapchat süchtig machen können.

So ein Schwachsinn! Wonach sollte ich da süchtig werden? Nach dem Logo? Dem Checken der Followeranzahl? Dem Versenden von Streaks? Aber wie gesagt, keine Chance bei Mum, also suchten wir uns lieber was Sinnvolles, bevor sie wieder mit ihrem Lesen kam.

Zuerst stapften wir zum Heuschober, wo meistens auch die anderen Kids sind. Dort hüpften wir dann fast eine Stunde vom oberen Stockwerk in die riesigen Haufen. Max war das aber bald nicht mehr spannend genug, also suchte er eine neue Herausforderung und sah sich im Heuschober um, was wir sonst noch so treiben konnten. Genau, das war’s: Wir würden einen Salto-Wettbewerb machen. Wer mitmacht, nimmt Anlauf und macht dann einen Salto in den seitlich angeschütteten Heuhaufen. Sieger ist, wer es als erstes schafft, auf den Füßen und nicht auf dem Rücken zu landen.

Nachdem Max natürlich beim zweiten Versuch den Battle bereits für sich entschieden hatte, dachte er sich wieder was aus und rief mir zu, ich solle mal gucken, von wie weit entfernt vom Haufen er einen Salto machen könne. Und noch bevor ich Stopp schreien konnte, wirbelte der Kopflose auch schon durch die Luft. Bereits während er sich drehte, sah ich, dass er bei diesem Sprung nie und nimmer jene Teile der Ausläufer des Heuhaufens erreichen würde, wo das Heu so etwa einen halben Meter hoch war. Und ich sollte recht behalten, denn er krachte mit dem Schädel an eine Stelle, an der grade mal ein paar Halme lagen.

Rums! Das zweite Mal innerhalb von 24 Stunden fiel mir das Herz in die Hose. Aber der Bruchpilot stand auf, rieb sich über die Beule an seinem Hinterkopf und weiter ging's. Als ich nach ein paar Minuten sah, dass die verletzte Stelle bereits doppelt so groß war und in verschiedenen Rot- und Blautönen leuchtete, überlegte ich kurz, ob ich Mum Bescheid geben sollte. Doch Max war quietschvergnügt, hüpfte rum wie einer von den Springaffen im Zoo und machte nicht den Eindruck, als sei medizinische Versorgung nötig.

Die hätte er dann allerdings eine halbe Stunde später fast gebraucht, als ich drauf und dran war, ihm eins mit dem Tischtennisschläger überzubraten und gleich für eine zweite Beule auf seinem Schädel zu sorgen, weil er sich wieder mal nicht an die Spielregeln halten konnte. Entweder ein Out war plötzlich kein Out, oder er wollte nicht bis 21 zählen, sondern nur bis zu genau der Zahl, bei der er gerade die Nase vorn hatte. Oder er wollte nach fünf Aufschlägen nicht die Seiten wechseln, damit er nicht die Sonne in die Augen bekam, sondern die ganze Zeit nur ich.

Explodiert bin ich dann aber, als es 20:7 für mich stand und er meinte, er habe keinen Bock mehr. Klar, weil ich beim nächsten Fehler von ihm gewonnen hätte. Als ich darauf bestand, dass er weiterspielen müsse, tickte er richtiggehend aus und wurde laut und ausfallend. Die Sackratte kann einfach nicht verlieren. Aber aus dem Alter, wo man ihn wie einen Dreijährigen gewinnen lassen muss, sind wir schon längst raus!

Gott sei Dank waren Mum und Dad schon wieder aus dem Wald zurück, wo sie Rucksack und Kappe von dem Vergissmeinnicht geholt hatten. Da Mum uns offenbar gerade zum Essen holen wollte und alles beobachtet hatte, gab es zunächst mal eine Rüge für die Schimpfwörter, die Max gebraucht hatte. Dann meinte sie, ich solle schon mal zu Dad laufen, das Mittagessen habe vor fünf Minuten begonnen. Irgendwie hatte ich das Gefühl, Mum wollte mich loswerden. Dass ich damit nicht ganz falsch lag, merkte ich, als ich einige Schritte von den beiden entfernt war und hörte, wie Mum Max anbot, ein Match mit ihm zu spielen.

Wahrscheinlich dachte der kleine Pisser, Mum würde ihn gewinnen lassen, weil er noch nicht mal zwölf ist, aber da sollte er sich täuschen. Denn Mum setzte offenbar sogar alles daran, ihn zu besiegen. Eigentlich hätte ich ja zu Dad gehen sollen, aber die Show wollte ich mir nicht entgehen lassen, und so sah ich den beiden heimlich zu.

Meine Fresse, wurde der selbst bei Mum laut und wütend, als es plötzlich 21:13 stand. Aber Mum redete irgendwie auf ihn ein und nach einer Minute beruhigte er sich wieder. Was hatte sie ihm versprochen? Ein Extra-Eis am Abend? Den riesigen Bergkristall aus dem kleinen Shop im Tal? Das Handy 15 Minuten länger?

Kann ich mir nicht vorstellen, denn für Sich-daneben-Benehmen gibt's bei Mum keine Belohnungen. Trotzdem hörte ich sie ganz ruhig murmeln und sah Max nicken, obwohl sein die ganze Zeit Steine kickender rechter Fuß verriet, dass er doch noch ein wenig angepisst war. „Na, da bin ich mal gespannt, ob der Nervzwerg irgendwas abstaubt, das ich trotz guten Benehmens nicht bekomme“, dachte ich mir und machte mich auf zu Dad und einem fetten „Germködel“, wie die Ösis ein echt leckeres Hefeteil mit haufenweise Mohn und Zucker drauf nennen.

Dass Mum natürlich nichts dergleichen getan hat, sondern dem Ehrgeizler nur ein paar passende Worte zum Thema „Verlieren“ serviert hatte, erzählte sie mir dann am Abend. Hätte mir eigentlich klar sein müssen, denn ich kenne keinen gerechteren Menschen als Mum.

6. August, Mum

Smartie muss wirklich verdammt viel aushalten mit seinem jüngeren Bruder. Denn egal, ob die beiden was basteln, Smartie Max bei den Hausaufgaben hilft, sie etwas spielen oder auch nur im Bus zur Schule fahren: Max schafft es immer wieder, den im Grunde ruhigen Smartie auf die Palme zu bringen. Als ich die beiden heute beim Tischtennis beobachtet habe, war es nicht anders.

Eigentlich wollte ich die Jungs gerade zum Mittagessen holen, als ich von Weitem schon die Diskussionen hörte. Also betrachtete ich das Ganze mal aus der Ferne und ich kann nur sagen: Hut ab vor Smartie, denn ich wäre in dem Alter schon viel früher explodiert. Als Max dann aber deutlich am Verlieren war und das Spiel einfach für beendet erklären wollte, reichte es unserem Älteren offenbar.

Er wurde laut und bewegte sich mit einigen schnellen Schritten auf Max zu, sodass ich annehmen musste, er würde gleich handgreiflich werden. Ich kenne das von Smartie zwar nur in wirklichen Ausnahmesituationen, aber ich ging sicherheitshalber zum Tisch. Smartie schickte ich mit der Aufforderung zu Harald, schon mal mit dem Essen zu beginnen, da alle anderen Gäste bereits bei Tisch saßen.

Die perfekte Gelegenheit, mit Max zu spielen, ohne dass andere Leute es sehen. Eine Niederlage unter Beobachtung von Fremden wäre für ihn nämlich noch fürchterlicher als „nur“ zu verlieren. Mit einer Stimme, die nicht verriet, dass ich alles gesehen hatte, fragte ich Max, ob er denn mal eine Runde mit mir spielen würde, ich sei noch nicht wirklich hungrig. Er meinte zwar, er habe eigentlich gar keinen Bock mehr, aber als ich ihm sagte, dass ich das letzte Mal vor über 20 Jahren gespielt habe, witterte er seine Chance, doch als Ping-Pong-Sieger hervorzugehen und willigte ein.

Was ich ihm allerdings nicht sagte, war, dass ich in meiner Jugend einige Jahre an Landesmeisterschaften teilgenommen habe. Denn ich hatte den Plan, ihn sehr wohl verlieren zu lassen und ihm dann Dinge zu erklären, die ihm hoffentlich in ähnlichen Situationen helfen. Wie vorherzusehen war, dauerte es nicht lange und Max hatte sich 21 Minuspunkte geholt und das Spiel verloren.

In dem Moment flog alles gleichzeitig durch die Luft: der Tischtennisschläger, ähnlich viele Schimpfwörter wie bei Smartie (wenn auch statt vielen A- und F-Wörtern nur Dinge wie „so ein Kack“ und „Mist“) und vor allem Vorwürfe mir gegenüber, warum ich ihn denn nicht hätte gewinnen lassen.

Ich unterbrach den emotionalen Ausbruch nicht, was mir relativ leichtfiel, da wir alleine waren. Als er dann mit seinem Getobe fertig war, sagte ich: „Max, Verlieren gehört zum Leben genauso dazu wie Gewinnen. Es sagt aber nichts über dich als Mensch aus, oder was du wert bist. Andere mögen dich als Sieger oder Verlierer eines Spiels nicht mehr oder weniger, und sie bewerten dich auch nicht anhand deines Spielerfolges. Sehr wohl aber anhand der Art und Weise, wie du mit einer Niederlage umgehst.

Glaub mir, du hast sehr schnell die Bewunderung aller, wenn du ganz cool bleibst, auch wenn du vielleicht gerade zum vierten Mal verloren hast. Da noch ruhig zu bleiben, ist nämlich nicht einfach. Wirklich gelingen wird das aber nur, wenn du deinen Ärger über die Niederlage nicht einfach nur unter Verschluss hältst – und dann doch irgendwann explodierst –, sondern wenn du dir immer wieder klar machst, dass eine erbrachte Leistung beim Sport oder sogar in der Schule wirklich *nichts* mit dir als Mensch und der wunderbaren Person, die du bist, zu tun hat."

Stille. Offenbar drehten sich die Rädchen in seinem Kopf.

Dann: „Verstehe schon, Mum. Aber grade du. Du hättest mich doch gewinnen lassen können, wenn du eh schon weißt, wie ich immer ausraste, wenn ich verliere."

„Nun", entgegnete ich, „gerade ich bin doch der beste Partner, um das Verlieren zu üben. Bei mir muss dir nichts peinlich sein, mir brauchst du nichts zu beweisen."

Ich beobachtete sein Gesicht und konnte sehen, wie er meine Worte abwog und verarbeitete. Also fügte ich noch hinzu: „Ich könnte dich auch die ganze Zeit gewinnen lassen, hätte einen lächelnden Max, keine Diskussionen, müsste nicht riskieren, mir deinen Groll zuzuziehen, und wäre die allerliebste Mama. Für einen kurzen Moment wärst du glücklich. Und für mich wäre es einfacher so. Aber auf lange Sicht würde dir das nicht helfen. Ich will, dass du lernst, dass man verlieren kann, ohne sich darüber zu ärgern. Ich hab dich lieb, Max, ich will nicht, dass du wegen eigentlich völlig unwichtigen Dingen immer wieder unglücklich bist."

Wieder Rattern. Langsam schien es Max zu dämmern, dass ich zu seinem Wohl den für mich unbequemeren Weg gewählt hatte.

„Gut", meinte er, „dann spielen wir jetzt noch mal und so machen wir das jetzt jeden Tag um diese Uhrzeit, denn dann ist der Tisch frei, weil alle beim Essen sind."

„Und uns keiner sehen kann", ergänzte ich in Gedanken, schnappte mir meinen Schläger und weiter ging's.

Als er das nächste Match verlor, schaute er zwar ziemlich finster drein, aber außer einem relativ unwirschen „Noch mal" kam kein Wort über seine Lippen, schon gar keines mit A oder F. Beim Spiel darauf schüttelte er dann nur noch den Kopf und beim nächsten grinste er, als ob er sagen wollte: „Menno, das darf doch wohl nicht wahr sein, dass ich gegen meine alte Mum echt ständig verliere." Nach dem fünften verlorenen Match brach ich dann aber ab, denn sonst hätten wir vermutlich nicht mal mehr ein Dessert bekommen.

Den Nachmittag verbrachten Harald und ich dann auf unseren Sonnenliegen, während die Jungs unten am Teich alles mögliche Getier beobachteten und vermutlich auch einfingen. Ausgestreckt auf meinem Liegestuhl dachte ich an das Tischtennis-Drama und fragte mich, ob dieses Nicht-verlieren-Können und die Aggressionen, die dann folgen, wohl etwas mit ADHS zu tun haben. Ich bildete mir ein, dazu schon mal was gelesen zu haben. Und wirklich:

> Mit Gleichaltrigen zeigen sich [...] meist vermehrt Probleme. Spielregeln werden plötzlich verändert, wenn es so aussieht, als könnte das Kind mit ADHS verlieren, oder das Spiel wird gar vom Tisch gefegt.[22]
>
> [Kinder mit ADHS] sind in der Regel schlechte Verlierer und ecken beim Spiel mit Gleichaltrigen an[23] und befolg[en] keine Spielregeln.[24]

Auch zu Max' Aggressionen, die er ja oft aus dem Nichts heraus – und nicht nur beim Spielen – entwickelt, wurde ich fündig: „Die Stimmung kippt extrem schnell aus geringstem Anlass."[25] Genau.

> Sobald ein Hinweisreiz für Ärger auftaucht (z. B. eine Schulaufgabe lässt sich nicht lösen [...]) wird eine unangebrachte, impulsive Wutreaktion ausgelöst, für welche sich die Kinder im Nachhinein oft schämen.[26]

Ebenfalls richtig, denn ich merke, wie unangenehm Max seine unangemessene Reaktion ist, sobald er wieder Herr seiner Emotionen ist. Kinder mit ADHS können diese Aggressionen aber kaum kontrollieren, denn häufig ist bei ihnen „die Aggressivität Ausdruck ihrer inneren Verunsicherung, ihrer Hilflosigkeit und ihres anhaltenden Gefühls, inner- und außerhalb der Familie nicht verstanden zu werden."[27]

Auch das trifft auf Max mit Sicherheit zu, denn ich habe den Eindruck, die Aggression entsteht oft gar nicht so sehr, weil schon wieder ein zusätzlicher Tintenfleck im Heft ist oder er bei einem Videospiel irgendeine Punktezahl nicht erreicht hat. Nein, es geht meiner Meinung nach oft nur darum, wieder einmal etwas nicht hinbekommen zu haben, erneut gescheitert und abermals der Depp zu sein, der selbst die einfachsten Dinge nicht gebacken bekommt.

Verletzt hat er sich im Übrigen auch wieder. Als ich gerade eben ins Zimmer der Jungs ging, um mich davon zu überzeugen, dass die beiden schlafen und unter der Bettdecke nicht heimlich ihr Handy bearbeiten, sah ich, dass Max am Hinterkopf eine riesige Beule hat. Wie wird das nur werden, wenn unser Sturzpilot mal Auto fährt?

6. August, Max

So, nur ganz kurz heute, denn ich bin saumüde. Passiert ist eh nur das Übliche: Auf dem Bauernhof rumlaufen, den Froschlaich abchecken, im Heu rumhüpfen, mit Smartie beim Tischtennis zoffen. Ach ja, obwohl das auch das Übliche ist, war dabei dann doch was Berichtenswertes.

Aber bevor ich davon erzähle, nur noch ein kurzes Wort der Klärung, wie es sein kann, dass ich, Max Bergmann, Sportskanone der gesamten Schule, in einer Sportdisziplin gegen Smartie verliere: Seit Neustem spielen die in seiner Klasse in Freistunden und den Mittagspausen immer wieder Tischtennis, also hat er beim Ping Pong mega viel Übung und hat dabei jetzt tatsächlich die Nase vorn. Kann ich natürlich gar nicht abhaben, also brach ich das letzte Spiel heute einfach ab, womit ich schon bei dem wäre, was ich euch erzählen will: ICH KANN EINFACH NICHT VERLIEREN! Noch dazu bei was Sportlichem. Mich bringt das dermaßen auf die Palme, dass ich komplett ausraste. Es ist, als würdest du eine brennende Zigarette in den Tank eines Autos werfen. Passiert dasselbe: Explosion!

Jedenfalls hat Mum, die sich wirklich bei allem einmischen muss, offenbar gesehen, dass ich keinen Bock hatte, den selbst ernannten Ping-Pong-Champion das vierte Mal gewinnen zu lassen und dass Smartie diesmal der war, der sich nicht mehr im Griff hatte. Also stand sie plötzlich vor uns – so ein Zufall, Mum! – schickte ihn weg und schlug ein Match vor. Nachdem sie so getan hatte, als würde sie mit dem Schläger nicht mal den Ball treffen, willigte ich ein und freute mich schon so richtig drauf, auch mal als Sieger aus dem Spiel mit der kleinen weißen Kugel hervorzugehen. Aber Mum, diese hinterhältige Ratte, ist in Wahrheit halber Tischtennis-Profi und spielte mich in Grund und Boden.

Als ich dann ausrastete und ihr vorwarf, sie hätte mich doch auch gewinnen lassen können, hatte sie recht klare, aber zugegebenermaßen auch hilfreiche Worte. Zu kompliziert, die hier zu wiederholen, aber mit jedem Spiel wurde das Verlieren leichter und so blöd es klingt: Ich üb das jetzt noch die restlichen paar Tage, die wir hier sind, mit ihr (nicht Tischtennis, nein: *Verlieren!*), damit ich das dann auch mal mit Smartie oder sogar den Ehrgeizlern aus meiner Klasse schaffe.

Also Mum, wirklich, du bist immer wieder Spaßbremse und Problemlöserin in einer Person!

Kapitel 5

ERGO-MARBURG-NEUROFEED-BACK-HÄÄ??

7. August, Dad

Wenn ich es nicht besser wüsste, würde ich sagen, die Jungs haben Petrus bestochen. Vielleicht hatte er auch einfach nur Mitleid mit ihnen, denn heute öffneten sich wieder die Schleusen und es regnete unaufhörlich.

Also machten es Doris und ich uns unten in der Stube an den Kamin gelehnt gemütlich (ja, der war beheizt, denn es hatte nur erfrischende 12 Gebirgsgrad draußen).

Da ich mich gestern bei meinem Krimi einigermaßen von all den Fachausdrücken aus Doris' Büchern erholt hatte, war ich heute umso motivierter, mich unserem momentan brennendsten Thema zu widmen und informierte mich ausführlich über Therapiemöglichkeiten.[1]

Meine Idealvorstellung von Urlaub ist das zwar nicht, aber ich habe mir ja fest vorgenommen, mich in Max' Interesse eingehend zu informieren.

Auch Doris ist es so wichtig, sich endlich mal zum Therapieangebot hierzulande einzulesen, dass sie den Jungs sagte, sie dürften den ganzen Nachmittag fernsehen, wenn sie es schaffen, sich am Vormittag sinnvoll und ohne Streitereien zu beschäftigen. Anreiz genug offenbar, denn Doris und ich hatten den gemütlichsten und erholsamsten Tag seit Langem – und das ohne spannenden Krimi.

Spannend genug war dann aber ohnehin vieles von dem, was ich zu besagtem Thema fand. Informationen zu Therapien hatte ich bisher übersprungen, weil es mir vorerst wichtiger war, die Symptome besser zu verstehen und mich in Max einfühlen zu können.

Es gibt auf dem Gebiet wirklich einiges und zunächst verlor ich richtiggehend den Überblick im Dschungel der Behandlungsmöglichkeiten. Ich hatte mir eigentlich vorgestellt, dass wir einfach nachlesen und mit der Psychologin besprechen, welche Therapie für Max am ehesten passen könnte. Die würde Max dann machen, die Symptome würden sich nach und nach bessern und irgendwann kaum oder gar nicht mehr erkennbar sein – Problem gelöst.

Doch so einfach ist es bei Weitem nicht: Erstens scheint die Sache mit der medikamentösen Behandlung selbst in Fachkreisen derart kontrovers zu sein, dass wir beschlossen, uns erst dann eingehender damit zu befassen, falls Dr. Mannheimer im Fall einer Diagnose Medikamente vorschlagen würde.

Zweitens zeigte sich auch, dass bei einigen Therapien eher versucht wird, das Kind „richtig“ zu machen, seine „Mängel“ zu beheben, es also so zu verändern, dass es in die Gesellschaft passt, anstatt das Augenmerk auch auf das Umfeld zu legen und dieses in die Behandlung mit einzubeziehen. Dabei habe ich gestern erst gelesen, dass

> Elterntraining und die schulzentrierten Interventionen [...] durch eine kognitiv-behaviorale Behandlung des Kindes/Jugendlichen (Training organisatorischer Fertigkeiten, Selbstmanagement-Training, Selbstinstruktionstraining, soziales Kompetenztraining) *ergänzt werden [können].*[2]

Sprich, das Versorgen des Umfeldes mit Information und das Trainieren von Strategien im Umgang mit den betroffenen Heranwachsenden sollen die Basis sein, erst im zweiten Schritt wird das Kind behandelt.

Je mehr ich las, desto klarer wurde mir, dass es keinen Sinn hat, nur für Max eine Therapie zu suchen, sondern dass auch Doris und ich in das Behandlungskonzept miteinbezogen werden müssen. Das heißt, sein Kind beim Therapeuten abgeben, wie ich mir das eigentlich vorgestellt hatte, wird die Probleme kaum lösen.

Ich konzentrierte mich daher vorerst mal auf Therapien, die die Eltern miteinschließen. Nur waren wir hier schon beim dritten Problem, denn ich merkte schnell, dass es für nahezu jeden Symptomkomplex gleich mehrere Behandlungsmöglichkeiten gibt, die allesamt wirklich vielversprechend klingen. Wofür soll man sich also entscheiden?

Da wäre zum Ersten der **Attentioner**, ein Training für Sieben- bis 14-Jährige, dessen Ziel es ist, die Aufmerksamkeit sowie die Selbstregulation zu steigern und sozial erwünschtes Verhalten aufzubauen. Klingt schon mal gut und macht offenbar auch Spaß, denn das Training geht von einer Rahmengeschichte mit der fiktiven Handlungsfigur „Taifun" aus. Es besteht aus 15 Sitzungen mit insgesamt 57 Trainingsaufgaben und wird idealerweise von zwei Therapeuten in Kleingruppen mit vier Kindern durchgeführt. Ziel ist es, Geheimaufträge mittels Knobelaufgaben zu lösen.[3] Das würde Max mit Sicherheit gefallen!

Dass es natürlich nicht nur ums Spaßhaben geht, wurde klar, als dann die „Feinziele" beschrieben wurden: (1) Ein angemessenes Sozial- und Arbeitsverhalten in der Gruppe einhalten – soll heißen, dass andere nicht geärgert oder runtergemacht werden dürfen und nicht dazwischen geredet, aufgestanden oder gekippelt werden darf. Zu diesem Verhalten sollen die Kinder mittels Gewinnpunktekarten und Fair-Play-Points motiviert werden.[4] Die anderen beiden Ziele sind (2) die Steigerung der Motivation zur Mitarbeit sowie (3) die Erhöhung der Bereitschaft, die Geheimaufträge zu lösen.[5]

Also für Ziel Nummer drei braucht Max kein Belohnungssystem, das steht mal fest. Denn der ist Hercule Poirot und Miss Marple in einer Person. Max davon abzuhalten, dazwischenzureden, aufzustehen (in Max' Fall eher „aufspringen") oder zu kippeln, stelle ich mir allerdings extrem schwierig vor. Nun ja, die Trainer dort haben ja ausschließlich „Maxe" in Behandlung, die werden schon wissen, was zu tun ist.

Beeindruckt hat mich auch die Aussage, dass ein Ziel des Attentioner der Transfer der im Training erworbenen Fähigkeiten auf den Alltag ist.[6] Gut so, denn nur in der Trainingssituation zu funktionieren und zu Hause dann wieder dort weiterzumachen, wo man aufgehört hat, wäre sinnlos. Aber es müssen eben nicht nur die Kinder bei diesem Training ran, auch die Eltern haben fünf Sitzungen zu je 100 Minuten, in der Regel einmal pro Woche.

Ziel ist es, den Eltern Informationen über das Störbild zu geben, ihnen zu helfen, ihre eigene, familienspezifische Situation zu analysieren, die Kommunikation und Familiendynamik zu beobachten und zu überdenken, sich über ihre Gefühle und Gedanken im Umgang mit ihrem Kind klar zu werden und – ganz wichtig – ihre Kinder besser zu verstehen.[7]

Klingt alles sehr vernünftig, wobei ich mal gespannt bin, was Doris dazu sagt, wenn auch sie in ein Elterntraining soll. Ich kann nicht einschätzen, ob sie der Meinung ist, kein solches Training nötig zu haben oder ob sie froh darüber wäre, neue Wege für die Erziehung von Max aufgezeigt zu bekommen.

Interessant klingt auch das **Marburger Konzentrationstraining (MKT)**, das in drei Versionen verfügbar ist, und zwar für (1) Kindergarten- und Vorschulkinder, (2) Schulkinder sowie (3) Jugendliche. Es ist ein Gruppentraining, das über mehrere Wochen geht und auch fünf Elternabende vorsieht. Außerdem müssen die Eltern ein 30-minütiges Video einer Hausaufgabensituation machen, das dann mit ihnen besprochen wird.[8]

Ziel ist wie beim Attentioner die Förderung der Selbststeuerung und Aufmerksamkeit und vor allem im Hinblick auf die Schule die Verbesserung eines reflexiven Arbeitsstils, das heißt, ein „systematisches, ruhig überlegtes und präzises Bearbeiten von Aufgaben" wird angestrebt.[9] Wiederum etwas, das sich für Max super eigenen würde, denn gerade die Hausaufgabensituation wird zum Teil unerträglich.

Die Feinziele sind folgende:

- Erhöhung der Selbststeuerung, der Selbstständigkeit und der Selbstakzeptanz des Kindes;
- Verbesserung der Motivation durch erfolgreiches Bearbeiten von Aufgaben und durch angemessenes Umgehen mit Fehlern;
- Veränderung der Eltern-Kind- und der Lehrer-Kind-Interaktion.[10]

Also, wenn all das bei Max erreicht werden könnte, dann würden Doris und ich auch ohne Trampolin mehrere Luftsprünge im zweistelligen Meterbereich machen. Was das alleine für die Schule und das Lernen daheim bedeuten würde!

Dass das Training für Max genau passen würde, zeigt auch die Zielgruppenbeschreibung. Es eignet sich für (a) Kinder, die durch „eine vorschnelle, oberflächliche und unstrukturierte Aufgabenbearbeitung auffallen" und (b) jene, „die in ihrem Arbeitsverhalten langsam und stark ablenkbar sind."[11] Überrascht es mich, dass Max in beide Zielgruppen fällt? Nicht wirklich.

Toll bei dem Programm finde ich auch die Idee der „Selbstinstruktion", also des „Sich selbst Anleitens", die den Kindern und Jugendlichen helfen soll, die Aufmerksamkeit aufrecht zu erhalten.

Erster Schritt dabei ist, sich vom Trainer abzugucken, wie man sich bei einer Aufgabe selbst vorsagt, was man nun tun möchte bzw. gerade tut. Im zweiten Schritt sagt der Trainer den Kindern, was sie bei eben dieser Aufgabe tun sollen und sie folgen seinen Anweisungen. Bei Schritt Nummer drei sagen sich die Kinder laut vor, was sie machen sollen, während sie Aufgaben ausführen. Im vierten Schritt flüstern sie es nur noch und im fünften sprechen sie sich das Durchzuführende nur noch in Gedanken vor.[12]

Das scheint die Aufmerksamkeit aufrecht zu erhalten und wird mit der Zeit offenbar zu einem Automatismus, wodurch sich das Erlernte wiederum auf Alltagssituationen, die nicht unbedingt etwas mit dem Lernen zu tun haben, übertragen lässt.

Außerdem lernen die Kinder beim MKT, die Arbeiten immer unter Einhaltung folgender Schritte zu erledigen:

1 Was soll ich tun?
2 Als Erstes lese ich die Aufgabenstellung.
3 Ich sage mit meinen Worten, was ich tun soll.
4 Ich gehe schrittweise vor.
5 Wenn ich einen Fehler mache, ist es nicht schlimm, ich kann ihn verbessern.
6 Ich schaue, ob ich alles richtig gemacht habe.
7 Ich sage zu mir: Das habe ich gut gemacht![13]

Wäre mal interessant, wie es Max beim Bau von Siras Entbindungsbox gegangen wäre, wenn er so ein Training bereits absolviert gehabt hätte. Zumindest Smarties und meinen Nerven hätte das wirklich gutgetan. Na ja, Max' Nerven wahrscheinlich auch, denn ich sehe ihm ja an, wie er jedes Mal innerlich verfällt, wenn er keinen Plan hat und es nicht schafft, sich durch den eines anderen zu denken. Oder wenn er irgendwelchen Anleitungen einfach nicht folgen kann und etwas *schon wieder nicht* hinbekommen hat. Deshalb finde ich auch Punkt 5 wirklich toll.

Im Gegensatz zum Marburger Konzentrationstraining zielt das **Marburger Verhaltenstraining (MVT)** auf die Hyperaktivität vor allem im Unterrichtsgeschehen ab. Es ist ein Konzept, das Elemente aus mehreren anderen Verhaltenstrainings in sich vereint, unter anderem auch Entspannungsmethoden.[14]

Gerade Letzteres musste ich zweimal lesen, denn sich zu entspannen kann ich mir bei Max gar nicht vorstellen. Der ist vermutlich nicht mal in Hypnose oder Vollnarkose völlig entspannt. Aber wiederum: Die Programmleiter werden da schon wissen, wie sie das scheinbar Unmögliche möglich machen. Und auch Einheiten für die Eltern sind wieder Teil des Konzepts.[15]

Spaß machen wird das Training sicherlich auch, denn es besteht neben den Entspannungsübungen aus Elementen von dynamischen Spielen, Kim-Spielen, Malexperimenten sowie freiem Spiel. Außerdem werden besondere Ereignisse wie Weihnachtsfeiern, Quizshows, Partys und Ferientrainings integriert.[16]

Aber auch Interventionen und Begrenzungen gehören dazu.[17] Ist klar, nur zu spielen, ohne verhaltenstechnisch was dazuzulernen, würde die Bezeichnung „Training" nicht verdienen. Aber den Kindern könnte man das Konzept schon mal mit der Aufzählung all der Spiele schmackhaft machen. Denn wenn wir Max sagen, er müsse ab jetzt in ein „Verhaltenstraining", würde er sich unter Garantie mit Händen und Füßen wehren, da „Training" viel zu sehr an Schule erinnert. Außerdem wäre es wieder ein deutlicher Hinweis für ihn, dass irgendetwas mit ihm nicht stimmt, dass er nicht „richtig" ist, so wie er ist.

Allerdings ist er ohnehin viel zu schlau, das nicht doch irgendwie mitzubekommen. Alles sehr schwierig ...

Ein relativ neues Konzept, das mit Sicherheit ebenfalls Spaß machen dürfte, ist **Neurofeedback**, denn es erinnert an ein Computerspiel. Das wäre für Max gleich mal ein Volltreffer, denn der würde am liebsten seine gesamte Freizeit mit Playstation, Handy und Tablet verbringen. Und er würde es sicher als extrem spannend empfinden, dass er das Spiel nicht mit einer Maus oder einem Controller steuert, sondern nur mit der Kraft seiner Gedanken.

Klingt utopisch, funktioniert aber ganz einfach: Auf der Kopfhaut des Kindes werden Elektroden angebracht, womit die Gehirnströme gemessen und berechnet werden (wie bei einem EEG, d. h. das Kind spürt nichts dabei). Durch die eigene Hirnaktivität kann dann z. B. ein Flugzeug in einer bestimmten Höhe gehalten oder ein Rennauto durch ein Labyrinth geleitet werden. Lässt die Konzentration nach, gelingt die Aufgabe nicht mehr (das Flugzeug verliert beispielsweise an Höhe und kracht gegen einen Berg).

Es handelt sich dabei also um eine Methode, mithilfe derer die Kinder und Jugendlichen lernen, ihre Gehirnaktivität zu steuern, ihre Aufmerksamkeitsfähigkeit zu steigern[18] und diese je nach situativen Anforderungen umzuschalten.[19] Außerdem soll die Veränderung der Gehirnwellen zu einem Gefühl der Entspannung und des Wohlbefindens führen.[20]

Alle diese Trainingsmethoden klingen wirklich vernünftig, allerdings zeichnet sich nach diesem Lesemarathon schon das nächste Problem ab: Man müsste daheim sowohl eine Zeit- als auch eine Geldmaschine[21] stehen haben, um all die Behandlungen, die offenbar nötig sind, zeitmäßig und finanziell stemmen zu können.

Einige Kassen übernehmen manche Trainings aber auch. So haben zum Beispiel mehrere Eltern in der ADHS-Facebook-Gruppe berichtet, dass ihre Kasse Neurofeedback bezahlen würde, wenn man einen Verordnungsschein für Ergotherapie vorweisen kann – das scheint aber nicht in jedem Bundesland so zu sein. Na, das wird alles noch ein Bürokratie-Dschungel, durch den wir uns durchkämpfen müssen. Wobei: Was heißt hier „wir“? Gott sei Dank sind das Dinge, um die Doris sich kümmert.

7. August, Max

Heute hat es wieder mal „cats and dogs“ geregnet. Klingt saublöd, aber sagen die Engländer und vermutlich auch die Amis so, wenn die Wassertropfen echt dolle runterprasseln. Wer, bitte, kommt auf einen so doofen Ausdruck? Als ob die süßen Tiere tatsächlich vom Himmel fallen könnten! Aber wenn das nicht so eine dumme Phrase wäre, hätte ich sie mir im Unterricht nicht gemerkt, also danke, ihr lieben Engländer, denn das war einer von zwei erreichten Punkten beim letzten Vokabeltest (zu erreichen waren dummerweise 24 ☹).

Also nur, damit ihr nicht den falschen Eindruck von mir bekommt: In Englisch bin ich eigentlich wirklich gut, da Mum uns von klein auf am Abend im Bett immer aus englischen Kinderbüchern vorgelesen hat. War echt cool, muss ich sagen. Da gab es eine riesige Kiste mit über 100 Mini-Büchern, aus der wir uns jeder eines aussuchen durften. Dann kuschelten wir uns zu dritt ins Bett und Mum las vor. Anschließend fragte sie uns dann zum Beispiel, warum Mama-Bär denn mit dem kleinen Bären geschimpft hatte, weil der eine Stunde zu spät nach Hause gekommen war.

Ach Menno, das hätte ich heute noch gerne, aber das kann ich natürlich schon wegen Smartie nicht zugeben.

Ähm, ja, wo war ich ... ach ja, beim Vokabeltest. Mein Englisch ist also echt mega im Vergleich zum Rest der Klasse, aber ich weigere mich eben, irgendwelche doofen Sprichwörter auswendig zu lernen, die ich in 300 Jahren nicht brauche. Denn wenn ich jemandem sagen will, dass es stark regnet, sag ich einfach, *dass es stark regnet* und benutze keine Vierbeiner dazu.

Genau das ist es, was ich an der Schule nicht verstehe: Lauter unnötiger Schrott, den kein Mensch jemals braucht. Wenn die uns wenigstens beibringen würden, wie man alleine in der

Wildnis überleben kann oder wie man aus einem Wald wieder rausfindet, wenn man sich verlaufen hat. Von mir aus auch, wie man ein Bankkonto eröffnet, worauf man bei einer Versicherung achten muss oder wie man einen bösen Brief an den schreibt, der behauptet, man sei vor zwei Wochen mit 110 durch eine Achtziger-Zone gefahren, obwohl das Auto gerade in der Werkstatt gestanden hat. Ja, richtig gelesen, das ist Dad grade passiert!

Aber nö, haufenweise mathematische Formeln, lateinische Namen von irgendwelchen Satzteilen und sonstigen Grammatikmist oder das Geburtsjahr von einem alten Herrn mit weißen Locken, der Musik komponiert hat, von der du Ohrenkrebs kriegst.

Egal, was reg ich mich auf? Momentan sind ja Gott sei Dank Ferien und so wie's aussieht, gibt's bald ohnehin irgendwelche Gehirnwäschen für mich. Dann werd ich mir all das unnötige Zeugs sicher besser merken. Und vielleicht auch mal die Neuronenverbindungen im Dachgeschoss nutzen, bevor ich mit irgendetwas blindlings losleg. Oder losplappere.

So wie heute im Frühstücksraum, als dem verstaubten Mann von einer richtig netten Dame, der ich gestern von unseren Kätzchen erzählt hatte, sein Messer runterfiel. „Du hast dein Messer verloren“, rief ich ihm nach, hob es auf und gab es ihm mit einem – wie ich meine – echt freundlichen Lächeln zurück.

Doch statt sich zu bedanken, schleuderte er mir ein giftiges „Seit wann sind wir per DU?“ entgegen. Klarerweise laut genug, dass es alle Gäste und auch sicher noch der Koch im hintersten Winkel der Küche hörte. Menno, ich spürte, wie sich die gute, alte rote Farbe von meinem Hals den Weg in mein Gesicht bahnte und meine Schläfen zu pochen begannen.

Hatte ich ihn wirklich gerade geduzt? Ja, hatte ich. Ich hörte meinen eigenen Satz ja noch in meinen Ohren nachhallen. Schnell stammelte ich eine Entschuldigung und zischte in Richtung

Toilette ab. Gott sei Dank hat Smartie von all dem nichts mitbekommen, weil der noch am Suchen seines Aufladekabels in unserem Zimmer war. Der hätte nämlich nur wieder noch mehr Schmach für mich gehabt und ob ich mich dann noch hätte zurückhalten können, weiß ich nicht. Hätte unser Projekt „kein Streit für jede Menge Fernsehen“ schwer in Gefahr gebracht.

Klar nerven Smartie meine Denkaussetzer, grade wenn's ums Siezen und Duzen geht. Denn der wurde in meinen ersten Monaten in unserem Gymnasium von etlichen Lehrern gefragt, ob denn sein Bruder zu doof sei, zu kapieren, dass „Du“ für manche Grundschulen passt, aber sicher nicht mehr in einer höheren Schule.

Alter, kapiert hatte ich es eh, aber das Du war meist raus, bevor ich mich an die Regel erinnerte. Eine Lehrerin hatte sich darüber sogar mal bei Mum beschwert. Mum erklärte ihr dann genau die Sache mit dem Losplappern vor dem Denken, weil sie dachte, sie würde mir damit einen Gefallen tun.

Doch die alte Ziege (hat wohl zu lange in ein und demselben Lehrerzimmer wie Herr Rank gesessen!) meinte bei meinem nächsten Versprecher nur, von einem Elfjährigen könne man erwarten, dass er sich so eine Lächerlichkeit merkt. Was meine Mutter da erklärt habe, sei nichts als eine bequeme Ausrede dafür, dass sie mir keine Manieren beibringen wolle. Und genauso wie heute nahm meine Gesichtsfarbe damals wie auf Knopfdruck wieder ein Purpurrot vom Feinsten an.

In der Zwischenzeit hab ich allerdings schon eine Lösung dafür, dass andere nicht so leicht sehen können, wenn mir was peinlich ist. Die Idee hatte ich vorgestern, als ich einen Gast unten in der Stube sah, der mit seiner verbrannten Haut mit den Tomaten am Buffet konkurrieren konnte, weil er offenbar noch nie was von Sonnenschutz gehört hat. Mir hat er damit die Lösung meines Problems geliefert: Ich creme mich einfach nicht mehr ein, wenn ich draußen bin.

Was ich im Winter und in Regenphasen mach, muss ich mir noch überlegen. Aber bei Schönwetter hab ich da mit meiner sommersprossigen Haut nach grade mal einer halben Stunde einen Sonnenbrand, wie er im Medizinlehrbuch steht. Und dann sieht keiner mehr die peinlichen Farbwechsel. Allerdings: Wenn mir schlecht werden sollte, würde es auch niemand merken. Hm, vielleicht sollte ich mir doch was anderes überlegen ...

Der Rest des Tages war allerdings mehr als chillig. Smartie und ich verkrümelten uns am Vormittag jeder mit einem Buch in ein Eck – und zwar in verschiedenen Räumen, um ja nicht aneinandergeraten zu können. Denn dann würde ein Nachmittag mit TV only folgen. Und ja, selbst beim Lesen können wir zu streiten beginnen – dafür gibt es zig Gründe. Kleine Auswahl gefällig?

- Er macht in einer Tour Geräusche: furzen, so laut atmen, als wär er gerade einen Marathon gelaufen, Nase hochziehen ...
- Er spricht mich alle drei Sekunden an, um mir von irgendeiner Chica zu erzählen.
- Er fragt mich ständig, wie viele Seiten ich schon gelesen hab, um mir unter die Nase zu reiben, wie viel mehr er schon hat.
- Er wird plötzlich super laut, weil er mich angeblich schon viermal angesprochen hat, usw. usw. usw.

Nö, besser jeder für sich, so konnte es zu keinen Reibereien kommen. Das Einzige, das mich an der ganzen Sache störte, war, dass Mum und Dad uns nur deshalb so viel Fernsehen erlaubten, weil sie aus ihren doofen ADHS-Büchern irgendwelche Weisheiten rausfiltern wollten. Von dem, was ich so mitgekriegt habe, sind die beiden schon jetzt davon überzeugt, dass ich die komische Störung hab, und schauen vorsorglich mal, was man dagegen tun kann. Ich bilde mir ein, ich hätte auch was von Training oder so gehört. Das könnt ihr euch mal schön abschminken, ihr zwei. Ich geh sicher nirgendwohin, wo ich wieder was lernen muss. Wenn Training, dann Fußballtraining, aber darum wird's wohl kaum gegangen sein.

7. August, Mum

Also ich denke, so viel wie heute haben Harald und ich noch nie an einem Tag gelesen. Mein Interesse galt vor allem den Elterntrainings. Harald dachte anscheinend, ich würde das nicht wollen, weil ich mir einbilde, ich hätte in Sachen „Wie gehe ich mit meinem Kind um" nichts mehr zu lernen. Wo denkt der hin? Jeder Elternteil, der glaubt, er wüsste schon alles, kann nur in einer Sackgasse landen.

Ganz im Gegenteil, ich brenne schon darauf, so ein Training zu machen. Und dafür gibt es auch mehrere Gründe. Erstens erkenne ich oft erst nach Monaten oder Jahren, welche Fehler ich früher da oder dort gemacht habe und wie es besser hätte laufen können. Aber dann ist es leider zu spät und ich könnte mich steinigen. Wie wunderbar wäre es also, wenn ich jemanden hätte, der mich vor derartigen Fehlern bewahrt!

Zweitens schreit nicht nur Harald rum, sondern manchmal auch ich. Und in letzter Zeit leider immer häufiger, weil die Erziehung der Jungs immer schwieriger wird.

Und drittens soll Harald auch mal von anderen etwas zum Thema Regeln und Grenzen hören. Wenn ich ihm dazu etwas erkläre oder er in den Büchern etwas darüber liest, meint er zwar immer, es sei ihm nun sonnenklar, auch er werde ab nun für Max der Fels in der Brandung sein und konsequent bleiben. Aber irgendwas fehlt zwischen dem Verstehen und dem Umsetzen in die Praxis, eine Art missing link. Ich hoffe sehr, in einem Elterntraining schaffen die Experten es, diese beiden Dinge zusammenzubringen.

Aus all diesen Gründen habe ich mich heute hauptsächlich mit dem Thema **Elterntraining** beschäftigt. Immerhin sind die Eltern ja das Bindeglied zwischen Kind und Außenwelt und auch die Einstellung der Eltern zum Verhalten des Kindes „prägt ganz wesentlich dessen Entwicklung."[22]

Ziel derartiger Trainings ist es daher, positive Eltern-Kind-Interaktionen aufzubauen und den Eltern zu zeigen, wie wichtige Regeln aufgestellt und auf deren Durchsetzung und Einhaltung geachtet wird.[23] Außerdem wie man positiv verstärken kann, um wünschenswertes Verhalten zu fördern und unerwünschtes zu reduzieren, und schließlich auch, wie negative Konsequenzen gesetzt werden sollten, wenn positive Verstärkung zur Erreichung dieser Ziele nicht genügt.[24]

Effektivitätsstudien haben im Übrigen gezeigt, „dass Trainingsprogramme für Eltern tatsächlich das Verhalten des Kindes signifikant verbessern können."[25] Das hat mir wirklich Hoffnung gegeben. Wobei diese Ergebnisse nicht wirklich verwundern. Denn schon allein die Tatsache, dass man sich intensiv mit seinem Kind auseinandersetzt, dass alle an einem Strang ziehen und dass das Kind nicht das Gefühl hat, nur mit ihm ist etwas falsch, sondern alle müssen etwas verändern – all das kann sich ja nur positiv auf die Beziehung und das Familienklima auswirken.

Ein Satz zur Wirksamkeit der Trainings hat mich im Übrigen in Bezug auf Kevin aufhorchen lassen:

> Eine Untersuchung der Wirksamkeit verschiedener verhaltenstherapeutisch ausgerichteter Methoden zur Behandlung aggressiver Kinder hatte gezeigt, dass [...] ein Elterntraining bzw. ein kombiniertes Eltern-Kind-Training hoch signifikante Verhaltensverbesserungen beim Kind bewirkte.[26]

Am liebsten würde ich doch noch einen letzten Versuch starten und Frau Hofreiter die Seite aus dem Buch kopieren, weil

Kevins Aggressionen immer schlimmer werden. Aber selbst das würde mit Sicherheit nichts bringen. Denn die Hofreiters gehören genau zu der Sorte Eltern, die – wenn überhaupt – nur das Kind in Therapie schicken, in der Hoffnung, dass jemand anders für sie einen Zauberstab schwingt und Kevin nach zehn Sitzungen dort nicht mehr der Teufelsbraten aus „Kevin allein zu Haus", sondern der Heilige aus „Ein Engel auf Erden" ist.

Dass die Ursache für Kevins Probleme nicht in ihm selbst liegt, sondern in ihrem Verhalten ihrem Spross gegenüber, will in die Köpfe der beiden nicht hinein. Dabei ist der Junge bereits von verschiedenen Schulen geflogen und wird mit seinen körperlichen Attacken seiner kleinen Schwester und auch anderen Kindern gegenüber immer heftiger.

Max habe ich deshalb vor Kurzem Kontaktverbot mit ihm erteilt. Die beiden können sich gerne über den Gartenzaun unterhalten, aber gemeinsame Unternehmungen habe ich seit dem Vorfall mit dem drei Jahre jüngeren Schulkameraden, der immer noch mit Augenbinde herumläuft, untersagt.

Dabei war Max der letzte „Freund" von Kevin – zumindest sind die beiden bis vor zwei oder drei Monaten ab und an mal miteinander skaten gegangen und manchmal waren sie auch gemeinsam im Wald unterwegs. Einfach unverständlich, dass Eltern nicht mitbekommen, wie sie ihr Kind aufgrund kompletten erzieherischen Fehlverhaltens völlig isolieren ...

Leider merke ich bei Max in letzter Zeit aber auch, dass sich die Probleme mit Mitschülern und anderen Jugendlichen häufen. In den vergangenen Monaten war er ja sogar zweimal in Handgreiflichkeiten verwickelt. Beide Male aus theoretisch nachvollziehbaren Gründen, aber dennoch ... Ich hoffe, dass – egal welche Trainings- oder Therapieform es wird – Max auch lernt, seine Emotionen in den Griff zu bekommen und sich nicht mehr zu Raufereien hinreißen zu lassen.

Viele der Trainings klingen auch vielversprechend, was die Verbesserung von sozial fragwürdigem Verhalten anbelangt. **THOP**, das **Therapieprogramm für Kinder mit hyperkinetischem und oppositionellem Trotzverhalten**, setzt zum Beispiel genau hier an. Es ist für Kinder zwischen drei und zwölf Jahren gedacht (ob das für Max dann überhaupt noch infrage kommen würde?), kann in Form von Einzel- oder Gruppentraining gemacht werden und besteht sowohl aus einem Eltern-Kind-Training (dem Kern von THOP) als auch aus kindergarten- bzw. schulbezogenen Interventionen. Im Speziellen wird im Eltern-Kind-Programm gemeinsam das Problem definiert, es wird die Eltern-Kind-Beziehung gefördert und es finden pädagogisch-therapeutische Interventionen statt, einschließlich Verfahren wie Auszeiten, Token-und-Response-Cost-Konzepte etc. Außerdem gibt es auch Interventionen bei spezifischen Verhaltensproblemen.[27]

Die kindergarten- und schulzentrierten Maßnahmen finden in der Regel parallel zum Eltern-Kind-Programm statt und umfassen organisatorische Aspekte, die Förderung der positiven Beziehung zwischen Erziehern/Lehrkräften und Kindern, Sitzplatz- und Materialkontrolle und stützende Maßnahmen für das Selbstmanagement. Das heißt, alle Bereiche, in denen das Kind besonders viel Zeit verbringt, werden abgedeckt.[28] In der Leitlinie 2018, der aktuellsten ADHS-Richtlinie, wird die Wirksamkeit von THOP im Übrigen mit „sehr gut" beurteilt.[29]

Ähnlich sieht es mit **TmaK**, dem **Training mit aufmerksamkeitsgestörten Kindern** aus, wobei die Kinder dafür mindestens schon im Grundschulalter sein müssen (sechs bis zwölf Jahre). Wieder stehen Verhalten und Selbstregulation des Kindes sowie Elterntraining und -anleitung im Mittelpunkt und auch hier werden die Lehrkräfte in das Konzept miteingebunden. Bei diesem Training wird Kindern aber auch Wissen in jenen

Bereichen vermittelt, in denen es in der Schule nicht so gut klappt, die aber wichtig sind.[30]

Na, da würde Max einiges zu tun haben, denn außer in Deutsch, Englisch und Sport klappt es nirgendwo besonders. Am allerschlimmsten ist es in Mathe! Für die letzte Klassenarbeit haben wir zwei Wochen durchgelernt, sogar am Wochenende. Mit jedem Tag, an dem unser Junior nicht in den Skatepark konnte, tat er mir mehr leid. Und mit jeder Stunde, die wir vor den Büchern verbrachten, machte sich auch bei mir Verzweiflung breit.

Zum einen kamen meine eigenen Kindheitserinnerungen an das verhasste Fach hoch, zum anderen merkte ich, dass ich gerade noch ein bis zwei Jahre würde mithalten können. Und dann? Harald beginnt beim Lernen mit Max spätestens nach fünf Minuten rumzuschreien. Bleibt nur noch Smartie. Der ist zwar ein wirkliches Mathegenie, aber wenn er mit Max lernen würde, würde es Mord und Totschlag geben. Denn egal, was der große Bruder dem kleinen aufträgt, würde der sich weigern, weil die Beispiele zu doof, zu schwer, zu lang, zu unnötig etc. sind. ... Ach Gott, wie um alles in der Welt sollen Max und auch wir noch so viele Schuljahre durchstehen?

Mit der richtigen Therapie, hoffentlich. Interessant finde ich im Übrigen auch das Konzept der **Ergotherapie**, wobei die Angebote hier recht unterschiedlich sind. Gerade gestern hat jemand in unserer ADHS-Facebook-Gruppe gefragt, was denn in der Ergotherapie passiert, und es kamen so viele Antworten zu den Erfahrungen mit diesem therapeutischen Ansatz zurück, dass ich mir zwar dachte „Klingt alles wirklich hoch interessant und hilfreich“, aber jeder sollte mal lieber beim Ergotherapeuten seiner Wahl nachfragen, was *dort* genau gemacht wird.

Manche Ergotherapeuten konzentrieren sich nur auf das Kind, andere wieder schließen auch das familiäre Umfeld mit ein, wieder andere arbeiten nicht nur mit den Eltern, sondern auch mit Erziehern und Lehrkräften zusammen und beraten diese, wie der jeweilige Bereich zum Wohle aller Beteiligten verändert werden kann.

Ziel der Ergotherapie ist laut Literatur jedenfalls „die Verbesserung der Handlungskompetenz, Selbstständigkeit und Teilhabe des [Kindes] in dessen Alltag."[31] Dabei analysieren Ergotherapeuten genau, wie die „Kinder in den Bereichen Selbstversorgung, Aktivitäten der alltäglichen Routine, des Spiels, im Kindergarten, in der Schule, in der Freizeit und im sozialen Leben"[32] zurechtkommen und nehmen Problembereiche in den Blick, um mit ihrer Therapie genau dort anzusetzen. Meistens in Form von Aufmerksamkeits- und Selbstinstruktionstrainings (Einzel- oder Gruppentherapie).[33]

Laut Britta Winter sollte allerdings immer auch eine Beratung des Umfelds stattfinden: „Die Einbeziehung und Beratung der Bezugspersonen des Kindes, also der Eltern, Erzieher und Lehrer, ist in der ergotherapeutischen Behandlung von ganz besonderer Wichtigkeit"[34], da diese „bewährte Anregungen, Hilfen und Fördermöglichkeiten [erhalten], wie sie das Kind in konkreten Alltagssituationen fördern und unterstützen können."[35] Dabei werden z. B. Ideen aufgezeigt, wie die Kinder ihr Zimmer bzw. ihren Arbeitsplatz optimieren können.

Klingt ähnlich umfassend wie die übrigen Trainings, von denen ich heute gelesen habe, aber „trainieren" tun dabei die Kinder, die Eltern und Erzieher werden beraten, wie sie mit dem Kind umgehen und es begleiten können.

Insgesamt hörte sich das Konzept der Ergotherapie aber sehr vielversprechend an. Vor allem in dem Buch *Komm, das schaffst Du!* (was für ein passender Titel!) fand sich eine Vielfalt wirklich alltagstauglicher Tipps zum Umgang mit Kindern mit ADHS. Ich muss sagen, ich habe selten ein Buch gesehen, das so strukturiert und übersichtlich geschrieben ist – als ob Frau Winter für *Eltern* mit ADHS schreiben würde. Nun ja, bei dem, was ich schon zur Vererbbarkeit des Syndroms gelesen habe, wird ein nicht unbeträchtlicher Teil der Eltern ja tatsächlich ebenfalls betroffen sein.

Ich bin ja selbst das beste Beispiel. Als Elternteil an derselben „Störung" wie das Kind zu leiden, kann im Übrigen Fluch und Segen zugleich sein. Einerseits weiß man dann zwar genau, was im Kind vorgeht, denn man hat es als Heranwachsender selbst erlebt. Außerdem macht die Sensibilität, die Eltern mit ADHS haben, diese besonders offen für die Bedürfnisse ihrer Kinder.[36]

Andererseits muss man natürlich auch sagen, dass man als ADHSler leider eine extrem geringe Geduldspanne hat, selbst oft aufgrund vieler Verletzungen im Kindes- und Jugendalter falsch reagiert und unbewusst damit einige der Fehler wiederholt, unter denen man als Kind selbst so gelitten hat.

Genau aus diesem Grund hat mir eine gute Freundin vor einigen Jahren geraten, zu ihrer Therapeutin zu gehen, um da mal einiges aufzuarbeiten. Die Frau war wirklich toll und hat mir geholfen, in meinem Inneren wieder so manches gerade zu rücken, wovon nicht nur ich, sondern – so hoffe ich – die gesamte Familie profitiert hat. Toll wäre natürlich auch für Max eine Psychotherapie, um in seiner Seele sozusagen durchzufegen und all die kleinen Teufelchen, die ständig am Selbstwert nagen, rauszukicken. Ich werde da mal mit Frau Dr. Mannheimer sprechen, was sie davon hält.

Insgesamt war ich jedenfalls von all den Möglichkeiten, die man hat, um sein Kind zu unterstützen, doch sehr angetan, vor allem, weil die meisten Angebote multimodal ausgerichtet sind.[37] Soll heißen, dass nicht nur ein Aspekt von ADHS herausgegriffen wird, sondern gleich mehrere, dass nicht nur das Kind, sondern auch das Umfeld mit einbezogen wird und dass, wo nötig, auch ergänzend Medikamente gegeben werden.[38]

Gerade mit Letzteren haben wir uns noch gar nicht auseinandergesetzt, weil wir Riesenbammel davor haben, hier die falsche Entscheidung zu treffen, wenn man uns raten sollte, ergänzend zu anderen Maßnahmen auch eine medikamentöse Behandlung in Betracht zu ziehen. Immer öfter lese ich nämlich in unserer ADHS-Gruppe, dass bei fehlender oder falscher Behandlung zusätzlich zur ADHS weitere Störungen entstehen können. Gerade deshalb hoffe ich sehr, dass wir uns in Bezug auf Therapien letztendlich für den für unser Kind passenden Weg entscheiden.

8. August, Max

Langsam kann ich „ADHS" nicht mehr hören. Dabei dürfte das erst der Anfang sein. Überall in Mums und Dads Zimmer liegen diese doofen Bücher rum, und die Parents scheinen nur mehr ein Gesprächsthema zu kennen. Nicht, dass ich da so viel mithören würde, aber es reicht schon, wenn ich auf sie zukomme und sie mitten im Gespräch verstummen. Oder wenn ich an ihre Tür klopfe und beide einen gekünstelt freundlichen Blick aufsetzen, wie zwei Fünfjährige, die du gerade beim Süßigkeitenklau erwischt hast.

Am meisten nervt, dass selbst Dad auf Facebook statt in seinen spannenden Anglergruppen fast nur noch in einer ADHS-Gruppe rumgurkt, zu der Mum ihn höchstwahrscheinlich verdonnert hat. Obwohl: Auch wenn Mum nicht in der Nähe ist, seh ich beim Vorbeigehen dauernd das Logo dieser Gruppe.

Alter, Dad, was ist los mit dir? Ich hoffe, du hast dich nicht mit demselben Virus wie Mum infiziert, die bei allem und jedem ständig wo nachliest. Egal, mit welchen Argumenten du ihr dann kommst, sie hat immer ein Gegenargument, das du einfach nicht schlagen kannst. Dann bin ich ja bald nur noch von Besserwissern umgeben: Mum, die zugegebenermaßen tatsächlich fast alles besser weiß, Dad, der möglicherweise auch bald nur noch klugscheißt, und Smartie, der ohnehin denkt, er sei Einstein und Stephen Hawking in einer Person (ja, da schaut ihr mal, die kenne sogar ich!).

Mr. Know-It-All hätte ich heute im Übrigen fast eine gescheuert, als wir wieder mal vor Mum und Dad im Frühstücksraum waren und den Saftsack von gestern trafen, der tatsächlich nichts Besseres zu tun hatte, als Smartie zu fragen, ob er denn bessere Manieren als sein kleiner Bruder hätte und wüsste, dass man Erwachsene siezt.

Der sah ihn natürlich nur groß an und hatte keinen Plan, wovon der Idiot sprach. Um zu vermeiden, dass er gleich eine ungebetene Erklärung liefern würde, die Smartie mir dann bei der nächsten Gelegenheit aufs Brot schmieren könnte, wollte ich die Situation irgendwie retten und den Alten bitten, es doch einfach sein zu lassen. Nachdem Mum immer predigt, man könne jedem seine Meinung sagen, aber müsse dabei höflich und respektvoll bleiben, kramte ich verbissen zwischen den grauen Zellen nach was Passendem.

Zu lang, offenbar, denn der Typ servierte Smartie brühwarm die Geschichte von gestern. Ein ganz kleiner Teil von mir hoffte ja, dass Smartie Partei für mich ergreifen und ein paar erklärende Worte für das Fossil haben würde. Aber nichts! Er stand nur da, zappelte von einem Bein auf das andere, weil ihm die ganze Angelegenheit offenbar mega unangenehm war, und hoffte wahrscheinlich, dass der Alte endlich zu labern aufhören würde und er sich seinen gebratenen Speck mit Rührei auf den Teller laden konnte.

Was mich dann aber wirklich auf die Palme brachte, war, dass der Trottel meinte, ich sei ihm schon mehrmals unangenehm aufgefallen, und wenn er noch mal etwas Unangemessenes beobachte, würde er sich an der Rezeption beschweren. Alter, ich musste alles, was an Selbstbeherrschung in mir steckte, mobilisieren, um ihm nicht ganz viele unanständige Wörter an den Kopf zu werfen.

Um meiner Wut aber wenigstens irgendwie Luft zu machen, sagte ich zu Smartie – klarerweise laut genug, dass es der Vollhämmer auch noch hören konnte – dass ich hoffte, sein mit Butter beschmiertes Messer würde ihm nicht wieder wie gestern auf den schönen Teppich hier fallen, sonst hätte *ich* was, das ich der Hotelleitung melden könnte.

„Bist du VOLLKOMMEN bescheuert?", fuhr mich Smartie an. „Wie kannst du über einen älteren Herrn so reden und noch dazu so laut, dass er's hört? Ich hoffe, deine Psychologin hat da mal ein paar anständige Tipps für Mum und Dad. Oder am besten verpassen die dir gleich 'ne Gehirntransplantation. Ständig diese mega peinlichen Situationen mit dir!"

Wie auf Knopfdruck bahnten sich wie immer Blut und Tränenflüssigkeit ihren Weg an entsprechende Stellen. Und ebenfalls wie immer in solchen Situationen veranstaltete ein Gemisch an Gedanken und Gefühlen absolutes Chaos in meinem Kopf: Wie konnte der Bro vor allen Gästen so was zu mir sagen? Sollte ich ihm – wider besseres Wissen – eine scheuern, um mal klar zu machen, dass ich mir so was einfach nicht gefallen lasse? Sollte ich zu Mum laufen, um mich bei ihr mal gründlich auszuheulen? Sollte ich ganz cool Käse, Wurst und ein Brötchen auf meinen Teller packen und so tun, als würde mich das alles nicht berühren?

All diese Fragen gingen mir im Bruchteil einer Sekunde durch den Kopf und lähmten mich für einige Augenblicke. Schlussendlich trugen mich dann aber meine Beine einfach in Richtung Zimmer von Mum und Dad. Denn Option 1 und 3 schieden ohnehin aus (kein Bock auf Dauerpredigten von Mum und dass ich grade nicht wirklich cool war, verriet mein Gesicht). Außerdem: Auch wenn ich jetzt wie ein Zweijähriger rüberkomme – ich musste mal ganz dringend in den Arm genommen und getröstet werden.

Allerdings hatte es heute irgendein Racheengel auf mich abgesehen, der's mir anscheinend mal für all meine Blödheiten heimzahlen wollte. Denn anstatt ein paar tröstender Worte von Mum kriegte ich gleich noch mal eins oben drauf. Gerade als ich nämlich an Mum und Dads Zimmertür klopfen wollte, hörte ich, wie die beiden drinnen relativ angeregt diskutierten. Klar, schon wieder über die Vier-Buchstaben-Sache.

Und da war auch schon wieder das gefürchtete Wort: „Therapie". Inzwischen hab ich ja mitbekommen, dass da irgendjemand versuchen soll, mich „normal" zu machen, mich wieder auf Spur zu bringen. Ähm ... streicht das „wieder" – auf Spur war ich eigentlich noch nie. Leider. Da hätte ich sicher weniger Probleme. Mir fällt da immer so ein Zug ein, der schön dahingleitet, solange er auf den Schienen fährt. Sobald er aber neben den Geleisen fahren würde, käme er fast nicht voran. Genau so fühlt sich's an.

Trotzdem: Ich will in keine Therapie oder ein Training. Dann ist eben alles holpriger und ich komm langsamer voran, is halt so.

Also wollte ich die Tür öffnen, um den Parents genau das zu sagen, als ich hörte, wie Mum Dad erklärte, dass sie sich heute oder morgen schon mal wegen Therapieplätzen erkundigen wolle, sie wolle nicht noch mehr Zeit ungenutzt verstreichen lassen. Immerhin werde ich in einem Monat schon zwölf.

Was geht mit dir, Mum, willst du mir nicht gleich einen Rollator zum Geburtstag schenken? Alter, ein paar Wochen auf oder ab können doch keinen Unterschied machen! Genau dieser

Meinung war Dad auch, denn er meinte, das hätte doch auch sicher alles bis nach unseren Urlauben Zeit (bald fahren wir nach Kroatien).

Dad, Dad, Dad ... hat es schon jemals was gebracht, Mum zu widersprechen? Da kommen doch pro Argument sechs Gegenargumente. Und genau so war's auch. Allerdings waren das welche, die ich besser nicht hätte hören sollen. Denn erstens stellte sich heraus, dass Mum gleich mehrere Therapien ins Auge fasste. Aber gerne doch, dachte ich mir, wenn ich dann nicht mehr zur Schule muss. Denn neben der Schule würde sich der ganze Zinnober zeitmäßig wohl nicht ausgehen!

Zweitens müsse man bei nahezu allen Therapien oft monatelang auf einen Termin warten. Von mir aus auch Jahrzehnte!

Aber es war das Drittens, das es dann wirklich in sich hatte: Wenn man keine Therapien machen würde, meinte Mum, würde die ganze Sache noch schlimmer werden. Ich könnte dann noch andere Störungen entwickeln. Dann zählte sie eine ganze Reihe unaussprechlicher Dinge auf, die sich mein Gehirn zu merken weigerte.

Ich hatte genug gehört und schlich mit hängendem Kopf in unser Zimmer. Dort sperrte ich mich auf der Toilette ein. Allerdings wusste ich, dass es nicht lange dauern könnte und Mum würde schauen, wo ich abblieb. Als sie fünf Minuten später tatsächlich an die Tür klopfte, täuschte ich Bauchschmerzen vor.

Damit hatte ich nämlich gleich drei Probleme gelöst: Erstens musste ich nicht mehr zurück in den Frühstücksraum, zweitens würden wir mit Sicherheit nicht wandern gehen (dafür schuldest du mir einen, Smartie!) und drittens könnte ich höchstwahrscheinlich wieder viel mehr fernsehen als sonst (Smartie dann natürlich auch – dafür schuldest du mir noch einen, Bruder!).

Genau so kam's auch. Trotz nahezu wolkenlosen Himmels verbrachten Smartie und ich den ganzen Vormittag im Zimmer vor der Mattscheibe. Nach ein paar Stunden Geflimmer wurde mir das dann aber doch zu langweilig und außerdem bekam ich mega Kohldampf. Also musste ich die wundersame Genesung vortäuschen und meine Angst, wieder auf besagten Gast zu treffen, überwinden. Der war aber nach dem Frühstück ohnehin abgereist, wie mir eine nette alte Dame berichtete. Sie hatte die Szene am Morgen offenbar beobachtet und dürfte meine ängstlichen Blicke bemerkt haben, als ich zu Mittag den Raum betrat.

Na, Gott sei Dank war der Racheengel wieder auf seine Wolke abgezischt und ich konnte entspannt meine Berner Würstel genießen. Für den Nachmittag lohnte sich dann keine Wanderung mehr, meinte jedenfalls Mum. Wobei ich denke, dass der wahre Grund die Lesewut der beiden war.

Auch wenn ich mich wiederhole: Was ist nur in Dad gefahren??? Warum lässt der sich von Mum da so beeinflussen? Tja, wenn ich Pech habe, hat er sich tatsächlich bei Mum angesteckt ... Mann oh Mann, das kann was werden!

8. August, Mum

Auch heute waren wir nicht wandern, da Max – angeblich – Bauchschmerzen hatte. Ich hab ja das Gefühl, dass da etwas anderes als eine Magenverstimmung dahinter gesteckt hat. Wenn es das wirklich gewesen wäre, hätte er mich nämlich bei sich am Bett sitzen haben wollen, nach einer Wärmeflasche verlangt, freiwillig Tee getrunken und insgesamt einfach krank ausgesehen.

Von all dem war aber nicht die Rede. Stattdessen kam er mir irgendwie verschreckt und eingeschüchtert vor. Wahrscheinlich ist er mit einem anderen Jungen aneinandergeraten und wollte dem mal ein paar Stunden aus dem Weg gehen.

Wie auch immer, ich war ohnehin nicht in Wanderlaune, denn ich wollte mit unseren Büchern weiterkommen und schon mal ein paar Telefonate in Bezug auf Therapieplätze in unserer Nähe erledigen. Nach all dem, was wir bisher gelesen haben, wollen wir unbedingt eine Therapie, in der nicht nur Max „behandelt" wird, sondern in die auch Harald und ich und wenn möglich auch die wichtigsten Lehrkräfte involviert sind.

Zwei Autoren bringen das auf den Punkt: „Die wirksamsten Ansätze zu einer Behandlung von ADHS setzen [...] nicht direkt beim Kind selbst an, sondern haben den Personenkreis im Umfeld des Kindes im Blick."[39] Und es liegt ja auch auf der Hand: Was soll sich denn bessern, wenn nur das Kind zum Therapeuten geschickt wird oder ihm nur Medikamente verordnet werden, aber sonst nichts passiert?

Jedes Kind lebt in einem System, in dem es Wechselwirkungen gibt und wo sich Dynamiken entwickeln, an denen ja nicht nur das Kind allein beteiligt ist. Also können nur Ansätze zum Erfolg führen, in die die wichtigsten Beteiligten mit eingebunden sind. Klar können dann Psychotherapie, Neurofeedback, Selbstinstruktionstrainings, Spieltrainings etc. und wahrscheinlich auch Medikamente ergänzend helfen und gezielt auf Probleme einwirken, die ausschließlich im Kind selbst begründet sind. Aber die Betonung liegt eben auf „ergänzend".

Soweit gehen Harald und ich konform, aber er findet es übertrieben, sich jetzt schon um Therapieplätze zu kümmern, wo wir noch nicht mal eine Diagnose haben. Nun, wenn wir daran zweifeln würden, dass Max ADHS hat, hätten wir auch nichts über die Behandlungsmöglichkeiten gelesen. Aber wir sind uns ja eigentlich sicher. Und nachdem in unserer Facebook-Gruppe immer wieder darüber geklagt wird und auch in mehreren Büchern gestanden hat, dass es lange Wartezeiten für Therapie- und Trainingsplätze gibt,[40] möchte ich mich da schon mal vorsorglich orientieren. Außerdem will ich mich bezüglich Wartezeiten, Kostenübernahme, Ablauf etc. erkundigen.

Harald hat mich heute auch noch gefragt, was ich von all den alternativen Behandlungsansätzen halte, denn davon gibt es ja auch eine ganze Menge. Nun ja, was soll ich davon halten? Viele dieser Ansätze klingen recht spannend, nahezu alle haben aber wiederum nur das Kind und vor allem nur einen Aspekt von ADHS im Blick.

Da gibt es zum Beispiel Autogenes Training zum Entspannen, Yoga für Kinder, Heilpädagogisches Reiten, Sensorische Integrationstherapie etc. Spaß macht das den Kids sicher alles und bestimmte Effekte lassen sich damit höchstwahrscheinlich auch erzielen. Aber ich denke, dass das Problem bei der Wurzel gepackt werden und gemeinsam mit den wichtigsten Bezugspersonen von mehreren Seiten und vor allem in Bezug auf alle Symptome angegangen werden muss.

Klar kann man das eine oder andere ergänzend machen, sollte aber dabei aufpassen, dass man auch noch „normales Leben" zulässt und nicht nur von einer Therapie zur anderen hetzt. Daher sind Zeit und Geld sicher besser in multimodale Therapien investiert.

„Und was hältst du von Nahrungsergänzungsmitteln und Ernährungsumstellung?", wollte Harald wissen. Offenbar sah er Max jeden Morgen vor einer Palette bunter Kapseln mit allen möglichen Vitaminen und Mineralstoffen stehen und sein heiliges Sonntagsschnitzel und das Schokoeis danach in unerreichbare Weiten rücken.

Puh, das war schwieriger zu beantworten, obwohl ich dazu eigentlich schon vor einigen Wochen recht viel gelesen hatte[41] und in unserer Facebook-Gruppe zu diesem Thema auch immer wieder ein reger Austausch stattfindet. Wie es scheint, herrscht da in der Wissenschaft nicht wirklich Einigkeit. Genauso wenig wie über die Wirksamkeit alternativer Heilmittel wie Homöopathie, Bachblüten, Schüsslersalze und Ähnlichem.

Doch eigentlich liegt es – zumindest für mich – auf der Hand: All diese Dinge werden vermutlich helfen, Symptomen wie Konzentrationsmangel, innerer Unruhe oder Schlafstörungen die Spitzen zu nehmen. Aber wie sollen bitte ein paar Globuli oder Tropfen in den falsch laufenden Gehirnstoffwechsel eines Menschen eingreifen? Wie sollen sie einen zerstörten Selbstwert wieder aufbauen? Wie sollen sie Kinder dabei unterstützen, ihr Handeln besser zu planen, sich an Vorgaben und Regeln zu halten, nicht mehr zu träumen, mehr Konzentration aufzubringen, störende Geräusche einfach auszublenden, usw. usf.?

Es berichten zwar immer wieder Eltern aus unserer Facebook-Gruppe, dass diese Dinge helfen würden. Aber ich denke mal, das könnte auch darauf zurückzuführen sein, dass sich Besserungen bei jeder Krankheit ja oft schon allein dadurch einstellen, dass die Eltern ihr Kind intensiver beobachten, es fragen, wie es ihm geht, wie sein Tag war etc. – sich also insgesamt mehr mit ihrem Kind beschäftigen. Das tut dem Kind gut und führt vermutlich zur Entspannung des Familienklimas, wodurch subjektiv Verbesserungen wahrgenommen werden. Außerdem gibt es natürlich auch immer wieder so etwas wie einen Placebo-Effekt.

Und schließlich wäre es ja nachvollziehbar, dass zum Beispiel mit irgendeinem Vitaminkomplex oder Omega-3-Fettsäuren, die die Aufmerksamkeitsspanne bei *jedem* (ein wenig?) verlängern können, dies auch bei einem Kind mit ADHS klappt. Aber wie gesagt, das ist ja nur *ein* Aspekt der ganzen Sache und so wie ich es gelesen habe, darf man da keine Wunder erwarten.

Ergänzend zu den Therapieansätzen, von denen Harald und ich in den letzten Tagen gelesen haben, kann man das natürlich zumindest mal versuchen. Das werde ich bei Max, wenn die Schule losgeht, sicherlich probieren, obwohl ich mir jetzt keinen kleinen Einstein erwarte. Geschrotete Leinsamen hab ich ihm ja in den letzten Wochen schon gegeben, aber zu dem Zeitpunkt war in der Schule kaum mehr Leistung zu erbringen, daher kann ich da zum Effekt bezüglich Konzentration auch nicht viel sagen. Aber gesund sind die Omega-3-Fettsäuren in diesen Samen allemal, und auch nicht Schwermetall belastet wie sämtliche Meeresfische. Somit kann's zumindest nicht verkehrt sein.

Zum Thema Ernährungsumstellung muss ich sagen: Ich habe auch hier meine Zweifel, dass mit dem Weglassen bestimmter Nahrungsmittel plötzlich ein angepasstes Kind am Frühstückstisch oder auf der Schulbank sitzt.

Das Einzige, das ich bei Max jetzt wirklich reduzieren werde, sind Süßigkeiten. Denn da scheint sich in Studien tatsächlich gezeigt zu haben, dass sich die Hyperaktivität noch mal um einige Stufen steigert, wenn Kinder mit ADHS zu viel Zucker zu sich nehmen. Süße Drinks und Weißmehl gibt es auf unserem Speiseplan ohnehin nicht, aber Süßigkeiten am Nachmittag und Abend sehr wohl. Und nachdem Max ohnehin ständig untergewichtig ist, war ich da bisher nicht so streng. Aber jetzt, wo ich mich damit auseinandergesetzt habe, werde ich Süßes doch etwas zurückschrauben.

Auch Zusatzstoffe in Fertigprodukten sollen ja die Symptome von ADHS verstärken. Aber zum einen sind die ja für alle Menschen nicht gerade gesund und zum anderen kann man die mit frisch zubereiteten Speisen vermeiden. Klar ist nicht immer Zeit, ein Sieben-Gänge-Menü auf den Tisch zu zaubern, aber im Internet gibt es eine Menge Kanäle für schnelle und gesunde Küche, sodass man grade mal 20 Minuten am Herd steht, um die Familie mit einer leckeren, frisch gekochten Mahlzeit zu versorgen.

Außerdem habe ich mir schon lange angewöhnt, mir am Vortag ein Gericht auszusuchen, und zeitraubende Dinge wie Gemüse putzen, Zwiebeln schälen oder Wurst kleinschneiden gemütlich beim Fernsehen zu machen. Dann geht es am nächsten Tag superschnell.

All das erzählte ich Harald zu alternativen Methoden, Nahrungsergänzungsmitteln und Eliminationsdiäten. Am Ende meines „Vortrags“ sah der mich aber nur an und meinte: „Ein einfaches ‚Finde ich gut‘ bzw. ‚Halte ich nichts von‘ hätte mir schon gereicht.“

Versteht mal einer die Männer ...

Kapitel 6

WAS, ES KANN NOCH SCHLIMMER KOMMEN?

8. August, Smartie

Irgendwie werd ich einfach nicht schlau aus Max. Denn ich weiß, dass er – auch wenn ich's manchmal nicht gerne zugebe – ein wirklich Guter ist. Jemand, der das Herz am richtigen Fleck hat. Aber dann führt er sich auf wie der ärgste Assi und verhält sich sogar älteren Erwachsenen gegenüber komplett daneben. Manchmal denk ich echt, er hat zwei Gesichter. Beispiele dafür gibt es nahezu täglich.

Bei unserer Ankunft hier im Hotel (besser gesagt: auf dem Bauernhof) hat er beispielsweise einer alten Dame mit ihrem Rollator über die Stufen geholfen und ihrem alten Herrn einen relativ großen Koffer ins Zimmer geschleppt. Das Geld, das der ihm dafür geben wollte, hat er aber nicht mal genommen. „Was für ein netter Junge“, werden die beiden sich mit Sicherheit gedacht haben.

Na, dann hätten sie ihn heute am Frühstücksbuffet sehen sollen – oder besser hören. Anscheinend war Max davor schon mal an den anderen älteren Herrn geraten, der ihn für sein Benehmen heute nochmals zurechtgewiesen hat. Und was macht der Gestörte? Schimpft so laut über ihn, dass er's hören muss und ich mir – wie so oft in all den Jahren mit diesem unbeherrschten Nulldenker – wünsche, Scotty aus Dads Lieblingssendung würde mich schnell mal woanders hinbeamen.

Ähnlich widersprüchlich schaut es mit seiner Tierliebe aus. Normalerweise wird ja alles, was sich bewegt, von Max gehegt und gepflegt und der ärgste Zirkus veranstaltet, um es dem jeweiligen Schützling so gemütlich, artgerecht und naturnah wie möglich zu machen. Im vergangenen Herbst zum Beispiel hatte Moritz an einem eisigen Tag eine Maus ins Haus gebracht. Die entriss Max unserem Kater natürlich gleich, wärmte sie in einem Tuch zwischen seinen Händen, parkte sie mal kurz in einem Pappkarton und machte sich dann auf die Suche nach unserem alten Terrarium, in dem wir mal Riesenschnecken gehalten haben.

Bei Temperaturen knapp um den Gefrierpunkt gurkte er also draußen geschlagene 30 Minuten rum, bis er das Glasteil endlich gefunden hatte. Dann schaufelte er die fast tiefgefrorene, aber jedenfalls sauharte Erde aus unserem Garten rein und stellte den riesigen Behälter schwitzend auf dem Wohnzimmertisch ab.

Anschließend presste er die Erde mit aller Kraft fest und klopfte so laut drauf, dass beide Katzen fluchtartig das Wohnzimmer verließen und Dad aus dem Keller hochkam. Hatte wohl gedacht, das Haus wär knapp vorm Einstürzen. In die Erde hatte Max davor aber noch horizontal einen alten Bürstenstiel gesteckt, den er dann aus der fest zusammengedrückten Erde herauszog, sodass die Maus nun einen unterirdischen Tunnel hatte.

Wer aber glaubt, dass der Nager nun endlich in seine Behausung durfte, der irrt. Denn der Wahnsinnige holte noch einen

Föhn (!), um die kalte Erde für die Maus anzuwärmen, säte Mums Kressesamen vor dem Höhleneingang an („Die Maus muss sich da drin sicher fühlen, wenn die Kresse wächst, ist das wie ein kleiner Zaun!") und suchte in der Küche und im Vorratsraum Fressen für das Tier, das für ein ganzes Mäuseleben gereicht hätte. Das musste natürlich alles Bio-Qualität haben, denn „wer weiß, was da für Chemie in dem anderen Zeugs ist, die die Maus aus der Natur nicht kennt."

Und dann wundert er sich, wenn ich ständig meine Augen verdrehe!

Schließlich legte er auch noch einen alten Socken in das Terrarium, den er mit zwei Zahnstochern aufspreizte, damit die Maus auch noch einen zweiten, geschützten Aufenthaltsort hatte. Tapetenwechsel für den Nager, sozusagen. Oder eine „Sommerfrische", wie Mum schmunzelnd bemerkte ... keine Ahnung, was das ist. Bin im Sommer nie frisch, sondern immer nur schwitzig. Wie auch immer, jedenfalls durfte die Maus dann endlich aus ihrer Pappschachtel und ihr neues Zuhause beziehen.

Aber jetzt kommt's: Während Max mit Tieren normalerweise immer so ein Tamtam veranstaltet, füllt er auch, ohne mit der Wimper zu zucken, Kaulquappen und auch gern mal einen Frosch in ein Glas und lässt die armen Kerle in einer Plastikwanne mit Wasser bei uns im Garten wieder raus. Dort stehen sie dann in der prallen Sonne, ohne Nahrung und ohne Sauerstoff. Nur damit Mister Natur-Doku seine spannenden Beobachtungen machen kann. Und wenn du ihm dann sagst, das sei Tierquälerei, wirft er dir unwiederholbare Wörter an den Kopf, rückt den Behälter in den Schatten und fängt an, irgendeine „Sauerstoff-Pumpe" zu entwerfen, zu deren Konstruktion ihm nach drei Minuten ohnehin die Puste ausgeht.

Na ja, vielleicht gelingt es Max' Psychologin ja, die zwei Maxe, die da offenbar in ihm wohnen, zusammenzubringen. Ein

Ende dieser ganzen Peinlichkeiten wär jedenfalls mehr als angenehm. Auch wenn Max für vieles gar nichts kann, nervt sein Verhalten unendlich. Wenn das nicht bald irgendwie besser wird, heuer ich auf einem Schiff an und bin weg!

8. August, Dad

Heute war wieder nichts mit Wandern, weil Max Bauchschmerzen hatte. Wenn's wahr ist. Ich vermute eher, er hatte einfach keine Lust auf Wald und Flur. Also gab's für die Jungs Fernsehen und Doris und ich legten uns nach einer kleinen Runde über die Felder an den Teich. Ich hatte zwar vor, einen Krimi-Tag einzulegen, gab aber nach etwa einer halben Stunde auf, da Doris mir alle paar Minuten eine Stelle aus einem ihrer Bücher vorlas. „Gib mal her und lass mich das selbst lesen", sagte ich, und meinte an ihrem verschmitzten Gesichtsausdruck zu erkennen, dass sie genau darauf gewartet hatte.

„Ich will nur, dass du verstehst, warum ich so viel Druck mit dem Beginn der Behandlung mache, falls unser Verdacht durch eine Diagnose bestätigt wird." Offenbar war ihr mein wenig erfreuter Gesichtsausdruck nicht entgangen. „Es reicht schon, wenn du jeweils nur das Kapitel zum Thema ‚komorbide Störungen' liest", meinte sie und drückte mir vier (!) Bücher in die Hand.

Irgendwie konnte ich mir darunter nicht wirklich was vorstellen, und allein der komplizierte Ausdruck machte nicht gerade Lust auf Lesen. Das Ganze war dann aber doch weniger komplex, als es klang, denn es handelt sich dabei um „das überzufällig häufige Auftreten von mindestens zwei Störungsbildern."[1]

Soll heißen, dass es eine ganze Reihe von Störungen gibt, die nicht selten mit ADHS einhergehen. Als ob die ADHS alleine nicht schon genug wäre! Noch dazu war in mehreren Büchern zu lesen, dass von ADHS betroffene Kinder sogar *sehr häufig* zusätzlich noch eine andere Störung entwickeln würden: „Sowohl nationale als auch internationale Befunde zeigen auf, dass AD(H)S ohne Begleitung von anderen [...] Störungen eher als Ausnahme bezeichnet werden kann."[2]

Ei, ei, ei, das klingt nicht gut. Die Angaben zum Prozentsatz der Kinder, die noch eine oder gleich mehrere weitere Störungen haben, reichen von knapp 70 bis 90 Prozent. Ob Max da auch reinfällt? Ich begann zu lesen, welche Störungen es überhaupt gibt:

- Störung des Sozialverhaltens (darunter fallen Kinder, die sich sozial auffällig verhalten, zum Beispiel Probleme bei der Integration in Gruppen haben)
- Oppositionelle Störungen des Sozialverhaltens (Kinder, die sich allem widersetzen, kein Regelverhalten zeigen, auch aggressiv werden)
- Depressive Störungen
- Angststörungen
- Lernstörungen, Teilleistungsschwächen (Lese-Rechtschreibschwäche bzw. Rechenschwäche)
- Tic-Störungen (ständig mit den Augen blinzeln, Schulterzucken, Räuspern etc.)
- Motorische Entwicklungsstörungen (vor allem in der Feinmotorik, z. B. beim Schleifenbinden oder Stifthalten und der Koordination)
- Auditive Wahrnehmungs- und Verarbeitungsstörungen (Gehörtes wird nicht „richtig" verarbeitet bzw. interpretiert und abgespeichert)
- Asperger-Syndrom
- Entwicklungsstörungen der Sprache
- Einnässen und Einkoten
- Essstörungen[3]

Also, auch ohne Diagnostiker zu sein, kann ich schon mal sagen, dass Max einige dieser Probleme hat – dafür reicht nämlich schon die Berufsbezeichnung „Vater".

Da wären mal seine diversen Ängste vor Dingen, die für andere nicht nachvollziehbar sind: Eine absolute Panik vor Spinnen und Wespen, während Grashüpfer, Regenwürmer, Libellen, aber auch Schlangen und riesige Krebse behandelt werden, als wären sie die süßesten Kuscheltiere. Oder seine Angst vor der Dunkelheit. In seinem Zimmer muss immer ein Nachtlicht brennen (die Begründung Smartie gegenüber lautet: Damit er sich an keinem Möbelstück stößt, sollte er nachts ins Bad müssen). Außerdem müssen im gesamten Haus die Rollläden runter, wenn es draußen dunkel wird, und in unseren Keller, der aus Wohnräumen wie Gästezimmer, Fitessraum, Vorratsraum etc. besteht, bringen ihn alleine keine zehn Pferde. Früher hatte er Angst, eine Hexe sei da unten hinter ihm her, heute meint er nur verlegen, im Keller gebe es immer eigenartige Geräusche. Meine Vermutung: Das Hexenthema hat sich noch nicht wirklich erledigt.

Die unerklärlichste seiner Ängste werde ich mit Sicherheit nie vergessen: Die Panik, sich im Kindergarten auf die sogenannte Cremerutsche zu wagen. Dafür wurden Turnmatten mit Creme eingerieben und mit Wasser besprenkelt, dann durften die Kinder in der Badehose nach Herzenslust drüberrutschen.

Doris und ich sahen ihm regelrecht an, wie gerne er eigentlich versucht hätte, Anlauf zu nehmen und über eine Matte zu flutschen. Aber irgendetwas bei der ganzen Sache verursachte solche Panik bei ihm, dass er sich nicht durchringen konnte. Erst am allerletzten Kindergartentag (nur wenige Wochen vor seinem siebten Geburtstag!) fasste er sich ein Herz und sprang drauf. Dann gab es natürlich für die letzte halbe Stunde seines Kita-Lebens kein Halten mehr und wir hörten wochenlang „Menno, warum hab ich mich nicht schon früher getraut?!"

Ja, was hätten wir noch? Natürlich ... Lernstörungen, vor allem Rechenschwäche. Aber auch in Deutsch, sobald die Konzentration nachlässt, das Interesse fehlt, er unter Druck arbeitet, braucht man ein eigenes „Max-Deutsch-Wörterbuch", um überhaupt begreifen zu können, was manche Wörter heißen sollen. Oder man liest sie sich laut vor, dann kommt man auch drauf.

Tic-Störungen sind gleich das nächste auf der Liste, wo ich bei Max mal meinen würde, dass er da einige davon hat. Bis vor Kurzem konnte er zum Beispiel nur einschlafen, wenn er den Zipfel seines Kissens knetete. Als seine Haare noch lang waren, hatte er ständig eine Strähne im Mund und kaute darauf rum, bei sämtlichen Sweatern beißt er heute noch Löcher in die Enden der Ärmel und seine Nägel sind auch komplett abgekaut.

Zum Thema motorische Entwicklungsstörungen kann ich nur sagen, dass grobmotorisch bei Max alles bestens ist, aber in der Feinmotorik hapert es gewaltig. Wenn er z. B. mal ein Hemd anziehen muss, rastet er beim Zuknöpfen entweder aus oder ein Knopf ist plötzlich ab. Wenn er eine Schleife binden soll (nur bei den Anzugschuhen, alle anderen Schuhbänder werden seitlich in den Schuh gestopft), braucht das etliche angestrengt wirkende Anläufe ohne wirklich befriedigendes Ergebnis, und beim Schreiben befürchte ich immer, der Stift bricht gleich ab, weil seine Finger vor lauter Druck schon ganz weiß sind.

Ob Max tatsächlich irgendeine auditive Wahrnehmungs- bzw. Verarbeitungsstörung hat, kann ich natürlich nicht sagen, aber Fakt ist, dass er einerseits Ohren hat wie ein Luchs (hat ja auch der Ohrenarzt bestätigt), vor allem draußen in der Natur oder auch bei für ihn nervigen Geräuschen. Andererseits kann neben ihm auch ein Sprengsatz detonieren, wenn er in etwas vertieft ist, und er würde es nicht merken.

Zum Thema „depressive Störungen" kann ich schließlich nur sagen: Depressiv kommt Max mir mit Sicherheit nicht vor, aber eben oft entmutigt, wenn er wieder mal versagt hat. Und seinem Selbstwert tun seine Fehler sowie die Reaktionen des Umfeldes darauf natürlich auch nicht gut.

Klar weiß ich nicht, ob all das in streng wissenschaftlichem Sinne „Störungen“ sind, aber ich habe das Gefühl, dass genau das der Punkt ist: Bereits bestehende Probleme oder solche, die bei fehlender oder falscher Behandlung noch entstehen könnten, sollen sich nicht zu massiven Störungen auswachsen.

Was mich auch sehr betroffen macht, ist die Tatsache, dass Kinder mit ADHS in einem weit höheren Maß gefährdet sind, im Jugend- und Erwachsenenalter Alkohol und Drogen zu konsumieren bzw. Medikamente zu missbrauchen oder auch straffällig zu werden.[4]

Also, ich kann mir unseren Zwergenkönig, der sich immer noch wie ein Dreijähriger an seine Mama kuschelt, gar nicht mit einer Zigarette, einem Bierglas oder einem Joint in der Hand vorstellen. Aber das konnten andere Eltern wohl auch nicht, deren Nachwuchs sie eben noch mit unschuldigen Kulleraugen angesehen hat und dachte, Cannabis sei eine Südseeinsel, und die dann plötzlich einen kiffenden Teenager daheim hatten.

Langsam verstehe ich, warum Doris in Bezug auf mögliche Therapien so viel Druck macht …

9. August, Mum

Ich glaube, bei Harald ist endlich der Groschen gefallen. Er scheint verstanden zu haben, dass wir uns jetzt nicht zurücklehnen und abwarten können, was im Fall einer Diagnose empfohlen wird, sondern wir uns einbringen müssen, um das Ganze ein wenig zu beschleunigen.

Noch dazu sind wir in Sachen Diagnose verdammt spät

dran. Aber ich dachte immer, Max wäre eben ein wenig anders, braucht halt mehr Bewegung, ist kopfloser, nicht jeder ist gleich etc. etc. Irgendwann wurde das aber alles zu viel und konnte mit „aufgeweckter" und „impulsiver" nicht mehr erklärt werden. Vor allem merkte ich, dass ich am Ende meiner Kräfte war.

Nicht verwunderlich, denn neben Symptomen, die in den beiden international anerkannten Diagnosekatalogen der Weltgesundheitsorganisation und der Amerikanischen Psychiatrischen Vereinigung angeführt sind, gibt es noch jede Menge andere Begleiterscheinungen der ADHS,[5] die sowohl für die Betroffenen als auch ihr Umfeld belastend sind:

- ADHSler halten keinen Druck aus,[6] vor allem keinen Zeitdruck. *Wenn Max etwas unter Zeitdruck erledigen muss, macht er noch mehr Fehler als sonst und tickt nach kürzester Zeit komplett aus.*
- Sie sind anderen gegenüber meist sehr offen, was aber auch in eine gewisse Distanzlosigkeit kippen kann.[7] *Max spricht wirklich jeden an, auch wenn der vielleicht gerade nicht auf Kommunikation aus ist und er ihn oder sie gar nicht kennt.*
- Sie haben oft eine verzerrte Wahrnehmung der Realität. *Allein zu dem Punkt könnte ich ein Buch schreiben!*
- Sie verfügen über „eine mangelhaft ausgeprägte Fähigkeit der Selbstwahrnehmung"[8]
- sowie über ein ausgesprochen schlechtes Zeitgefühl.[9] *Ich: „Max, komm jetzt aus dem Klo raus, du bist da schon über 20 Minuten drin!"; Max: „Dein Ernst, Mum? Das sind noch nicht mal fünf Minuten!"*
- Sie können mit Geld nur schlecht umgehen.[10] *Max kriegt sein Taschengeld immer am Sonntagabend und am Dienstag ist davon meist nichts mehr übrig.*
- Sie flunkern viel öfter als das Durchschnittskind. Sehr oft, um nicht schon wieder als der Depp vom Dienst dazustehen

oder aber, um sich die Welt so zurechtzulegen, dass sie für sie erträglicher wird.

- Sie sind schnell frustriert und geben leicht auf[11] etc. etc.

Die Liste scheint kein Ende zu nehmen. Egal, in welchem Buch ich lese: Ich lese Max!

9. August, Max

Yesss, morgen geht es endlich wieder heim. Nicht, dass ich es hier nicht geil finden würde ... wobei: Wirklich *geil* war's wegen des doofen Wanderns ja doch nicht. Aber sonst liebe ich es hier. Der Heuschober, der riesige Spielplatz, das große Trampolin (einen Salto rückwärts kann ich jetzt schon, beim nächsten Urlaub versuch ich dann den Doppelsalto), Pilze und Beeren in den Wäldern bis zum Abwinken, das leckerste Essen am Buffet und vor allem jede Menge Tiere.

Da wären wir aber auch schon beim Thema: Der Grund, warum ich endlich nach Hause will, ist der, dass ich die süßen Flauschebällchen von Sira wieder knuddeln möchte. Mum hat das mit dem Streicheln und Rumtragen bisher zwar total eingeschränkt, aber wenn sie joggen war oder mal schnell was einkaufen gefahren ist, bin ich, sobald das Schloss in die Tür gefallen ist, zum Sofaeck gesaust und habe eines nach dem anderen hervorgeholt. Musste immer nur aufpassen, dass Smartie grad mit was anderem beschäftigt war, sonst hätte der wieder den Tierschützer gemacht und gedroht, mich bei Mum zu verpfeifen, wenn ich dic Kleinen nicht in Ruhe lasse. Wobei: Ein paar Mal hat er mich erwischt, aber Gott sei Dank dichtgehalten.

Aber Mum hat versprochen, wir würden morgen Sira samt Nachwuchs in die Entbindungsbox verfrachten, sie seien jetzt groß genug und nun dürften wir uns mehr mit ihnen beschäftigen. Leute, ich kann's kaum erwarten!

10. August, Mum

Supergau! Bei unserer Heimkehr heute waren die jungen Kätzchen weg. Sira war zunächst auch nirgendwo zu sehen, kam dann aber nach zweimal Rufen quer durch den Garten galoppiert. Entdeckt hat das Drama natürlich Max, der – anstatt beim Reintragen des Gepäcks zu helfen – sofort zum Sofaeck gelaufen ist und dann laut schreiend zurück zu uns auf die Straße kam. Erst wussten wir gar nicht, was der Grund seiner Aufregung war, denn aus dem Schreien und Heulen waren immer nur ein paar Wortfetzen verständlich. Aber als in dem Kauderwelsch zweimal das Wort „Kätzchen" fiel, ahnten wir schon, woher der Wind wehte, und liefen alle ins Haus.

Der Blick hinters Sofa bestätigte dann unsere schlimmsten Befürchtungen: Die Kätzchen waren weg! Max kriegte sich gar nicht wieder ein und auch Smartie war ziemlich fertig. Ans Ausräumen des Autos war natürlich nicht mehr zu denken, denn alle vier Bergmanns begannen nun, durchs ganze Haus zu laufen und hinter sämtlichen Möbelstücken nach den Kleinen zu suchen.

Doch Harald und ich ahnten es schon: Sira hat die Jungen in ein anderes Versteck gebracht. Als die Vermutung zur Gewissheit wurde, wich bei Max die Verzweiflung der Wut und er gab allem Möglichen die Schuld, dass die Kätzchen vielleicht sogar einem Marder oder Fuchs zum Opfer gefallen sein könnten: Wir hätten Opa sagen sollen, er soll täglich hinters Sofaeck schauen, Opa hätte besser in unser Haus ziehen sollen, wir hätten die Katzenklappe verschließen und Sira und Moritz ein Katzenklo im Haus aufstellen sollen, Opa hätte Moritz zu sich ins Haus holen sollen, damit Sira und die Jungen ihre Ruhe haben etc. etc. etc.

Plötzlich dürften Max' eigene Worte in seinem Kopf nachgehallt haben, denn er wurde ganz still, blieb für gute zehn Sekunden regungslos stehen und schrie dann unvermittelt los, als hätte jemand die Stereoanlage schon die ganze Zeit auf volle Lautstärke gehabt, aber die Verbindung zu den Lautsprechern erst danach hergestellt: „Bestimmt hat Moritz ihnen was angetan! Erinnert euch an die kleinen Katzen in Kroatien, da hat einmal sogar der Katzenpapa die Jungen totgebissen!"

„So ein Schwachsinn", entgegnete Smartie, „das hätte er schon in der ersten Woche tun können. Wenn du mich fragst, war es Sira hier einfach zu unruhig. Vor allem an dem Morgen, an dem wir abgefahren sind, war's laut, dauernd gingen Türen auf und zu, jeder hat jedem was zugerufen, alle sind die Treppen rauf- und runtergelaufen ..."

„Denkst du wirklich, es wurde Sira zu viel?", kam es ganz kleinlaut von Max und irgendetwas in seiner Stimme sowie dem Blick, den die Jungs austauschten, sagte mir, dass beide auch noch etwas anders dachten. Hatte sich Max etwa nicht an mein „Die Katzen müssen in Ruhe gelassen werden"-Gebot gehalten? Ich werde es vermutlich nie erfahren.

„Dann suchen wir jetzt draußen alles ab", kam es bei Max wie aus der Pistole geschossen und weg war er. Wieder mal in Socken im Garten unterwegs. Natürlich in weißen. Aber ihn jetzt deswegen zu ermahnen, wäre genauso sinnlos gewesen, wie Harald beim Fußball-WM-Finale etwas über Tante Almas Gemeinheiten Max und mir gegenüber zu erzählen.

Also liefen wir alle hinaus und durchsuchten Garten und Schuppen. Auch unter den Büschen entlang der Straße vor unserem Haus sahen wir nach, aber nichts. Max wurde von Minute zu Minute stiller und sein Gesichtsausdruck immer verzweifelter.

Nach zwei Stunden hatten wir unseren Radius schon auf gute 500 Meter erweitert und brachen schließlich ab. Auch sämtliche Nachbarn konnten nichts über den Verbleib der Kleinen sagen, obwohl einer meinte, er würde Sira immer beim Schuppen der Lauterbachs sehen.

Gott sei Dank hat Max das nicht mitbekommen. Die Lauterbachs sind schon seit über einer Woche in den USA und kommen erst in zwei Wochen zurück, und nachdem Mähroboter und Bewässerungsanlage für die Gartenpflege sorgen, können wir nicht mal einen Haussitter bitten, den Schuppen zu durchsuchen. Also hätte Max dort sicherlich selber nachgesehen, wenn er das gehört hätte. Zäune und versperrte Schuppentüren sind für einen Max Bergmann bei Kätzchen-Rettungsaktionen in etwa dieselbe Herausforderung wie für Superman ein Sprung vom Küchenhocker.

Womit Max also die nächsten Tage beschäftigt sein wird, ist klar: Sira hinterherschleichen, wenn sie zum Fressen da war, und so rausfinden, wo die Jungen sind.

10. August, Max

Leute, wenn meine Schrift heute wackeliger aussieht, dann weil ich ständig am Heulen bin. Siras kleine Fellbündel sind weg. Ja, weg, ich hab mich nicht verschrieben. Und weil ich Kopfkino-Szenen wie von vom Fuchs gefressenen, von Moritz totgebissenen oder von verhungerten Kätzchen nicht brauche, stelle ich mir lieber vor, Sira hat sie weggeschleppt. Sobald sie richtig laufen können oder über ihre Behausung drüberspringen, werden sie spüren, wo sie hingehören und mir maunzend entgegenlaufen.

So sieht zumindest meine Traumvorstellung aus. Denn in Wahrheit befürchte ich doch was Schlimmes im Sinne von Fuchs und Co., womit ich wieder beim Ausgangspunkt, meiner wackligen Schrift, wäre. Da sag noch mal einer, ich fände nicht vom Tausendsten ins Hundertste und sogar wieder bis zum Nullpunkt zurück!

Aber ich heule nicht nur, weil die Kleinen weg sind, sondern auch, weil ich fürchte, dass ich selbst dran schuld bin. Mum hat gesagt, wir sollen sie in Ruhe lassen und Smartie hat nicht nur einmal gedroht, er würd's Mum erzählen, wenn ich nicht endlich meine Finger von den Kätzchen lasse. Menno, vielleicht sollte ich doch mal beherzigen, was die anderen sagen. Vor allem, wenn ich tief in meinem Inneren weiß, dass die recht haben, ich mich aber einfach nicht beherrschen kann. Gut, bleibt nur, Sira auf Schritt und Tritt zu verfolgen. Falls die Jungen noch leben, führt sie mich so zu ihrem Versteck.

Wenn mir Mum jetzt übermorgen nach dem Abschlussgespräch bei Dr. Mannheimer auch noch sagt, dass ich die Kack-Krankheit wirklich habe, spreng ich mich einfach von diesem Planeten in den Orbit und lande irgendwo anders. An einem Ort, an dem noch keiner was von dem Scheiß weiß, wo kleine Miezen geräuschunempfindlich sind und wo's Schule nur für Bäume gibt.

Wäre es nicht geil, wenn das wirklich ginge? Aber so wie's aussieht, werde ich übermorgen schwarz auf weiß, mit Stempel und Unterschrift den Grund dafür geliefert bekommen, warum mich in der Schule viele statt „Max" nur mehr „die rote Gefahr" oder „Mr. Ameisen im Po" nennen. Denken, sie sind witzig, diese Idioten. Aber zu mir „Klassenclown" sagen. Klar kann ich's mir oft nicht verkneifen, Blödsinn zu machen, und meistens lachen dann auch wirklich alle (außer die Lehrer natürlich). Dann hab ich meine kleine Bühne für mich, auf der ich auch mal glänzen kann, statt nur abzukacken.

In der letzten Schulwoche hatte ich zum Beispiel die Idee, eine Bluetooth-Box ... obwohl: Das erzähle ich euch ein andermal.

Es ist schon nach 23:00 Uhr und wenn Mum reinkommt und ich lieg nicht im Tiefschlaf in meinem Bett, ist mächtig was los. Sogar, wenn ich mit solch lobenswerten Dingen wie Schreiben beschäftigt bin.

Kapitel 7

HEY, ICH KANN DOCH MEHR ALS NUR NERVEN

12. August, Mum

Frau Dr. Mannheimer hat heute im Abschlussgespräch natürlich bestätigt, dass Max ADHS hat. Ich weiß gar nicht, ob ich erleichtert oder doch verzweifelt sein soll. Einerseits haben wir nun eine Erklärung dafür, dass Max so völlig anders als andere Kinder ist und sein recht anstrengendes Verhalten offenbar nicht an gravierenden Erziehungsfehlern unsererseits liegt. Andererseits ist nun besiegelt, dass er eine „Störung“ hat.

Wobei Letzteres für Harald und mich ja völlig egal ist, denn Eltern lieben ihr Kind genau so, wie es ist. Für uns ist es ohnehin „nur“ eine Störung seines Gehirnstoffwechsels, die wir entkoppelt von seiner wunderbaren Person sehen. Aber Max könnte es zu schaffen machen, definitiv zu wissen, dass in seinem Oberstübchen manches anders läuft als bei anderen. Seine Aussagen der letzten Wochen in diese Richtung haben uns gezeigt, dass eine Diagnose für ihn eine Belastung wäre. Weil er „einfach normal sein will“, wie er gestern meinte.

Daher sind Harald und ich heute allein zu Dr. Mannheimer gefahren, um uns auf dem Heimweg absprechen zu können, wie wir Max beibringen, was er lieber nicht hören will. Leicht war's nicht, aber wir haben ihm eben genau das gesagt: dass wir ihn lieben, ob mit oder ohne andere Verschaltungen im Gehirn.

„Wenn's nur andere Verschaltungen wären, aber bei mir sind es ja immer Kurzschlüsse!", kam es zurück. „Außerdem ist klar, dass ihr mich mögt – ihr seid meine Eltern. Aber was werden die in der Schule sagen? Und meine Freunde?!"

Harald und ich haben ihm erklärt, dass es nur die Lehrer zu wissen brauchen. Wenn er die Befürchtung hat, von Klassenkameraden und Freunden kein Verständnis zu bekommen, soll er die Diagnose vorerst für sich behalten.

Dann haben wir versucht, ihm klar zu machen, dass ADHS auch viel Positives mit sich bringt. „Überleg doch mal, was du alles hast und kannst, wo du überall einen Vorsprung hast und einfach besser bist, als Kinder ohne ADHS", sagte Harald. „Du hast unheimlich viel Energie. Für die Schule ist das zwar nicht so vorteilhaft, aber wenn's im richtigen Leben mal um Durchhaltevermögen geht, hast du da fast unendliche Reserven."

Skeptischer Blick.

„Wenn du dich wo reinfuchst, bist du einfach unschlagbar", fuhr Harald fort. „Du musst dich zwar bei Dingen, die dich nicht interessieren, oft mal ein Stück weit mehr anstrengen als andere, aber wenn du was kannst oder irgendwas so richtig deins ist, kommt kein anderer an dich ran."

„Und was, bitte, soll das sein?", fragte er kleinlaut.

„Nun, da fallen mir gleich mehrere Dinge ein", antwortete Harald. „Du hast die Kraft eines Bären, obwohl du noch nicht mal ganz zwölf bist. Du rennst schneller, springst höher und wirfst weiter als Jungs, die um vieles älter sind ..."

„Aber Dad, was soll das bringen?“, unterbrach Max. „Ich kann ja wohl kaum mal Schnellläufer, Hochspringer oder Weitwerfer werden!“

„Das nicht, aber möglicherweise wirst du mal in irgendeiner Disziplin oder Sportart so gut, dass du Profisportler wirst, gutes Geld dabei verdienst und vor allem genau das machst, was dir Spaß macht: dich bewegen. Oder du wirst Fitnesstrainer oder Sportlehrer. Für jede Begabung gibt es Jobs. Und die Antwort, die du mir gerade eben gegeben hast, zeigt schon wieder ein Talent: Du bist unheimlich redegewandt und schlagfertig. Dazu fallen mir auch gleich ein paar Berufe ein: Reporter, Anwalt, Moderator ...“

„Die letzten drei kannst du gleich mal streichen, Dad, denn da weiß ich schon, dass man dafür nach dem Abi *noch mal* wohin zum Lernen muss. Und wie’s aussieht, schaff ich schon das Gymnasium nicht.“

„Das werden wir alles noch sehen“, warf ich ein. „Mit entsprechenden Therapien könnte das in der Schule schon bald ganz anders laufen.“

„Mum, das Problem in der Schule ist ja nicht nur das Lernen. Es ist auch das Stillsitzen, und ganz schlimm ist all der Mist, der halt immer wieder passiert. Ich schaff es einfach nicht, den Rand zu halten oder auch nur mal zwei Stunden lang keinen Blödsinn zu machen. Am vorletzten Schultag hat Mersad zum Beispiel gefragt, ob er aufs Klo darf, und irgendein kleines Teufelchen in mir *musste* ihn fragen, ob all die Zimtschnecken vom Kiosk denn schon wieder rauskriechen wollen.

Klar haben alle gelacht, aber Mersad war’s super peinlich, Herr Rank hat einen absolut unnötigen Klassenbucheintrag gemacht – einen Tag vor Schulschluss, Alter! – und ich hab mich später gefragt, was das eigentlich sollte. Ich meine, obwohl Mersad und ich uns immer wieder in den Haaren liegen, war es im Grunde echt fies. Seine Mum ist wie die von Felix: Stopft ihn so voll, dass er schon aussieht wie ein Teletubby und seine Speckrollen würde er eh am liebsten in der Biotonne entsorgen. Also sag mir mal, warum ich dann immer wieder so unnötige Meldungen schiebe!"

„Ist schon richtig", sagte ich. „Nett ist was anderes, aber trotzdem zeigt genau das Beispiel schon wieder zwei andere positive Dinge: Du denkst wenigstens *hinterher* über dein Handeln und deine Aussagen nach und siehst ein, dass es nicht in Ordnung war. Weil du ein Mensch mit einem riesengroßen Herz bist. Einer, mit dem halt immer wieder die Pferde durchgehen, der aber trotzdem ganz und gar wundervoll ist und auch ein gutes Gespür dafür hat, wie es anderen geht, was sie fühlen."

„Womit wir bei der nächsten Besonderheit von Menschen mit ADHS wären", sagte Harald. „Sie sind unheimlich mitfühlend und können sich gut in andere reindenken – Frau Dr. Mannheimer würde sagen, sie sind ‚empathisch'."

„Und was soll ich dann werden? Empathiker?"

Ich musste mich zusammenreißen, um nicht laut loszulachen.

„In den Stellenanzeigen wirst du das nicht finden", sagte Harald. „Aber Menschen mit diesen Fähigkeiten sind besonders geeignet für Berufe wie Psychologe, Therapeut, Coach, Sozialarbeiter und Ähnliches. Und wenn wir schon beim Reinfühlen in andere sind, fällt mir noch etwas ein, in dem Menschen mit ADHS normalerweise so richtig gut sind: Leute durchschauen. Du sagst doch selbst immer, dass man dir nichts vormachen kann. Du hast feine Antennen und weißt immer gleich, was andere denken, worauf sie hinauswollen, was echt und authentisch ist und was gespielt.

Das ist eine Gabe, die im Leben unheimlich wertvoll ist, weil sie hilft, sich vor Menschen zu schützen, die es nicht ehrlich mit einem meinen und man so eher wirkliche Freunde findet. Es schützt vor Verletzungen."

Endlich etwas, das bei Max ankam, denn obwohl er mit vielen Altersgenossen immer wieder zusammenkracht, hat er drei wirklich gute und sehr liebe Freunde: Felix, Leo und Mike. Felix kennt er ja schon seit der Kita und „beschützt" ihn wie eine Löwin ihr Junges, weil der immer wieder wegen seines starken Übergewichtes gehänselt wird. Leo ist auch ein wirklich netter Junge und mit Mike ist er schon fast drei Jahre befreundet – seit der in der Wohngemeinschaft für sozial auffällige Jugendliche zwei Straßen weiter wohnt. Und obwohl Mike einmal mehr als ein halbes Jahr in einer anderen Einrichtung verbracht hat, hat Max ihm „die Treue gehalten" und sich wie Bolle gefreut, als der Junge vor ein paar Wochen endlich wieder hier in seine alte WG gezogen ist.

Gerade die Freundschaften mit Felix und Mike zeigen ein weiteres wunderbares Persönlichkeitsmerkmal von ADHSlern: ihre extreme soziale Ader. Mike hat mehrere Defizite, doch Max scheint die meisten davon gar nicht richtig wahrzunehmen und mit den anderen kann er echt gut umgehen. Wenn Mike – der nicht gerade der Sportlichste ist – zum Beispiel bei einem Fußballmatch unter Jungs in unserer Siedlung zehn Mal aufs Tor schießt und davon zehn Mal nicht trifft, hat Max immer wieder aufmunternden Worte für ihn: „Alles cool, Alter, is halt heute nicht dein Tag" oder: „Völlig egal, geht um keinen Pokal, Mann."

Harald dürfte gerade dasselbe gedacht haben wie ich, denn er meinte: „Denk mal an Mike und Felix. Das sind einfach zwei wirklich tolle Jungs, die immer zu dir halten – und du zu ihnen. Und auch wenn Mike ein paar Baustellen hat und Felix das Opfer in eurer Klasse zu sein scheint, stehst du zu den beiden. Oder auch vielleicht gerade deshalb", ergänzte er.

„Denn – und hier sind wir schon wieder bei ein paar bemerkenswerten Eigenschaften von ADHSlern – du bist loyal und treu deinen Freunden gegenüber und hast offenbar gemerkt, dass es für die beiden nicht so leicht ist, Freunde zu finden. Sie haben dir leidgetan, also hast du dich ihrer angenommen. Das zeigt, wie sozial du bist: Jemandem geht es nicht so gut, du erkennst es und tust was dagegen.

Das sind schon wieder zwei Dinge, die dich im Leben weiterbringen und vor allem glücklich machen", sagte Harald. „Wir haben jetzt nur von Jobs geredet. Aber in Wahrheit geht es um mehr im Leben. Klar muss man seine Rechnungen, die Miete und den Einkauf bezahlen können. Aber das allein macht ja nicht glücklich. Das bringt zwar einen Platz zum Wohnen und einen vollen Bauch, aber für ein erfülltes Leben braucht es mehr.

Dazu gehören vor allem Menschen, die zu einem stehen, auf die man sich verlassen kann, die einen lieben und mit denen man Zeit verbringen will. Und zum Glücklichsein braucht es auch Anerkennung für herzensgutes Verhalten. Natürlich will man seine Leistungen anerkannt wissen, aber am wichtigsten ist, dass man als Mensch geschätzt wird und dafür hast du die allerbesten Voraussetzungen – und die werden teilweise auch durch Persönlichkeitsmerkmale geschaffen, die die ungeliebten vier Buchstaben mit sich bringen."

„Ja schon, Dad, klingt alles super, aber trotzdem läuft's in der Schule gar nicht gut und grade dort wär's besser, ich hätte nicht nur ‚sozial' was drauf, wie ihr beiden das nennt, sondern auch leistungsmäßig. Ich muss mich tausend Mal mehr anstrengen als die anderen. Während meine Klassenkameraden zwei Stunden lernen, um eine Eins zu bekommen, muss ich drei Nachmittage büffeln und hab dann doch nur 'ne Zwei oder Drei. Und in Mathe kann ich froh sein, wenn ich nicht durchfalle. Ich hab einfach nix in der Birne und mein Verdacht ist, dass das auch was mit der ADHS zu tun hat, schon allein deshalb, weil ich mich null konzentrieren kann."

„Also ganz so, wie du das hier beschreibst, ist es nicht. Klar hilft gute Konzentration beim Zuhören und Lernen. Und wenn man viel davon hat, geht natürlich in kürzerer Zeit mehr Stoff in den Kopf. Aber da sind wir wieder bei dem, was wir vorher schon besprochen haben: ADHSler sind eben bei Dingen, die sie nicht wirklich interessieren, nicht besonders gut. Aber wenn sie an etwas Interesse haben, können sie sich so sehr reinsteigern, dass ihnen die anderen nur noch in den Auspuff gucken.

Wenn du mich fragst, ist das ziemlich schlau. Besser seine ganze Energie in etwas investieren, das einen interessiert und in dem man gut ist, um die anderen zu überflügeln, als in etwas, wo man weiß, das wird nicht viel bringen. So was nennt man ressourceneffizient vorgehen."

„Erzähl das mal dem Mathelehrer. Dem wär am liebsten, ich würd alle meine *Risursen* oder wie das heißt in meine Mathe-Bücher stecken. Wenn ich mal erwachsen bin, kann ich mir schon vorstellen, dass es besser ist, mich auf das zu konzentrieren, was ich gut kann, aber in der Schule geht das nun mal nicht."

Ich überlegte mir, Max zu erklären, dass es wunderbare Therapien gibt, die die Konzentration fördern, wodurch sich auch seine schulischen Leistungen deutlich bessern würden – dumm ist er ja nicht. Und dass es auch noch die Möglichkeit von Medikamenten gibt, die ihn den schulischen Alltag ebenfalls erleichtern könnten. Doch Harald und ich hatten vereinbart, das von Max so ungeliebte Thema heute noch nicht anzusprechen und ihm mal nur zu verklickern, was er eigentlich durch seine ADHS alles gewinnt.

Daher fuhr Harald fort: „Dann bleiben wir mal bei den Jobs, die für dich aufgrund deiner besonderen Fähigkeiten gut passen können. Das ist ja der Punkt, den du jetzt einige Male angesprochen hast, der dir also doch größere Sorgen bereiten dürfte.

Ich kann mir für dich eine Reihe anderer Berufe vorstellen, die du vermutlich lieben würdest: Du hast so einen besonderen Draht zu Tieren. Da gibt es vom Tierpfleger, über den

Tierarzt(helfer) bis hin zum Hundesitter oder Pferdewirt ganz vieles, das dich begeistern würde und für das du angeborene Voraussetzungen hast, an die andere auch mit noch so viel Üben nicht rankommen.

Außerdem besitzt du einen wirklich tollen Sinn für Humor. Allein in den letzten 20 Minuten hast du so viel Witziges gesagt – zusammen mit deiner Schlagfertigkeit könnte das mal zum Comedian reichen. Ich kenne einige professionelle Spaßmacher, die öffentlich bekannt gegeben haben, dass sie ADHS haben. Überhaupt gibt es ganz viele berühmte und vor allem erfolgreiche Menschen, die ADHS diagnostiziert bekommen haben: Will Smith, Britney Spears, Jennifer Lopez, Sylvester Stallone, Justin Bieber, Justin Timberlake, ... die Liste ist endlos."

Je länger Harald sprach, desto größer wurden Max' Augen und desto mehr hatte ich das Gefühl, dass er langsam die Chancen erkannte, die diese Diagnose bieten könnte. Zumindest war nun nicht mehr alles Schwarz in Schwarz.

„Das heißt, ich könnte es mal so richtig zu was bringen. Und zwar so richtig, richtig. Nicht nur so normalen Schulabschluss, normalen Job, normales Leben, sondern sogar noch besser? Obwohl ich momentan mit ‚normal' mehr als zufrieden wäre."

„Genau das bedeutet es", antwortete ich. „Aber darüber reden wir ein anderes Mal, denn ich muss morgen schon um 4:30 Uhr aufstehen, und möchte nur noch unter die Dusche und ins Bett. Morgen lese ich dir dann mehr zu all dem vor, was wir gerade besprochen haben, in Ordnung?"

Was nur die halbe Wahrheit war, denn ich wollte, nachdem Max nun einigermaßen beruhigt wirkte, ganz schnell noch mal all die positiven Seiten von ADHS nachlesen, um die Diagnose für unser Kind weiter zu entschärfen. Ich habe zwar schon vor einigen Monaten einiges darüber in all den Büchern gefunden, aber vieles davon hab ich ja schon wieder vergessen. Und es ist jetzt wirklich wichtig, Max noch mehr Mut machen zu können.

Davon könnte ich nach der Diagnose von heute allerdings auch eine gehörige Portion brauchen.

12. August, Max

Was soll ich euch sagen, Leute? Es ist natürlich genauso gekommen, wie's kommen musste. Allerdings hätte ich nach all dem, was Mum und Dr. Mannheimer schon so von sich gegeben haben, ohnehin keinen Oktopus und auch keine Glaskugel gebraucht, um das Ende der unendlichen „Hab ich's oder hab ich's nicht"-Geschichte vorherzusehen. Klar hab ich die fiese Störung.

Aber hier jetzt alle möglichen unaussprechlichen Wörter reinzuschreiben, für die ich besser nur **** verwenden sollte, ist sinnlos. Lässt mein Gehirn auch nicht im Normalgang ticken. Augen zu und durch, was anderes bleibt eh nicht übrig.

Gott sei Dank hatten Mum und Dad heute ein paar echt hilfreiche Erklärungen. Anfangs dachte ich ja, die beiden haben sich das alles nur ausgedacht, um mich zu beruhigen, aber Mum hat dann versprochen, mir morgen einiges aus ihren Büchern vorzulesen. Also können sie und Dad all die Aussagen, dass ADHS auch was für mich bringen kann und welche berühmten Menschen es ebenfalls haben, unmöglich erfunden haben.

Apropos Dad: Jetzt muss ich mal ein wenig zurückrudern und die bösen Worte über doofe ADHS-Facebook-Gruppen und Mums Gehirnwäsche bei ihm zurücknehmen. Denn er kennt sich in der Zwischenzeit offenbar auch schon recht gut mit dem Thema aus und hat heute sogar mehr Aufmunterndes als Mum gesagt. Ich war *echt* beeindruckt.

Alle Daumen hoch Dad, meinetwegen auch die blau-weißen.

Keine Daumen hoch gibt es im Übrigen zum Thema

verschwundene Kätzchen. Sira kommt zwar regelmäßig zum Fressen, verschwindet dann aber wieder so schnell durchs Gebüsch, dass ich ihr unmöglich folgen kann. Ich hatte ja schon die Idee, ihr ein Glöckchen umzubinden, aber Mum hat mir das verboten. Zu viel Lärm für Sira und die Kleinen, sollten sie doch noch leben.

Ach Menno, warum konnte ich meine Finger nicht von ihnen lassen?

13. August, Dad

Also ich muss sagen, Doris und ich haben das gestern mit Max besser hinbekommen als erwartet. Wir hatten beschlossen, dass vorwiegend ich reden solle. Doris meinte nämlich, dass bei Max in letzter Zeit immer öfter die Rollläden runtergehen, wenn sie ihm was erklärt. Kein Wunder, bei all den Regeln, die sie für die Kids aufstellt und die unser Junior natürlich nur bedingt einhält, sind mit Sicherheit mehr als die Hälfte der Gespräche zwischen den beiden weniger angenehm für Max. Und Doris gehört auch nicht gerade zu denen, die sich kurzfassen. Selbst ich erwische mich immer mal dabei, einfach auf Durchzug zu stellen.

Zu Beginn war Max noch recht zerknirscht und vor allem skeptisch, doch je länger wir mit ihm sprachen, desto weiter wanderten seine Mundwinkel nach oben. Ich denke, am meisten beeindruckt war er von all den Prominenten, die trotz oder gerade wegen ihrer ADHS wirklich erfolgreich sind und die auch öffentlich dazu stehen. Die Listen, die sich dazu im Internet finden, haben sogar mir den Mund offen stehen gelassen.[1]

Doris und ich haben dann gestern bis um zwei Uhr morgens fieberhaft in sämtlichen Büchern nach weiteren positiven Aspekten von ADHS und im Internet nach berühmten Persönlichkeiten mit diesem Syndrom gesucht – damit wir Max heute schwarz auf weiß zeigen konnten, dass er beste Chancen für die Zukunft hat. Das hat auch uns selbst einiges an Zuversicht und Mut gegeben und uns wieder einmal vor Augen geführt, wie viele wunderbare Charakterzüge unsere kleine Nervensäge hat. Denn wenn man ständig auf die Mängel seines Nachwuchses hingewiesen wird und diese ja auch tagtäglich erlebt, sieht man „kaum noch die Qualitäten und Stärken [des] Kindes."[2]

Gestern haben wir Max ja schon einiges aufgezählt, das wir bereits aus den Büchern wussten: Dass Menschen mit ADHS meist empathisch[3] sind, einen besonderen Draht zu Tieren[4] sowie sehr gute verbale und kommunikative Fähigkeiten haben,[5] humorvoll und unterhaltsam[6] sind, extrem feine Antennen haben,[7] andere daher schnell durchschauen und merken, ob sie authentisch sind,[8] und aufgrund all dieser und weiterer Eigenschaften beruflich ausgesprochen erfolgreich sein können.[9]

Aber es gibt noch ganz viel anderes und auch das machte wieder mächtig Eindruck bei unserem Zweitgeborenen. Menschen mit ADHS haben z. B. einen ausgeprägten Gerechtigkeitssinn[10] und setzen sich oft für andere ein.[11] Volltreffer für Max, denn der kann es gar nicht abhaben, wenn jemandem Unrecht geschieht oder auf ihn oder sie losgegangen wird. Leider spielt er dann oft den edlen Retter und bringt sich dadurch in Schwierigkeiten. Trotzdem macht ihn diese Eigenschaft wirklich liebenswert und das haben wir ihm auch gesagt.

Hand in Hand damit geht eine für ADHSler typische extrem große Hilfsbereitschaft.[12] Wir wussten das ja schon, aber für Max ist das etwas Normales – weil er nun mal so ist und sich's anders gar nicht vorstellen kann. Also haben wir ihm vor Augen geführt, dass die Bereitschaft zu helfen, wenn andere nicht allein zurechtkommen oder in Not oder traurig sind, nichts Selbstverständliches ist und dass ein solcher Charakterzug ganz viel Positives bringen kann: Man wird als Mensch geschätzt, steht bei

Schulkameraden und später Arbeitskollegen und Vorgesetzten höher im Ansehen und ist einfach auch mit sich selbst mehr im Reinen. Denn anderen zu helfen, macht glücklich.

Auch Max' Charme ist durchaus etwas, das mit seiner ADHS zu tun haben könnte. Immer wieder hören wir von Verwandten, Nachbarn, Lehrkräften und anderen, die Max näher kennen, dass es zwar oft nicht einfach mit ihm sei, dass er aber andererseits so ein liebenswertes und warmherziges Kind sei. Er hat immer ein Lächeln auf den Lippen, ist fröhlich und sonnig und hat eine tolle Ausstrahlung. Max konnte sich gar nicht vorstellen, dass all das wirklich typisch für Menschen mit AHDS ist, aber als wir ihm dann ein paar Stellen aus unseren Büchern zeigten,[13] nickte er schwer beeindruckt.

Auch seine Begeisterungsfähigkeit,[14] Neugierde[15] und Wissbegierde[16] gepaart mit der bei ADHSlern oft zu findenden und auffällig stark ausgeprägten Kreativität können ihn im Leben mal weit nach vorne bringen.

„Erinnere dich an die Entbindungsbox für Sira und den Limostand", erklärte ich, als er fragte, was genau damit gemeint sei. „Du hattest die Idee zur Box, hast dich da richtig reingesteigert, weil du von der Vorstellung eines gemütlichen Geburtsbehältnisses eben begeistert warst, und kreativ, wie du bist, wurde dann ein Limostand draus."

„Aber Dad, das war ein Versehen! Meine Gedanken und Hände hatten sich irgendwie verselbstständigt und plötzlich war der Limostand fertig. Da habe ich nicht viel nachgedacht. Wieder mal ..."

„Genau das ist ja der Punkt", warf Doris ein. „Kreative Menschen denken da meist nicht viel nach, die Ideen kommen oft von selbst. Ein typisches Beispiel dafür ist Thomas Edison, einer der berühmtesten Erfinder aller Zeiten. Von ihm stammen so geniale Dinge wie die Glühbirne und der Phonograph, der Vorläufer von modernen Diktiergeräten. Auch er hatte ADHS.

Selbst wenn man das Syndrom damals noch nicht gekannt hat, haben schlaue Köpfe das anhand von Aufzeichnungen über sein Leben rausgefunden. Andere Beispiele aus der Geschichte sind Wolfgang Amadeus Mozart, das Musikgenie, der berühmte Schriftsteller Hermann Hesse, der Physiker Albert Einstein oder Leonardo da Vinci – alles extrem kreative Menschen."

Max war sichtlich beeindruckt, doch dann merkte ich an seinem Gesicht, dass sich schon wieder Zweifel breitmachten. Und da kam auch schon die nächste Frage: „Aber die waren alle sicher super schlau und vor allem in der Schule nicht solche Nix-Checker wie ich."

„Also Thomas Edison, zum Beispiel, ging nur ein paar Monate in die Schule", erklärte ich. „Danach hat ihn seine Mutter unterrichtet, und all das Wissen um Technik und Elektrizität hat er sich mehr oder weniger selbst beigebracht. Und zum Thema ‚Intelligenz' und ADHS kann ich dir nur sagen, dass ADHSler keineswegs weniger intelligent sind als andere.[17] Ganz im Gegenteil, es gibt unter ihnen sogar recht viele Hochbegabte."[18]

Ich hütete mich natürlich davor, zu erzählen, dass es da auch ganz andere Studienergebnisse gibt, nach denen ADHSler bei Intelligenztests doch ein wenig und teilweise sogar erheblich schlechter abschneiden als Menschen ohne dieses Syndrom. Aber zum einen hätte ich nie und nimmer das Leuchten in Max' Augen wieder zum Erlöschen bringen wollen, zum anderen werden diese (etwas) geringeren Leistungen bei derartigen Test unter anderem damit erklärt, dass möglicherweise gewisse Fähigkeitspotenziale aufgrund der geringeren Aufmerksamkeits- und Konzentrationsspanne nicht vollständig ausgeschöpft werden können[19] bzw. die unzureichende Nutzung des Arbeitsgedächtnisses zu Problemen bei der Informationsspeicherung führt.[20]

„Außerdem ist Intelligenz sowieso relativ", gab ich zu bedenken. „Viel wichtiger sind geistige Flexibilität und schnelle

Analysefähigkeit. Und da hast du die Nase ganz weit vorne. Wenn du nämlich bei etwas richtig gut zuhörst, durchschaust du Sachverhalte und Abläufe im Bruchteil einer Sekunde. Soll heißen, auch wenn etwas noch so kompliziert ist, kannst du blitzschnell eins und eins zusammenzählen und stellst entweder eine ganz präzise Frage dazu oder bringst etwas Wesentliches genau auf den Punkt. Wie ein findiger Anwalt vor Gericht. Vorausgesetzt natürlich, dich interessiert, worum es gerade geht."

„Echt?" Max sah mich fragend an.

„Ja, *echt*", antwortete ich. „Früher war mir nie klar, warum du manchmal etwas relativ Einfaches nicht zu verstehen scheinst, dann andererseits aber oft wieder Sachen sagst, bei denen ich glaube, klein Einstein steht vor mir. Aber jetzt weiß ich es: Bei den Dingen, die dich nicht interessieren, unternimmst du gar nicht erst den Versuch, dich da durchzudenken. Aber wenn dich etwas fesselt, bist du einfach top und dann kommt dein brillanter Geist zum Vorschein. Am liebsten würde ich dich ja bitten, den auch täglich in der Schule auszupacken, aber", meinte ich, als Max gerade eine Bemerkung rauslassen wollte, „da sind wir wieder beim leidigen Thema ‚Interesse', schon klar."

Max grinste mich an. Ich hatte die Diskrepanz zwischen „keinen Plan von irgendwas" und „messerscharfe Analysefähigkeiten" offenbar auf den Punkt gebracht. Umgekehrt hat er anscheinend verstanden, dass er nicht prinzipiell für alles zu doof, sondern ganz im Gegenteil eigentlich ein extrem schlaues Bürschchen ist und es „nur" daran liegt, dass ihm ein inneres Überlebensprogramm sagt, Uninteressantes besser mal zu ignorieren. Das macht es, um sämtliche Kräfte für Wesentliches zu sparen. Eine Erkenntnis, die für die Schule zwar nichts bringt, die aber zumindest für seinen Selbstwert unheimlich wichtig ist.

Als Max dann im Bett war, saßen wir beide geschafft am Küchentisch. Wir waren ausgelaugt. Einem Kind Mut zuzusprechen und ihm zu vermitteln, dass es okay ist, wie es ist, trotz seiner „Defizite“ bedingungslos geliebt wird und auch ganz viele tolle Eigenschaften und Fähigkeiten hat, ist ziemlich kräfteraubend.

Mir wird langsam wirklich bewusst, was Doris bisher nahezu im Alleingang an Erziehungsarbeit geleistet hat. Klar verbringe ich viel Zeit mit den Kids. Wir balgen rum, spielen Fußball, machen Sport und haben einfach Spaß miteinander. Aber dieses ständige Hinterfragen in Bezug auf den pädagogischen Umgang mit den Jungs habe ich bisher immer Doris überlassen. Bei dem heutigen Gespräch habe ich allerdings bemerkt, wie wichtig es für Max ist, auch mal von mir zu hören, dass ich mir Gedanken über ihn mache. Er muss wissen, dass mir sehr wohl klar ist, welche Stärken und Schwächen er hat und dass ich über seine Zukunft nachdenke.

Ich hoffe, im Elterntraining wird auch thematisiert, wie man sich da als Vater mehr einbringen kann. Mir fehlt der Plan, wie ich das zeittechnisch bewerkstelligen soll, weil ich ja doch immer erst am Abend aus der Firma komme. Außerdem fällt mir nicht wirklich was ein, das ich zu Max' Entwicklung beitragen könnte. Abgesehen natürlich von Doris' viel gepredigter Konsequenz.

Aber für die muss ich noch so *richtig* „üben“ ...

13. August, Max

Jawoll, es ist doch nicht alles verloren. Mum und Dad haben heute wieder mit mir geredet und mir *noch* mehr Zeugs erzählt, das mir echt Hoffnung gemacht hat. Ich könnte sogar richtig berühmt werden. Ohne Flachs. Die beiden haben mir gerade eben am Küchentisch einige Leute genannt, die dasselbe „Syndrom“ (wie Mum es immer nennt) wie ich hatten oder haben und trotzdem mega bekannt geworden sind. Und zwar so bekannt, dass sogar ich von denen schon gehört habe. Einer davon war nicht mal wirklich in der Schule!

Da wollte ich natürlich gleich einhaken, habe Mum dann aber doch nicht unterbrochen. Mann, wäre das nicht genial, nicht mehr in den Verein zu müssen? Aber da wird Mum noch eher Zocker-Junkie, als dass die die Schule abschaffen. Also hörte ich lieber Dad weiter zu, der im Übrigen auch heute wieder jede Menge Likes bei mir gesammelt hat. Aber nicht nur wegen all den geilen Dingen, die er und Mum mir als für ADHSler typisch klargemacht haben. Was mich eigentlich noch mehr beeindruckt hat, war das, was er über *mich* gesagt hat. Ich dachte immer, Dad weiß zwar, dass ich schnell und sportlich bin und ganz schön viel Kraft habe, aber dass er auch alle möglichen anderen tollen Dinge, die mir selber gar nicht klar waren, an mir bemerkt hat, hat mich echt geflasht. Guter, alter Dad – tut immer so, als würde er von Smartie und mir nicht wirklich was mitbekommen, und weiß dann doch mehr über mich als ich und Dr. Mannheimer zusammen.

Ich fand auch seine Erklärung genial für das, was andere oft „meine zwei Gesichter“ nennen. Die schieben nämlich immer wieder so unnötige Kommentare wie „Ich wusste doch, dass du kannst, wenn du dich nur genug anstrengst!“ oder: „Na bitte, wenn du willst, geht es doch!“ Dann würde ich denen am liebsten immer sagen, dass das mit Anstrengen und Wollen nichts zu tun hat, hatte aber bisher selbst keine Erklärung dafür.

Aber Dad hat sie mir heute geliefert. In Zukunft werde ich in solchen Fällen antworten, dass ich mir meine Kräfte lieber für die Dinge spare, in denen ich gut bin und nicht für irgendwas verschwende, für das ich keine Begabung habe. Vor allem Herrn Rank werde ich das servieren. Was will der Gute denn da noch ins Klassenbuch schreiben?

Nichts. Wobei das natürlich immer noch nicht mein Problem mit Tests und Klassenarbeiten löst. Aber Mum hat bei meinen

Zweifeln wegen der Schule gestern wieder das berühmte Wort mit TH fallen lassen. Ob mir so eine Therapie da wirklich weiterhelfen kann? Wir werden sehen – hoffentlich rät ihnen Dr. Mannheimer zu was Lustigem. Ein bisschen was haben die beiden mir ja schon erzählt und die Therapie mit den Drähten am Kopf und dem Computerspiel klang echt interessant. Auch die anderen hörten sich nicht nach Lernen oder Schule an. Ein ganz klein wenig entspannter bin ich da jetzt auch schon mal.

Und am allerentspanntesten bin ich, weil wir morgen nach Kroatien abdüsen. So was von geil dort! Smartie und ich haben schon Pläne geschmiedet, was wir am ersten Tag alles unternehmen werden – es ist einfach der beste Platz auf Erden zum Urlaub Machen. Dort gibt es einen coolen Strand gleich vor unserem Appartement, einen kleinen Hafen, wo wir in sämtlichen Shops und Restaurants schon alle kennen, einen Park, wo am Abend immer alle Jugendlichen abhängen und einen Fußballplatz. Ich sag's euch, ich kann's kaum erwarten!

Das einzig Blöde ist diese saulange Fahrt. Wir brechen zu Mittag auf und kommen erst am Morgen des nächsten Tages an. Na ja, zum Glück können Smartie und ich schlafen, aber Mum und Dad müssen fahren. Frag mich jedes Mal, wie die das durchdrücken.

Zu den Kätzchen habe ich mir im Übrigen schon was einfallen lassen: Wenn wir aus Kroatien zurück sind, leihe ich mir von Leo das Geld für einen Quadrocopter mit Kamera. Bei den Millionen an Taschengeld, die der bekommt, fehlen ihm die 100 Euro mit Sicherheit nicht. Mit dem Ding kann ich Sira filmen und so möglicherweise den Verbleib ihrer Jungen rausfinden. Mann, da würde sogar Smartie ganz schön schauen. Denn auf so eine geniale Idee kommt nicht mal er.

#katzenrettungausderluft

13. August, Mum

Harald hat mich heute so richtig beeindruckt. Ich habe das Gefühl, wann immer jemand anderes als ich etwas über ADHS sagt oder er dazu etwas liest, wird ihm bewusst, dass ich nicht übertreibe oder unnötig Drama mache. Vor allem bekommt er dann immer wieder einen Motivationsschub, sich mehr in die Erziehung der Jungs einzubringen. Leider hält diese Motivation oft nur bis zum nächsten „Fehlverhalten" von Max an. Aber gerade da hoffe ich auf das Elterntraining.

Ich bin so unendlich froh, dass Dr. Mannheimer das empfohlen und uns die Vorteile davon erklärt hat. Harald hatte, glaube ich, schon mit diesem Vorschlag gerechnet, denn er nahm die Empfehlung gut auf. Was sonst noch in den Therapiemix rein soll, besprechen wir nach unserer Rückkehr aus Kroatien.

Aber ich denke, für Max werden wir versuchen, Neurofeedback auf Verordnung zu bekommen. Er braucht unbedingt etwas, das seine Konzentration schult. Also werde ich in Kroatien mal gucken, wo das angeboten wird und wie es mit den Kosten aussieht. Wenn das nicht klappen sollte, wird es wohl das Marburger Konzentrationstraining. Ich glaube, für Max würde das sehr gut passen, vor allem, weil das ebenfalls nach viel Spaß für die Kids klingt.

Zusätzlich werde ich entweder ein halbwegs finanzierbares, schwermetallbereinigtes Omega-3-Produkt aus der Apotheke besorgen, oder aber weiterhin die geschroteten Leinsamen in alle möglichen Speisen packen, in denen man sie nicht ganz so merkt. Die kosten gerade mal zwei Euro pro 500 g – und das in Bio-Qualität – und haben ebenfalls einen hohen Omega-3-Gehalt. Und wenn es nur fünf Prozent Konzentrationssteigerung bringt, ist damit schon was gewonnen. Außerdem sind diese Fettsäuren extrem gesund, egal ob man ADHS hat oder nicht.

Auch eine Ergotherapie wäre toll, allerdings würden wir uns da unbedingt eine wünschen, in die die Lehrkräfte miteinbezogen werden. Aber eins nach dem anderen. Max jetzt mit zu vielen Dingen zu überfordern, wäre kontraproduktiv. Außerdem muss erst mit den Lehrern abgeklärt werden, ob die zu einer Mitarbeit überhaupt bereit sind. Da will ich Anfang September mal anfragen.

Bis dahin kann ich mir überlegen ... Korrektur: können *wir* uns überlegen, was genau wir den Lehrkräften sagen. Wichtig ist, dass wir sie mit ins Boot holen, damit alle an einem Strang ziehen.

Wie das bei einem Herrn Rank gehen soll, weiß ich allerdings nicht ...

Ich bin nur froh, dass Max all das, was wir ihm heute gesagt haben, relativ gut angenommen hat. Auch für uns war es wichtig, uns wieder einmal die positiven Seiten unseres Kindes vor Augen zu halten. Es hat uns selbst Mut für die Zukunft gemacht. Zumal der Mensch leider dazu neigt, das Negative eher zu bemerken und auch zu thematisieren und das Kind dafür schlussendlich zu kritisieren.

Dabei sollte man eher auf die Stärken schauen und diese fördern. Denn, so schreibt eine Autorin, „je entschiedener Sie die Besonderheit Ihres Kindes nicht als Störung, sondern als Gabe sehen, um so stärker wird Ihre Beziehung zu Ihrem Kind und umso besser können Sie ihm helfen."[21]

Das wird nun ein ganz, ganz fester Vorsatz von mir! Ich versuche ab sofort, Max' Schwächen und Fehler zwar nicht auszublenden, aber nur die zu thematisieren, die wirklich problematisch sind, und sie auch so anzusprechen, dass er sich nicht runtergemacht fühlt. Ansonsten konzentriere ich mich auf seine Stärken, schaue dort gut hin und versuche eben, ihn bei Positivem zu „ertappen".

Jedenfalls ist uns durch all das Lesen und die Gespräche mit Max wieder mal so richtig bewusst geworden, wie viel Gutes in ihm steckt. Es ist bei diesen besonderen Kindern wirklich so, wie eine Autorin schreibt: „Kinder mit AD(H)S gleichen Edelsteinen, die wie Diamanten strahlen können, wenn sie rechtzeitig einen Schliff und die passende Fassung bekommen."[22] Dafür werden Harald und ich sorgen!

Morgen geht es ab nach Kroatien. Am liebsten würde ich mich nach diesem Ärzte- und Lesemarathon dort nur an den Strand legen und schlafen, aber nachdem ich noch eine Million Fragen habe – vor allem zu dem von mir am meisten gefürchteten Thema „Medikation bei ADHS" – wird der Wäschekorb mit Büchern auch mit nach Kroatien müssen.

Kapitel 8

ALSO DOCH DIE DENKPILLE? ODER LIEBER NICHT?

16. August, Max

Maaaann, ey, heute hab ich an Katastrophen, Unfällen und Peinlichkeiten wieder mal nichts ausgelassen. Es ging schon morgens los, als ich meine Augen öffnete und Smartie schnarchend neben mir lag. Was für ein Anblick! Ihr hättet ihn sehen sollen: Ein Bein hing aus dem Bett, Augen leicht offen (wie kann man nur so schlafen??) und auch der Mund war so weit auf, dass man ein halbes Schwein auf Toast hätte reinstopfen können.

Hören hättet ihr ihn auch sollen, denn die Geräusche, die der mit seinen 13 produziert, sind unglaublich. Kurz beugte ich mich rüber und sah nach, ob er in seinem Rachen vielleicht ein paar Sägen versteckt hat. Und da kam sie mir, die saudumme Idee: Würde Smartie wohl von einem Tropfen Wasser auf seiner Zunge aufwachen? Oder nur aufhören zu schnarchen? Oder brächte er weiter eine Tanne nach der anderen zu Fall?

Langsam, um ihn nicht zu wecken, nahm ich das Wasserglas von meinem Nachttisch und drehte mich zu ihm rüber. Vorsichtig kippte ich das Glas – von einem Tropfen würde er nicht ersticken. Doch genau in dem Moment, in dem das Wasser den Rand des Gefäßes erreichte, klopfte es an der Tür. Normalerweise bin ich nicht besonders schreckhaft, aber wenn du gerade Sch**** baust, und dann kommt von irgendwoher ein Geräusch, zuckst du unweigerlich zusammen.

Und genau so war's – wodurch aus dem einen Tropfen das ganze Glas wurde. Etwa die Hälfte davon landete im Bett, die andere in Smarties Mund. Klar, dass der natürlich einen echt krassen Hustenanfall bekam. Gleichzeitig ging unsere Zimmertür auf und Mum stand im Rahmen. Im Bruchteil einer Sekunde hatte sie das Bett gescannt und erkannte an Smarties nassem Gesicht, seinem Gehuste, dem durchweichten Kissen und vor allem dem leeren Glas in meiner Hand, was hier los war.

Entsprechend laut donnerte es durchs Zimmer. „Maaaax, was soll das? Hast du tatsächlich gerade Smartie Wasser eingeflößt, während er noch schlief? Bist du denn von allen guten Geistern verlassen? Er hätte ersticken können!"

Ich versuchte zu erklären, was geschehen war, aber durch Smarties Gehuste und Mums auf mich herabprasselnde Worte konnte ich gar keinen klaren Gedanken fassen und stammelte nur noch rum. Mitbekommen hat von meinen Wortfetzen aber ohnehin keiner was, denn die wurden von den beiden übertönt.

Als nach ein, zwei Minuten Smartie dann endlich das ganze Wasser aus seiner Luftröhre und Mum die anklagenden Worte ausgekotzt hatten, war es plötzlich still im Zimmer. Nun *hätte* ich was sagen können, war nach Mums Ausbruch aber wie gelähmt. Ein falsches Wort von mir und sie würde wahrscheinlich wieder hochgehen. Nö, danke, keinen Bock auf weitere Explosionen.

Also sah ich sie nur an, blinzelte das Zorn-Verzweiflungs-Gemisch aus meinen Augen und blieb stumm auf dem Bettrand sitzen. Und dann geschah das Unfassbare: Mum kam auf mich zu, nahm mich in den Arm und sagte: „Ach Max, was machst du immer nur für Sachen? Welche Teufelchen reiten dich ständig? Smartie hätte ersticken können. So viel weißt du doch selbst aus dem Bio-Unterricht."

Jetzt wollte ich erst recht nichts mehr sagen, denn nun traute ich meiner Stimme gar nicht mehr. Dieses ständige Geheule, so was von nervig! Noch dazu vor Smartie, der gerade mit angepisstem Gesichtsausdruck leise fluchend sein nasses Pyjamaoberteil gegen ein trockenes T-Shirt tauschte. „Wenn hier einer heulen sollte, dann ich!" oder: „Besser mal vorher nachdenken, als nachher wieder den Mr. Das-ist-mir-passiert mimen!", hätte er mir sicher entgegengeschleudert. Nö, danke, auch darauf hatte ich keinen Bock.

Aber was war nur mit Mum? Warum der schlagartige Sinneswandel? Irgendwie spürte ich die Antwort auf diese Frage zwar, kann sie aber immer noch nicht in Worte fassen. Hat wohl was damit zu tun, dass die Parents langsam checken, dass ich vieles von dem Mist, den ich ständig baue, nicht verhindern kann.

Wobei: Smartie im Bett fast zu ertränken war ja nicht der ursprüngliche Plan gewesen, das war tatsächlich wieder mal „passiert". Denn Schuld, dass es zur Katastrophe gekommen war, hatte eigentlich Mum, die offenbar einen sechsten Sinn dafür besitzt, wann sie aufkreuzen muss, um mich bei Blödheiten zu ertappen. Aber das behielt ich lieber für mich.

Wie auch immer, wenn ich sie gewesen wäre, hätte ich beim Anblick von dem um Luft ringenden Smartie auch laut losgeschrien. Ich muss ihr allerdings zugutehalten, dass sie in letzter Zeit immer weniger schreit, und das liegt nicht daran, dass ich ihr nicht mehr so viele Anlässe liefere, sondern hat vermutlich eher was mit der ganzen ADHS-Geschichte zu tun. Mehr Verständnis und so.

Bei Dad hat das auch schon was gebracht. Zum Beispiel, als ich gestern bei der Ankunft hier gleich aus dem Auto gesprungen und gemeinsam mit Smartie zum Strand gelaufen bin. Yesss, wir hatten uns schon so auf unsere Bucht und das Meer und all die spannenden Dinge hier gefreut. Nach einer halbherzigen Frage, ob wir denn beim Ausräumen helfen sollten und dem erlösenden Nein von Dad – ja Mum, ich hab sehr wohl bemerkt, dass du was sagen wolltest, dir's aber verkniffen hast – stürmten Smartie und ich zum Strand runter.

Dad rief mir noch irgendwas hinterher, aber so wichtig kann's nicht sein, dachte ich und tat so, als hätte ich ihn nicht gehört. Wahrscheinlich wollte er uns wie jedes Jahr nur sagen, wir sollten nicht über die Absperrung rausschwimmen und Mum wär gleich wieder mit Sonnencreme gekommen, und dazu hatte ich jetzt wirklich keine Geduld. Zum Umziehen im Übrigen auch nicht. Trug ohnehin eine Short, die auch als Badehose durchgeht. Also T-Shirt aus, Schuhe von den Füßen geschleudert und rein ins kühle Nass.

Was ich dabei allerdings vergessen hatte, waren mein Handy und Opas Schrittzähler, den ich mir vor ein paar Tagen geliehen hatte, um zu sehen, wie viele Schritte ich im Vergleich zu ihm täglich so mache. Das bemerkte ich jedoch erst, als die beiden Dinger mir beim Tauchen aus der Hosentasche glitten. Alter Falter, ich war im A****! Mein Handy hatte ich gerade erst vor ein paar Wochen bekommen und wenn man das Display von

Opas Schrittzähler nur mehr als Wasserwaage würde benutzen können, dann wäre der nächste „Dieser Junge muss erzogen werden“-Vortrag fixer Programmpunkt.

Was blieb mir also anderes übrig, als den Bro zu fragen, ob er beide Geräte irgendwie retten kann? Nach der heutigen Weck-Aktion hätte ich mir das abschminken können, aber gestern war ja noch alles im grünen Bereich mit uns beiden, also machte sich das Mastermind der Familie zurück in unserem Zimmer mal an den Schrittzähler, während ich mir das Handy vornahm.

„Sag mal, hast du zu viel am Kleber geschnüffelt, oder was?“, fuhr Smartie mich an und riss mir das Teil aus der Hand, als ich es gerade einschalten wollte. „Wenn du das jetzt anmachst, ist der einzige Ton, den du da noch rauskriegst, ein kurzes Brutzeln und dann ist das Ding für immer tot. Da ist *Wasser* drin, schon vergessen? Und das verträgt sich mit Strom in etwa so gut wie Max mit Stillsitzen.“

Sehr witzig, seeehr, sehr witzig, dachte ich mir, behielt meine Kommentare aber lieber für mich, denn ich war nun mal nicht in der Position, es mir mit Smartie zu verscherzen. Der holte dann heimlich das Uhrmacherwerkzeug, das Dad immer für seine diversen Brillen im Auto hat, und zerlegte anschließend Handy und Schrittzähler, als ob er sein Leben lang nichts anderes gemacht hätte. Nachdem er alles großzügig mit Leitungswasser ausgespült hatte, föhnte er die beiden Geräte eine gefühlte Stunde trocken und baute sie wieder zusammen.

Dann war er da, der große Augenblick. Würden die Teile funktionieren? Ich weiß gar nicht, bei welchem ich aufgeregter war. Zuerst war Opas Schrittzähler dran. Ich hielt den Atem an, als Smartie den ON-Knopf drückte. „Piep“ machte es, und auf dem Display erschienen exakt die 21.873 Schritte, die ich am Vortag noch daheim und auf den diversen Raststätten zurückgelegt hatte. Yesss! Jetzt musste nur das Handy wieder angehen.

Ich hätte Smartie abknutschen können, als der Bildschirm aufleuchtete und mir das Foto von meinem neuen geilen Skateboard entgegenschaute. Wie kriegt der so was nur immer hin? Ich hätte die beiden Dinger zum Trocknen in die Sonne gelegt und sie dann Stunden später nur noch als Salzstreuer verwenden können.

Ähm, wie bin ich eigentlich vom Wasserschaden im Bett und Smarties Luftröhre zur Reparaturaktion von gestern Morgen gekommen? Egal. Glitschiger Gedankenfisch, vermutlich. Wie auch immer, es jagte heute jedenfalls eine Katastrophe die andere, und wer der Verursacher war, brauch ich ja nicht extra zu erwähnen.

Nach dem Frühstück war dann für kurze Zeit wieder alles okay, aber als wir mit Dad eine Runde Wasserball gespielt hatten, beschlossen wir, im Hafen angeln zu gehen. Nicht dass es da die mega großen Fische geben würde, aber die Restaurantbesitzer freuen sich über jeden noch so kleinen Fisch und geben uns im Gegenzug immer altes Brot oder Pizzateig als Köder. Eine Symbiose, sozusagen. Ja, Frau Annhoff, auch ich krieg manchmal im Bio-Unterricht was mit.

Im Hafen zu angeln macht auch viel mehr Spaß, als in Dads Angelsee den Wurm zu baden. Erstens trifft man immer wieder Leute, die man kennt. Zum Beispiel die Jungs von Luka, mit denen wir, statt zu angeln, schnell mal eine Runde Fußball hinter der alten Schule spielen. Oder eine süße Mieze kommt vorbei. Klar kriegt die dann den Fisch und nicht das Restaurant – werden hier eh kaum gefüttert, die armen Tiere. Oder ein Fischkutter läuft im Hafen ein und man kann den Fang bestaunen. Ich suche da immer die Netze ab, ob nicht noch wo ein Seestern oder ein Krebs hängt, die in der prallen Sonne elendiglich verrecken, wenn sie nicht schnell wieder ins Wasser kommen.

Vor allem habe ich im Hafen Dad nicht dabei, der nervös wird, wenn ich den Köder auswerfe und nach einer Minute schon wieder woanders versenke, weil an der ersten Stelle nichts beißt. Heute war es aber aus einem ganz anderen Grund gut, dass Dad nicht da war, sondern am anderen Ende des kleinen Örtchens am Strand lag und seine Nase in einem Buch vergraben hatte.

Plötzlich hatte ich nämlich einen Biss und schlug an. Wow, da musste ein Riese dran sein. Ich kurbelte und kurbelte, doch der Fisch hatte offenbar keine Lust, auf dem Teller von einem Restaurantgast oder im Magen einer Katze zu landen, und kämpfte wie ein Löwe. Nach zwei Minuten standen mir bereits die Schweißperlen auf der Stirn. In der Zwischenzeit hatten auch Smartie und ein kroatischer Freund ihre Angeln zur Seite gelegt und liefen zu mir.

„Soll ich dich mal ablösen?", bot Smartie an, doch ich hatte keine Lust, dass er meinen Riesenfisch rausziehen und dann überall von „seinem" fetten Fang erzählen würde. Also verneinte ich mit einem Kopfschütteln und versuchte weiter, das Tier aus dem Wasser zu holen.

Irgendwie hatte ich dabei allerdings das Gefühl, dass in der letzten Minute gar nichts weiterging und sich möglicherweise der Haken irgendwo verfangen hatte. Also zog ich fester und fester, bis ... ihr ahnt es schon ... bis sich der Haken plötzlich löste, der Fisch in hohem Bogen durch die Luft sauste und mit einem lauten Platscher zuerst auf dem Teller eines älteren Herrn und dann mit einem Flossenschlag im Schoß von dessen Frau landete.

Was für Geräusche die machte, als das glitschige, zappelnde Ding auf ihren Oberschenkeln rumzuflippen begann, brauch ich euch nicht zu sagen, und die Worte, die ihr alter Herr für mich hatte, wiederhole ich hier auch lieber nicht. Warum musste ich ausgerechnet *deutsche* Touristen treffen? Sag noch mal einer, ältere Menschen sollten ein Vorbild für uns Jungen sein! Als ob ich den Fisch *absichtlich* in Richtung der beiden geworfen hätte!

Na, jedenfalls stimmte Smartie wieder mal sofort in den Schimpferguss mit ein. Szenen vom Frühstücksraum in St. Jakob flackerten vor meinem inneren Auge auf und am liebsten hätte ich ihn von der Kaimauer geschubst, wo er dann unter Wasser hätte weiterlabern können.

„Jetzt halt mal den Rand, Alter", zischelte ich ihm zu. „Du tust ja gerade so, als hätte ich den beiden die Angelrute um die Ohren gehauen. Das war nur ein *Fisch!* Und ich hab mich entschuldigt!"

Aber Smartie kriegte sich einfach nicht ein und auch der Mann und seine Frau gackerten in einer Tour weiter. Dann verlangten sie nach dem Chef, vermutlich, weil sie sich über mich beschweren wollten. Doch das brauchte ich wirklich nicht live mitzuerleben, schnappte meine Angel und lief zum Fußballplatz, wo ich Gott sei Dank alleine war und mich von dem Schock erholen konnte.

„Warum zum Geier passieren solche Dinge immer mir?", fragte ich mich und blinzelte zum zweiten Mal an diesem Tag heftig – wer weiß, wer gleich um die Ecke biegen würde. Eine Antwort auf meine Frage bekam ich natürlich nicht. Zum einen, weil es vermutlich gar keine gibt, zum anderen hatte ich gar keine Zeit mehr, darüber nachzudenken, weil ich plötzlich Smartie mit jemandem reden hörte, dessen Stimme ich im ersten Moment nicht zuordnen konnte. Doch als die beiden in Sichtweite kamen, sah ich, zu wem sie gehörte und da waren alle Flugfisch-Malheure sowieso vergessen. Denn Smartie hatte unseren Cousin Julian dabei.

Ja, er war doch gekommen! Alter, ich machte einen Luftsprung, denn nun war der Urlaub gerettet. Smartie faselte noch irgendwas von Fischverbot vorm Restaurant und der Kellner habe alles beobachtet und würde das bestimmt Mum und Dad erzählen. Doch in dem Moment war mir alles egal, Hauptsache Julian war da.

Als es auf den Abend zuging, bohrten sich Smarties Worte jedoch immer mehr von der dunklen Ecke, in die ich sie verdrängt hatte, in mein Bewusstsein und ich versuchte mit allen Tricks, Mum und Dad zu überreden, in eines der beiden anderen Restaurants zu gehen. In dem kleinen Ort gibt's leider nur drei Möglichkeiten, was Vernünftiges zu essen zu bekommen. Aber Dad wollte unbedingt seine heiligen Calamari und deshalb musste ich wieder mal die Arschbacken zusammenkneifen und aufs Beste hoffen.

Dass die Enthüllungen des Kellners mein geringstes Problem sein würden, ahnte ich zu diesem Zeitpunkt noch nicht.

Aber wisst ihr was? Ich erzähl euch morgen von dem katastrophalen Abend. Es ist schon nach Mitternacht und mir fällt fast der Stift aus der Hand. Außerdem krieg ich jetzt noch Herzrasen, wenn ich daran denke. Gott sei Dank ist der heutige Tag vorbei, denn wenn ich mal in horizontaler Position bin und Smartie seelenruhig neben mir schläft, kann eigentlich nichts mehr passieren.

Ähm, wie war das noch heute Morgen ...?

16. August, Mum

Ach Gott, unsere Urlaube hatte ich mir eigentlich anders vorgestellt. Auf dem Bauernhof waren Wandern, Pilze sammeln, Seele baumeln lassen geplant und in Kroatien standen Fitness-Tutorials, Schnelle-Küche-Videos sowie Lesen und Sonnenbaden auf dem Programm.

Alles, was von diesen frommen Wünschen übrig geblieben ist, sind Sonne und Bücher. Wobei ich natürlich an Liebesromane oder packende Thriller gedacht hatte und nicht an welche, deren Titel die Wörter „Aufmerksamkeitsdefizit" bzw. „Hyperaktivität" enthalten.

Aber es hilft alles nichts, ich möchte mich unbedingt zum viel diskutierten Thema „Medikamente ja oder nein" informieren, damit wir da schon mal eine Entscheidungsgrundlage haben, falls die anderen Therapien nicht greifen oder Dr. Mannheimer eine pharmakologische Begleitung von Anfang an als Teil des Therapie-Mix empfiehlt. Im Urlaub ist dazu mehr Zeit als im hektischen Alltag.

Dass Medikamente nötig sein können, ist durchaus möglich. Allein wenn ich den gestrigen Tag Revue passieren lasse, kann ich mir nicht vorstellen, was sich an Max' Verhalten allein durch Elterntraining und Therapien ändern sollte. Wobei ... Korrektur: Wenn Max nämlich wirklich meist nur deshalb Blödsinn macht, weil er Aufmerksamkeit möchte und er mehr Aufmerksamkeit für positive Dinge von uns bekommt, wäre die Wasser-im-Bett-Aktion heute Morgen möglicherweise nicht passiert. Und das sollen wir ja unter anderem in einem Elterntraining lernen. Und wenn Max schon ein paar Monate Ergotherapie hinter sich hätte, hätte er vermutlich auch nicht so dolle an der Angel gezogen, denn eines der ergotherapeutischen Ziele ist ja, das Handeln zu planen und vor jedem Schritt nachzudenken, was man als Nächstes tun soll bzw. welche Konsequenzen das Handeln hat. Auch der Supergau am Abend hätte damit vermutlich verhindert werden können.

Wie auch immer, das Thema Medikamente ist jedenfalls die Frage, die Harald und mir das meiste Kopfzerbrechen bereitet. Dass diese Sorgen berechtigt sind, zeigen die öffentlichen Diskussionen, die seit Jahrzehnten die Szene beherrschen.[1] Denn bei der Entscheidung, ob ein Kind medikamentös therapiert werden soll, muss eine ganze Reihe wesentlicher Aspekte bedacht werden, wodurch hier eine enorme Verantwortung auf den Schultern der Eltern lastet.[2]

Diese Verantwortung wahrzunehmen, kann nur gelingen, wenn man ausreichend informiert ist. Das sind wir aber bislang noch nicht. Deshalb haben wir eine Menge Fragen: Was genau würden Ritalin & Co. überhaupt bewirken? Hätten wir dann ein angepasstes Kind, das sich stundenlang konzentrieren kann, nicht ablenken lässt, kaum mehr Fehler macht, den Lernstoff in kürzester Zeit beherrscht, sich emotional im Griff hat und nachdenkt, bevor es handelt?

Oder würde bei all den Symptomen nur ein klein wenig Besserung eintreten? Wie lange würden diese Besserungen anhalten? Wenn sie nur für ein paar Stunden spürbar wären, wie würde unser Sohn in der restlichen Zeit zurechtkommen? Und vor allem: Muss Max bis ans Ende seiner Tage Medikamente nehmen?

All das beschäftigt mich schon seit geraumer Zeit und jetzt, wo die Diagnose feststeht, will ich endlich Klarheit. Allerdings sieht wirkliche Klarheit anders aus – aber gut, ich habe ja erst einen Tag gelesen. Zumindest in Bezug auf die Verbesserungen der Kernsymptome klingt das alles sehr vielversprechend, da es sich bei einer medikamentösen Therapie um eine Behandlung handelt, die primär bei diesen Symptomen ansetzt.[3] Zu positiven Veränderungen kommt es durch den Einsatz von Medikamenten vor allem in folgenden Bereichen:

- Verbesserung der Daueraufmerksamkeit
- Verbesserung der Konzentrationsleistungen (z. B. Verminderung von Flüchtigkeitsfehlern)
- Verminderung der Ablenkbarkeit
- Reduzierung der motorischen Unruhe
- Verbesserung der Koordinationsfähigkeit
- Verbesserung komplexer motorischer Leistungen
- Verminderung impulsiver Verhaltensweisen
- Verbesserung der Selbstkontrolle
- Reduktion von unangemessenem Verhalten während der Bearbeitung einer Aufgabe
- Minimierung von lautem Störverhalten[4]

Interessant, denn das sind ja mehr oder weniger dieselben Bereiche, die durch all die Trainings und nicht-medikamentösen Therapiemöglichkeiten ebenfalls besser werden sollen. Das heißt, es muss gute Gründe dafür geben, dass das eine Kind Medikamente braucht, beim anderen aber Therapien alleine ausreichen.

Ein wenig ernüchternd ist für mich die Tatsache, dass Methylphenidat (MPH), der am häufigsten eingesetzte Wirkstoff, nicht bei allen Betroffenen, sondern „nur" bei rund 70%[5] wirkt. Die Effekte des zweiten, seit 2005 für die Behandlung von Kindern und Jugendlichen zugelassenen Wirkstoffs, Atomoxetin,[6] sind etwas geringer und führen nur bei circa 60% der Kinder zu deutlichen Verbesserungen der Symptome.[7] Das heißt, bei etwa einem Drittel der Kinder wirken die Medikamente entweder nicht, oder aber sie vertragen sie nicht.[8] Allerdings kennt man das ja von anderen Medikamenten auch. Bleibt nur zu hoffen, dass Max zu den zwei Dritteln gehört, wenn er denn Medikamente braucht.

Überhaupt schreiben die Fachleute, dass die Wirkung sehr individuell ist, vor allem, was die Dosis anbelangt. Manche Kinder würden „von einer maximalen Verbesserung bei geringen Dosen berichten, andere hingegen bei hohen."[9] Davon habe ich auch in unserer Facebook-Gruppe schon viel gelesen. Immer wieder schreiben Eltern, dass das Medikament für ihr Kind nicht passen würde.

Häufig antworten dann andere Mitglieder, die diese Erfahrung auch schon gemacht haben, dass es dauern kann, bis man die ideale Dosierung gefunden hat. Viele beginnen mit sehr niedrigen Dosierungen und steigern die dann langsam bis zur passenden Dosis, die so schrittweise ermittelt wird[10] – alles in Rücksprache mit dem behandelnden Arzt. Macht Sinn.

Gefragt habe ich mich natürlich auch, wie Medikamente gegen ADHS eigentlich genau wirken. Machen die einfach nur ruhig? Aber wenn das der Fall wäre, könnte man unseren Zappelwunderkindern ja genauso gut ein paar Baldriantropfen geben und fertig. Dass der Wirkmechanismus also ein anderer sein muss, ist klar.

Als ich dann die Erklärung fand, die am häufigsten in der Literatur gegeben wird, musste ich sie mir allerdings mehrmals durchlesen, denn zunächst klang das sehr kompliziert. Ausgegangen wird von der – in Fachkreisen aber nach wie vor umstrittenen und noch nicht hinlänglich geklärten – Dopaminmangel-Hypothese.

Vorerst lässt der Ausdruck ja vermuten, dass Kinder mit ADHS zu wenig dieses Botenstoffs haben, der im Gehirn für die Informationsübertragung von einer Synapse zur nächsten zuständig ist. Vielmehr ist es aber so, dass es eine erhöhte Dichte an Dopamin-Transportern in bestimmten Strukturen des Gehirns gibt,

> wodurch aus dem synaptischen Spalt Dopamin abtransportiert wird, sodass in diesen Bereichen entsprechend weniger Signalübertragung stattfindet. In der Folge verringert sich die Aktivität in den entsprechenden Zentren.[11]

Platt ausgedrückt könnte man sagen, dass der gesamte Denkprozess unheimlich erschwert wird, weil die Informationen ohne genügend Träger-Seilbahnen die Schluchten nur langsam oder gar nicht überwinden können. Medikamente sorgen unter anderem dafür, dass die Dopamin-Konzentration im synaptischen Spalt erhöht wird.[12]

Auch das Filtern der Reize wird durch Medikamente erleichtert. Dr. Mannheimer hat das folgendermaßen beschrieben: „Stellen Sie sich mal vor, Sie stehen im Mittelpunkt eines Kreises, dessen Rand von Menschen gebildet wird. Die bewerfen Sie alle mit Bällen. Es gibt unwichtige weiße Bälle, wichtige grüne und sehr wichtige rote. Die Aufgabe, die Sie nun haben, ist, die weißen zu ignorieren, alle roten zu fangen, die grünen zu zählen, sich nicht treffen zu lassen und dabei einer Geschichte zuzuhören. Genau so empfinden Menschen mit ADHS die in bestimmten Situationen auf sie einströmenden Reize. Medikamente helfen dabei, die weißen Bälle unsichtbar zu machen und die grünen und roten Bälle einzeln statt gleichzeitig vorbeizuschicken."[13] Auch das klang für mich nachvollziehbar.

Interessant fand ich die Aussage einer erwachsenen Betroffenen in unserer ADHS-Gruppe. Sie meinte, ADHSler würden durch die Medikamente *fähig*, nicht *besser*, denn endlich würde man mal was auf die Reihe bekommen und könnte sein Potenzial ausschöpfen.[14] So was von zutreffend bei Max! Er würde mit Sicherheit in vielen Bereichen gute und sogar überdurchschnittliche Leistungen erbringen und könnte viel mehr von seiner wunderbaren menschlichen Seite zeigen, wenn ihm nicht ständig die Unaufmerksamkeit, seine Ablenkbarkeit, der Schalk und teilweise auch seine nahezu unkontrollierbare Wut dazwischenkämen.

Insgesamt klingt das jedenfalls alles sehr vielversprechend und beruhigend, vor allem, weil ich heute auch gelesen habe, dass eine medikamentöse Behandlung als „empirisch sehr gut bewährt einzustufen ist",[15] denn „die therapeutische Wirksamkeit und Verträglichkeit von MPH" – das am häufigsten eingesetzte Mittel – „wurde in über 150 Studien im Kindes- und Jugendalter [...] belegt."[16]

Allerdings weiß ich aus unserer Facebook-Gruppe, dass Eltern auch immer wieder über alle möglichen negativen Effekte und Nebenwirkungen der jeweiligen Medikamente klagen. Aber dazu werde ich morgen etwas lesen.

Nach der langen Fahrt gestern und der vielen Sonne heute bin ich gerädert. Sogar Max raubt die Hitze hier immer ganz schön die Energie. Noch bis vor zwei Jahren ist er jeden Abend im Restaurant eingeschlafen. Schuhe aus, zwei Stühle zusammen und weg war er. Oder er hängte sich – sobald ich den letzten Bissen unten hatte – auf mich drauf und war nach einer Minute nicht mehr wach zu kriegen. Harald musste ihn dann jeden Tag ins Appartement tragen.

Ach Gott, die Zeit vergeht so schnell. Heute springen sie beide nach dem Essen auf und rennen mit ihren Netzen zum Wasser, um Krebse und Garnelen zu jagen. Die armen Tiere. Aber zumindest behandeln sie sie ganz vorsichtig und setzen sie, nachdem sie sie ausreichend betrachtet und bestaunt haben, wieder ins Wasser zurück.

17. August, Max

Unglaublich, aber heute war's relativ ruhig. Kaum was Nennenswertes passiert. Aber die Pannen von gestern haben ohnehin für den ganzen Urlaub gereicht. Ja, schon klar, „Träum weiter", werdet ihr euch jetzt denken, denn noch mal sieben Tage ohne Max-Bergmann-Katastrophen *kann* es nicht geben. Aber 20 Stunden sind ja auch schon mal was.

Natürlich könnte man eine verlorene Flosse, eine abgebrochene Angelrute und ein Loch in der neuen Badehose als Panne werten, aber ich rede von *richtigen* Desastern, wie dem von gestern Abend zum Beispiel. Dabei war der Abend vielversprechend losgegangen, denn Mum und Dad hatten vergessen, im Calamari-Restaurant einen Tisch zu reservieren, und so wurde beschlossen, in die Pizzeria zu gehen. Ich atmete schon auf, weil ich wusste, dass der Kellner, der das Fisch-auf-alter-Lady-Drama mitbekommen hat, ab heute zwei Wochen lang auf dem Festland ist. Der Chef selbst würde mich nie verpfeifen, denn der mag mich einfach viel zu sehr.

Doch ich hatte mich zu früh gefreut. Um nämlich zur Pizzeria zu kommen, mussten wir an besagtem Restaurant vorbei und klar kam Slatan genau in dem Moment raus, als wir vorbeispazierten. Schnell lief ich ein paar Schritte voraus, beobachtete aber, was passierte. Klar hat der Stinker Mum und Dad alles brühwarm erzählt. Dad bekam seine typische Hängende-Schultern-Haltung und Mum ihre Stirnfalten. Also rief ich den beiden zu, ich würde schon mal vorgehen, um einen Tisch am Wasser zu besetzen, und verließ so schnell wie möglich den „Tatort". Bei der Pizzeria angekommen, pochte mir das Herz bis zum Hals, denn ich konnte mir vorstellen, was mich gleich wieder erwarten würde. Auch mein Blick war nicht mehr glasklar und ich kramte sinnloserweise in meiner Hose nach einem Taschentuch.

So muss es wohl passiert sein, das erste Unglück des Abends. Denn als ich mich verzagt auf die Bank eines freien Tisches plumpsen ließ, merkte ich relativ rasch, dass mein Allerwertester nicht auf dem kühlen Holz landete, auf dem ich sonst beim Essen immer rumrutsche (womit ich mir nicht nur einmal einen Splitter eingezogen habe). Vielmehr spürte ich unter mir was Pappiges, Warmes.

Meine Fresse, ich sprang auf, als hätten mich 50 Sprungfedern hochkatapultiert, doch es war zu spät: Unter mir lag ein zerquetschter Pizzakarton, dessen Inhalt niemandem mehr zugemutet werden konnte. Wer zu dem platt gedrückten Etwas gehörte, brauchte ich gar nicht selbst rauszufinden, denn ein alter Knacker stürmte vor Wut schnaubend auf mich zu und brüllte los: „Bist du blind oder was? Auf diese Pizza hab ich jetzt 20 Minuten gewartet und dann kommt Hans-guck-in-die-Luft und macht 'ne Arschbombe drauf! Dass du die jetzt bezahlen kannst, ist dir wohl klar!"

Wie immer in solchen Situationen stammelte ich eine Entschuldigung und ebenfalls wie immer wurde sie ignoriert. Zum

Glück sah ich schon Mum und Dad gemeinsam mit Julians Eltern auf die Pizzeria zukommen. Auch wenn es jetzt möglicherweise zwei Standpauken setzen würde, war ich froh, dass die beiden gleich übernehmen würden. Und so war es dann auch.

Dad, der Gute-Laune-Bär, schaffte es irgendwie, den Typen wieder auf Spur zu kriegen und Mum bestellte seine Pizza nach und ließ ihm für die zusätzliche Wartezeit ein Bier bringen. Julian klopfte mir auf die Schulter und meinte, so was könne jedem mal passieren. Nur Smartie setzte sich kopfschüttelnd hin und faselte irgendwas von „Bald können wir uns hier in keinem einzigen Restaurant mehr blicken lassen."

Wie so oft hätte ich ihn am liebsten angebrüllt: „Glaubst du denn, dass ich so was ABSICHTLICH mache? Mir wäre auch lieber, wenn mir nicht ständig diese Peinlichkeiten passieren würden. Aber sie PASSIEREN nun mal!" Ich wusste jedoch, dass ich meine Stimme nicht unter Kontrolle haben würde. Deshalb hielt ich den Rand und setzte mich – allerdings nicht, ohne vorher die Bank zu checken. In dem Moment besann ich mich aber eines Besseren, denn wenn Mum und Dad nun gleich zum Tisch kommen würden, hätten wir zwei fette Themen zu besprechen.

Besser, ich ließe den beiden noch ein paar Minuten zum Abkühlen. Also machte ich mich auf zur Toilette. Dass ich von dort relativ lange nicht wiederkommen würde, waren die Parents gewohnt. Julian rief ich noch zu, er solle mir eine Salamipizza bestellen, und weg war ich.

Dass die Toilette keine gute Idee war, sah ich, als ich den kleinen Vorraum betrat, denn dort stand niemand geringerer als der Arschbomben-Pizza-Mann. Zuerst dachte ich ja, dass er wahrscheinlich ohnehin keinen unnötigen Kommentar mehr von sich geben würde, da Mum und Dad eigentlich schon alles geregelt hatten, doch da sollte sich einer getäuscht haben!

„Wenn ich als Kind was ruiniert habe, musste ich mich schön selbst drum kümmern. Da gab's keine Mami und keinen Papi, die mir die Steine aus dem Weg geräumt haben. Im Gegenteil, von denen hab ich bei so was noch eins hinten draufbekommen. Und dann wundern sich die Eltern von heute, wenn sie ihre Bengel mit 15 nach dem Komasaufen aus dem Krankenhaus abholen können, weil die außer literweise Alkohol Tanken nichts anderes mit sich anzufangen wissen."

Am liebsten hätte ich ihn gefragt, wie es mich vorm Komasaufen bewahren sollte, wenn ich die Pizza von meinem Taschengeld hätte bezahlen müssen, aber stattdessen schaute ich ihn nur stumm an, während ich zum x-ten Mal an diesem Tag mit den Tränen kämpfte. „Warum vergessen so viele ältere Menschen eigentlich, was sie alles in jungen Jahren ausgefressen haben?", fragte ich mich nicht zum ersten Mal. Doch auch diese Frage behielt ich natürlich für mich.

Irgendwie schien ihn mein Schweigen aber noch mehr in Fahrt zu bringen, und er laberte weiter und weiter, während ich nur noch betete, dass endlich diese bescheuerte Tür aufgehen und er in der Toilette verschwinden würde. Offenbar war da aber so ein Dauerschisser wie ich selbst drin. Also murmelte ich, dass meine Pizza bestimmt schon da sei, und verließ den kleinen Vorraum. Da wären ja Mums Predigten noch besser.

Draußen holte ich tief Luft, bereitete mich mental auf zwei weitere ernste Gespräche vor und ... plötzlich sah ich eine riesige tote Spinne auf dem Boden liegen. Wie die sich wohl im Bierglas von dem Spacko machen würde? Sicher nicht schlecht: die schwarze Spinne auf dem weißen Schaum – was für ein Kontrast ... Ich *konnte* einfach nicht widerstehen! Und so viel saudummes Gelaber hatte einfach Rache verdient. Schnell hob ich sie auf, lief an seinem Platz vorbei und versenkte das Krabbeltier geschickt in seinem Glas.

Zurück auf meinem Platz kam ich leider nicht mehr dazu, Julian von meinem genialen Streich zu erzählen, denn Mum und Dad nahmen mich natürlich sofort in Beschlag. Allerdings gab es diesmal keine Vorwürfe und auch nicht die obligate Frage, warum so was immer nur mir passiert. Die beiden wollten eigentlich nur wissen, was genau geschehen war und ob ich mich bei allen ordentlich entschuldigt hätte. Ich bejahte, verschwieg aber, dass die zwei alten Leute am Vormittag und der Mann mit der Pizza meine Entschuldigung wahrscheinlich nicht mal mitbekommen hatten, weil sie so aufgebracht waren.

Außerdem konnte ich mich auf Mum und Dad gar nicht richtig konzentrieren, da ich die ganze Zeit nur darauf wartete, dass der Dachschaden von der Toilette zurückkommen und einen ordentlichen Schluck aus seinem Bierglas nehmen würde.

Mum checkte das natürlich mit ihren feinen Antennen für Dinge, die nicht so laufen, wie sie laufen sollen, und fragte mich, ob ich ihr noch irgendwas zu sagen hätte. Ich schüttelte aber nur den Kopf, legte meinen unschuldigsten Blick auf und fixierte weiterhin den Platz von dem Deppen. Als Mum endlich mit den anderen Erwachsenen zu quasseln begann, flüsterte ich Julian schnell die Eckdaten von meinem genialen Coup zu. Ich sag's euch, er bog sich vor Lachen. Sollte ich Smartie auch einweihen? Ich riskierte es. Kurz schüttelte er zwar den Kopf, brach dann aber auch in ein breites Grinsen aus.

Als der Besitzer der flachsten Pizza von ganz Kroatien dann an seinem Platz auftauchte, hielten wir den Atem an. Wieder ein prüfender Blick von Mum. Alter, kann man vor ihr gar nichts geheim halten? Diesmal taten wir alle drei so unschuldig wie möglich. Doch unsere Blicke in Richtung Bierglas dürften uns verraten haben. Denn als Monsieur Spinnenbier sein Getränk in einem Zug leerte, ihm beim letzten Schluck das offenbar zu Boden gesunkene Krabbeltier im Hals stecken blieb und er laut hustete, schwenkte Mums Blick sofort in meine Richtung. „Maa-ax, hast du irgendetwas damit zu tun?“, fragte sie mich mit unnötig lauter Stimme.

„Nö“, gab ich zurück. „Ich sitze seit über fünf Minuten hier, was kann ich dafür, wenn er sich verschluckt?“ Doch Mum wusste, dass ich da meine Finger im Spiel gehabt hatte, schon allein deshalb, weil Smartie und Julian sich vor lauter Lachen nicht mehr einkriegten.

„Wir reden später“, zischelte sie mir zu und Dads Schnaufer verriet, dass ihm klar war, Mum würde nicht darauf vergessen und der Abend würde mit einer Diskussion enden.

Wenn ihr nun aber denkt, das wär's endlich gewesen, liegt ihr falsch, denn einen hab ich noch. Kaum hatte sich der Alte nämlich von seinem Hustenanfall erholt, landete am Nachbartisch ein Vögelchen mit einem lauten Plumps. Es hatte zwar schon Federn, konnte aber anscheinend noch nicht fliegen. Auch wenn unsere Pizzen gerade im Anmarsch waren – danke, lieber Gott, für das geniale Ablenkungsmanöver – und ich mächtig Kohldampf hatte, den Kleinen konnte ich da drüben nicht so einfach sitzen lassen. Keine zehn Sekunden später kreiste auch schon die aufgeregte Mama um das Flauschebällchen. Offenbar war der junge Vogel aus dem Nest gefallen. Was tun?

Wenn ich Mum vorgeschlagen hätte, ich könnte den Piepmatz wieder ins Nest bringen, hätte sie das bestimmt nicht erlaubt, aus Angst, ich würde runterfallen. Also trug ich Julian auf, die Erwachsenen in ein Gespräch zu verwickeln, da sie Gott sei Dank mit dem Rücken zu besagtem Baum saßen. Smartie sagte ich lieber nichts, der hätte womöglich nicht dichtgehalten – Sicherheit und so.

Ich entschuldigte mich mit der Ausrede, noch mal schnell auf die Toilette zu gehen, da vorher nicht frei gewesen war, schlich mich an den Tisch hinter dem unseren, packte das

Vögelchen mit einer Serviette und begann, auf den Baum zu klettern. Doch obwohl ich wahrscheinlich der beste Kletterer in unserer ganzen Schule bin, hatte ich alle Mühe, das Gehölz hochzukommen, da ich ja nur eine Hand benutzen konnte. Als ich endlich bei dem Nest angekommen war, war ich völlig durchgeschwitzt und hatte mir den rechten Ärmel meines T-Shirts zerrissen. Das würde wieder weniger freundliche Blicke von Mum geben. Egal, dafür würde sich die Vogelmama freuen.

Ich setzte den Kleinen also in sein Nest, betete, nicht zu viel menschlichen Geruch auf sein Gefieder gebracht zu haben, und beeilte mich runterzukommen, bevor Mum oder Dad mich entdeckten. Doch diese Hoffnung machte der Pizza-Pfosten höchstpersönlich zunichte, der offenbar vorhatte, in dem Restaurant zu übernachten. Was machte der immer noch hier? Anderen den Nerv töten und unnötige Wellen schlagen, offenbar.

„Runter mit dir von dem Baum, da nisten Schwalben, die werden von dir nur gestört!"

„Alter", dachte ich mir, „du bist um zehn Minuten zeitverzögert. Den Schwalbenretter hab ich schon gespielt, die Rolle ist nicht mehr frei."

„Ich weiß", gab ich ganz höflich zurück, „aber da ist gerade ..." Doch weiter kam ich nicht, denn plötzlich gab ein Ast unter meinem Gewicht nach und brach weg. Ich selbst konnte mich grade noch halten, aber das abgebrochene Teil landete genau auf dem voll beladenen Tablett eines Kellners unter mir.

Jetzt war die Kacke wirklich am Dampfen, denn nun hatte ich *alle* Blicke auf mir, nicht nur die vom Spinnenfresser. Dad sprang Gott sei Dank schnell auf und holte mich vom Baum, denn ich trat ins Leere. Auch Mum war aufgesprungen – warum, weiß ich allerdings nicht. Wahrscheinlich ein Reflex, um ihrem Ärger irgendwie Luft zu machen. Gleich würde sie auf mich zustürmen und mich fragen, ob ich noch richtig ticke. Doch das übernahm Dad, der mich unsanft am Boden absetzte und mich im Dad-Style anschnauzte, dass es nun reichen würde.

„Hast du eine Ahnung, Dad, mir hat es heute Morgen nach der Wasserglas-Aktion mit Smartie schon gereicht!“, dachte ich mir. Aber dass ich das nur in meinen Gedanken laut rausschrie, in Wahrheit aber wieder mal stumm blieb, brauch ich euch nicht zu sagen. Mit hängendem Kopf schlich ich zu unserem Tisch zurück und hoffte, so wenige Gäste wie möglich würden meine peinliche Gesichtsfarbe sehen.

Zurück beim Tisch herrschte betretenes Schweigen. Dad war zum Restaurantbesitzer abgezischt, um sich zu entschuldigen, Mum traute offenbar ihrer Stimme nicht, mein Onkel und meine Tante gehören nicht zu denen, die sich einmischen und Smartie war wieder ... genau, am Augenverdrehen. Der Einzige, der was zu sagen hatte, war der Alte, der seine Pizza nun endlich hatte, es sich beim Verlassen des Restaurants aber nicht verkneifen konnte, an unserem Tisch vorbeizukommen und noch einen blöden Kommentar vom Stapel zu lassen. „Ich hoffe, Sie zeigen dem Bürschchen jetzt mal, wo's lang geht. Er hätte auch den Kellner erschlagen können!“

„Alter“, dachte ich, „ich hätte doch den kleinen Vogel nicht einfach dort sitzen lassen können. Geh lieber in Mums Yogaklasse, dann kannst du dich irgendwann mal in deinen verklemmten Arsch beißen!“

Apropos Arsch. Auf dem blieb ich für den restlichen Abend sitzen, um weitere Desaster zu vermeiden. Wirklich schwer fiel mir das aber ohnehin nicht, denn die Pizza machte sogar mich müde und irgendwie muss ich dann eingeschlafen sein. Aufgewacht bin ich erst wieder, als Dad mich hochhob, um mich ins Appartement zu tragen. Ich tat jedoch so, als würde ich weiterschlafen – sorry, Dad – denn ich hatte keinen Bock auf „klärende“ Mum-Gespräche.

Als Dad dann die Zimmertür von außen zumachte, atmete ich tief durch. Endlich war dieser Tag vorbei! Allerdings war ich mit Sicherheit nicht der Einzige, der sich das dachte ...

#dieflachstepizzaallerzeiten

17. August, Mum

Die letzten beiden Tage mit Max waren wieder sehr „erlebnisreich“, um es mal positiv zu formulieren. Aber ich versuche, das alles an mir abprallen zu lassen, da ich durch die bevorstehenden Therapien die Hoffnung habe, dass es bald besser wird. Also habe ich heute die Kalamitäten der vergangenen 48 Stunden in den hintersten Winkel meines Erinnerungsvermögens gedrängt und mich einfach meinen Büchern gewidmet – davon hat Max definitiv mehr als von sinnlosen Fragen, warum er denn schon wieder dieses oder jenes gemacht hat.

Gestern hatte ich mir vorgenommen, etwas über Nebenwirkungen zu lesen, die – wie sich heute herausgestellt hat – nicht ganz ohne sind. Klar, sonst gäbe es die ewige Diskussion, ob denn überhaupt Tabletten gegeben werden sollen, wohl kaum. Und ich muss sagen, es wundert mich nicht, dass so viele Eltern lange zögern und manche sich sogar standhaft weigern, ihrem Kind Medikamente zu verabreichen. Denn es gibt eine ganze Reihe *möglicher* negativer Effekte auf Körper und Psyche der Kinder, die die verschiedenen Substanzen haben können.

Die am häufigsten genannten sind Folgende:

- Appetitminderungen oder -verlust
- Wachstumsstörungen
- Schlafstörungen

- Puls- und Blutdrucksteigerungen
- Kopfschmerzen
- Magenschmerzen
- Gereiztheit
- Stimmungsschwankungen
- Tics
- Gewichtsverlust
- Hautausschlag
- Haarausfall
- Ängstlichkeit
- Müdigkeit[17]

Gerade der Punkt mit der Wachstumsstörung hat mich hellhörig werden lassen, denn Max ist für sein Alter eher klein und vor allem viel zu dünn. Also habe ich versucht, dazu noch weitere Informationen zu finden, und die waren wenig erbaulich, denn es hat sich gezeigt, „dass vor allem im ersten Jahr der Einnahme das Körperwachstum zurückgeht."[18] Darüber hinaus komme es zu Beginn der Behandlung immer wieder zu einem deutlichen Gewichtsverlust und Appetitmangel.[19] Würden regelmäßige Einnahmepausen gemacht, würde der Körper diesen Rückgang aber aufholen. Insgesamt gebe es jedoch nur wenige Untersuchungen zu Langzeitfolgen von Methylphenidat.[20]

Au weia, in Max' Fall wäre das wirklich schlimm, denn der wiegt ohnehin schon viel zu wenig. Letztes Jahr waren wir mit einem großen Lenkdrachen bei uns hinten auf den Feldern. Ich hatte von Anfang an kein gutes Gefühl dabei, dass Harald ihn mit dem riesigen Ding experimentieren lassen wollte. Aber ich wurde nur belächelt, also gab ich einfach auf und hoffte auf wenig Wind. Doch Meister Blasius meinte es an diesem Tag besonders gut und als der Lenkdrache in der Luft war, übergab Harald die beiden Griffe an Max.

Was für ein Leichtsinn, denn unser Fliegengewicht hob mit der nächsten Böe einfach ab! Harald erwischte ihn gerade noch an einem Bein. Wenn ich mir vorstelle, dass er möglicherweise auf eine Höhe von mehreren Metern oder noch weiter gestiegen wäre und plötzlich hätte der Wind nachgelassen ... nicht auszudenken, welche Folgen das hätte haben können. Im besten Fall ein paar hochgezogene Augenbrauen vom Empfangspersonal der Unfallstation, wenn ich dort wieder mal mit Max wegen eines geprellten oder gar gebrochenen Körperteils eingeritten wäre. Im schlechtesten Fall ... nein, zu gruselig, drüber nachzudenken.

Insgesamt stuft die Mehrheit der Autoren die Nebenwirkungen von Methylphenidat allerdings „als eher gering und reversibel ein."[21] Klingt beruhigend, wenn da nicht die Tatsache wäre, dass die Langzeitfolgen noch nicht wirklich gut erforscht sind ...

Was mich auch ein wenig stutzig macht, ist der sogenannte Rebound-Effekt, der darin besteht, dass die ADHS-Symptome stärker als vorher auftreten, sobald die Wirkung der Medikamente nachlässt.[22] Noch stärker? Nee, das stehen weder Harald und ich noch der Rest der Menschen in Max' Leben durch. Und er selbst wahrscheinlich auch nicht. Wirklich viel kann man dagegen aber offenbar nicht tun, außer entweder die Arznei zu wechseln, oder statt eines „normalen" Medikaments ein „Retard"-Präparat zu verwenden, denn da ist dieser Effekt oft nicht so stark oder gar nicht spürbar, weil die Wirkung des Medikaments eher ausschleicht.

Eine weitere Sache, die mir Kopfzerbrechen bereitet, ist die Angst davor, dass aus dem Umfeld der Ruf nach Medikamenten für Max immer lauter werden könnte, sobald Lehrer, Familie, Freunde etc. von der Diagnose wissen. Einige Male habe ich heute gelesen, dass die Entscheidung für Medikamente manchmal nur aufgrund des Drucks des Umfeldes fällt: Lehrkräfte, die die Eltern auffordern, ihrem Kind doch endlich mal was verschreiben zu lassen, damit der Unterricht reibungslos ablaufen kann.

Verwandte, die meinen, dagegen müsste es doch Tabletten geben, so könne es nicht weitergehen. Oder Nachbarn, die hinter vorgehaltener Hand lästern, dass sich das mit den entsprechenden Medikamenten alles regeln ließe.

Aufgrund dieser Erwartungshaltung geraten Eltern dann oft unter einen so enormen Druck, dass sie nachgeben und Medikamente verabreichen, um die „Forderer" zum Schweigen zu bringen bzw. um Kooperationsbereitschaft zu signalisieren. Eine medikamentöse Einstellung, die aufgrund des Drucks des „Systems" erfolgt, ist aber abzulehnen.[23]

Ist klar, wird aber sicher nicht einfach werden, denn ich weiß aus unserer ADHS-Gruppe, dass das Drängen der anderen so zermürbend sein kann, dass man diesem Druck irgendwann nachgibt, auch wenn man als Mama oder Papa noch gar nicht von einer medikamentösen Behandlung überzeugt ist.

Als Eltern möchte man sich Zeit nehmen, um sowohl die Vor- und Nachteile als auch die Alternativen genau abzuwägen. Viele Menschen, die mit dem betroffenen Kind häufiger Kontakt haben, drängen jedoch in der Regel darauf, *schnell* etwas zu unternehmen, damit sich Leistung und Verhalten bessern und sie selbst rasch entlastet werden.

Schnell wirken aber nur Medikamente. Sämtliche Trainings dauern, bis man Erfolge verzeichnen kann, auch die Aspekte „Haltung" und „Erziehung", zu deren Veränderung man in einem Elterntraining herangeführt wird, zeigen „in der Regel nicht die rasche Wirkung im Sinne einer positiven Verhaltensänderung bei den Kindern bzw. Jugendlichen,"[24] während dies bei der Einnahme der passenden Medikamente sehr wohl der Fall sein kann.

Allerdings sind die Erfolge, die in Trainings erzielt werden, dann auch nachhaltig. Denn Dinge, die man einmal eintrainiert hat, Strategien, die man sich angeeignet hat, hat man für immer, während die Wirkung einer Tablette nachlässt, da diese die Symptome „nur" situativ kontrolliert.[25] Das heißt, wenn man nur Medikamente nimmt und sonst keine anderen Therapien macht, eignet man sich für sämtliche Symptome und Probleme keine Lösungsstrategien an.[26]

Außerdem fürchte ich, dass Max bei einer Entscheidung *für* Medikamente das Gefühl bekommen könnte, nur dann „richtig" und liebenswert zu sein, wenn er seine Tablette genommen hat, weil die sein Verhalten und seine Leistungsfähigkeit ändert. Er könnte auch glauben, er kann nur dann gute schulische Leistungen erbringen, wenn er in der Früh seine Medikamente genommen hat.[27]

Letzteres fände ich allerdings gar nicht so schlimm, denn wenn die Medikamente neben tatsächlich messbarem Konzentrationszuwachs auch noch eine „extra" Leistungssteigerung bringen sollten, die eher auf den Glauben an das Medikament als auf dessen tatsächliche Wirkung zurückgeführt werden kann, dann hat man damit ja doppelt gewonnen. Aber was, wenn er genau am Tag einer Klassenarbeit die Tablette vergisst und denkt, ohne die ginge *gar nichts?*

Gerade in Bezug auf schulische Probleme wird in der Literatur immer wieder betont, dass Tabletten allein keine Lösung seien. Sogar eine Autorin, die sich bereits in ihrem Vorwort kritisch gegenüber Ärzten und Therapeuten äußert, welche eine Stimulanziengabe „leider noch immer zu lange hinauszögern"[28] – die also Medikamenten gegenüber sehr offen ist – warnt davor, dass eine Arznei allein „kein Zaubermittel"[29] sei.

> Wer glaubt, es gäbe Tabletten gegen Rechen- und Rechtschreibschwäche, der irrt gewaltig. Die Tabletten ermöglichen es den [ADHS]-Kindern nur, erfolgreicher zu lernen – vorausgesetzt, sie üben regelmäßig und sorgfältig.[30]

Macht Sinn, würde ich sagen. Eine Pille, die uns Eltern die ganze Erziehungsarbeit abnimmt und Max das Lernen und Üben erspart, erwarte ich ohnehin nicht. Dass man da trotz Medikamenten ständig dranbleiben muss, ist klar. Ich denke, auch Harald wird das verstehen, wenn die Besprechung zum Thema „Therapien" ansteht.

Noch vor einigen Monaten hätte ich befürchtet, dass er eine schnelle Lösung bzw. eine, zu der er nicht wirklich etwas beitragen muss, bevorzugen würde. Aber in den letzten Wochen hat sich bei ihm viel verändert. Allein, wie er den Lesemarathon in St. Jakob und davor mitgemacht hat. Auch im Umgang mit Max habe ich schon Verbesserungen bemerkt.

Oft nehmen sich die Männer aus der ganzen Sache aber raus, wie ich in unserer Gruppe immer wieder lese. Dann haben die Mütter den Schwarzen Peter und können sich alleine mit dem Thema rumschlagen. Und als ob das nicht schon schlimm genug wäre, sabotieren uninformierte Väter oder wohlmeinende Omis und Opis dann auch noch die pädagogischen Maßnahmen oder meinen, man würde übertreiben und ein Drama aus allem machen.

Das heißt, nicht nur die ganze Informationsbeschaffung, die Gespräche mit den Therapeuten und die Umsetzung von Empfehlungen im Umgang mit dem Kind bleiben häufig an den Müttern hängen, sondern sie müssen sich dann für jede Maßnahme, für die sie sich entscheiden, auch noch rechtfertigen, während sie im Alleingang gegen Windmühlen kämpfen!

Danke, lieber Gott, dass Harald da in letzter Minute noch die Augen aufgegangen sind!

18. August, Smartie

Hatte ich vor ein paar Wochen gesagt, ich heuer auf einem Schiff an, damit ich von dem Nervzwerg und seinen Einfach-nur-peinlich-Aktionen endlich viele tausend Kilometer wegkommen kann? Jaaaaa, schon klar, mit 13 nimmt mich noch keiner, aber dann würde ich eben als blinder Passagier abhauen – Hauptsache weg! Und wenn ich nicht wüsste, dass Mum und Dad gemeinsam mit Max' Psychologin gleich nach unserer Rückkehr so richtig was unternehmen, hätte ich mich in den letzten Tagen im Hafen auf einer der größeren Jachten versteckt.

Allein gestern hat schon wieder gereicht. Nach dem Frühstück gehen Mum, Dad, Onkel Rainer und Tante Sabine ja immer an den Strand, und wir drei Jungs unternehmen was. Es gibt hier ganz viele spannende Dinge, mit denen man sich beschäftigen kann – außer am Handy zocken, denn unsere Lifelines zu den Freunden daheim kassiert Mum nach dem Frühstück ein, weil sie der Meinung ist, man bräuchte nicht ans Meer zu fahren, wenn man dann nur im Zimmer sitzt und auf dem Teil rumklopft.

Nervt zwar, aber wie gesagt, man kann hier ohnehin echt viel machen: schwimmen, tauchen, Wasserball, Fußball, Beach Volleyball oder Badminton spielen, Krebse und Muscheln suchen, angeln, mit anderen in der „Stadt" abhängen und das Beste von allen: mit dem Speedboot von unserem Onkel rumfahren.

Mann, ist das Ding cool! Bei ruhiger See kriegt die Kiste knapp 80 Sachen drauf. Nachdem Bootfahren auf dem offenen Meer nicht wirklich schwer ist (Gashebel nach vorne drücken – los geht's) und es so weit draußen weder Schwimmer noch andere Hindernisse gibt, lässt uns mein Onkel auch ab und zu mal ans Steuer. So was von geil! Ich sehe ihm zwar jedes Mal an seinem angespannten Gesichtsausdruck an, dass er Max lieber nicht ranlassen würde, aber es Julian und mir zu erlauben und Max nur zusehen zu lassen, bringt er dann doch nicht übers Herz.

Genau das hätte er gestern aber besser mal machen sollen, dann hätten wir nicht alle vier stundenlang lang mit knurrendem Magen auf dem Boot rumsitzen müssen. Den ganzen Vormittag hatte einer nach dem anderen eine Runde Wasserski gedreht und als wir durch waren, jeder noch mal eine. Dann bot Onkel Rainer an, dass er uns auch noch mit dem Riesenreifen ziehen würde.

Lautes Gejohle an Board. Als Erster war Julian dran, doch dem machte es nur bedingt Spaß, von den aufkommenden Wellen durchgerüttelt zu werden. Also konnte nun entweder Max oder ich in den Reifen. Da der Wildfang aber größere Wellen wollte, ließ er mir den Vortritt. Am Anfang war's ja noch lustig, aber bald hatte ich das Gefühl, mein Gehirn wäre nur noch Kartoffelbrei und so überließ ich nach einigen Minuten Max das Gummiteil.

Der konnte es natürlich gar nicht erwarten, über die immer höher werdenden Wellen zu flitzen und sprang gleich mal ohne Schwimmweste in das Ding. Klar, dass ihn Onkel Rainer wieder rauszitierte, was bei dem Wellengang aber sogar beim Bewegungstalent der Familie ein Weilchen dauerte. Theoretisch hätte er ihm die Weste ja zuwerfen können, aber bis bei Max die Klickverschlüsse zu gewesen wären, hätten Mum und Dad schon die Küstenwache nach uns geschickt.

Als er dann endlich drin war, checkte Onkel Rainer noch mal, ob er denn die Signale für „schneller“ (Daumen hoch), „langsamer“ (Daumen runter) und „stopp“ (wildes Kopfschütteln) noch wusste, und los ging's.

„Das Überprüfen der letzten beiden Signale hättest du dir sparen können“, dachte ich mir, denn Max kennt nur einen Modus: Vollgas!

Und genau so war es auch. Da die Wellen mittlerweile riesig waren, mussten Julian und ich uns mit beiden Händen an den seitlichen Griffen festhalten und auch Onkel Rainers weiße Knöchel verrieten, dass der das Lenkrad nicht nur zum Steuern des Bootes benutzte. Aber wer denkt, dass Max das irgendwie gestört hätte, der hat immer noch ein falsches Bild von dem Wahnsinnigen. Denn ganz im Gegenteil kannte der nur eine Handbewegung: Daumen hoch.

Als ihm Onkel Rainer jedoch mit eindeutigem Kopfschütteln zu verstehen gab, dass er nicht schneller fahren würde, versuchte der Kamikaze doch tatsächlich, im Reifen aufzustehen. Bei dem Wellengang bist du froh, wenn es dich im Sitzen nicht aus dem Ding katapultiert und dann will der Geistesgestörte einen auf Zirkusartisten machen. Onkel Rainer versuchte, Max noch irgendwelche Zeichen zu geben, mit dem Unsinn aufzuhören, doch Max ist schon im Normalzustand nicht wirklich für irgendwelche Aufforderungen zugänglich und erst recht nicht im Adrenalinrausch.

Keine Ahnung, warum unser Onkel nicht einfach das Boot angehalten hat. Und so kam es, wie's kommen musste: Max verlor durch das ganze Gewackle das Gleichgewicht und flog in hohem Bogen aus dem Reifen. Eigentlich hatten wir damit gerechnet, ihn hustend, pustend und möglicherweise sogar heulend auftauchen zu sehen.

Doch das Problem war, dass wir ihn zunächst mal *gar nicht* sahen. Alter, mir rutschte das Herz in die Badehose und auch Julian und sein Vater wurden sichtlich nervös. Doch dann sahen wir zwischen den Wellen viel weiter in Richtung Ufer, als wir vermutet hatten, etwas Oranges aufblitzen. Offenbar war Max von einer Strömung abgetrieben worden und durch die riesigen Wellen dauerte es ein Weilchen, bis wir ihn entdeckten.

Von Husten oder Heulen allerdings keine Spur – im Gegenteil, er wollte gleich noch mal. Doch Onkel Rainer schüttelte nur den Kopf und meinte, wir würden jetzt mal eine halbe Stunde in einer Bucht warten, bis der Wind gedreht und sich die Wellen gelegt hätten, dann ginge es in den Hafen zum Pizzarestaurant.

Geile Idee, denn wir hatten alle mächtig Kohldampf. Aus der halben Stunde wurden allerdings eineinhalb, da sich die Wellen einfach nicht beruhigen wollten. Aber dann war's endlich so weit und wir düsten in den Hafen. Der Geruch in unserem Lieblingsrestaurant war nahezu unerträglich und am liebsten hätte ich den Gästen dort ihre Pizza vom Teller geschnappt.

Um die Wartezeit zu verkürzen, spielten wir „Ich seh, ich seh, was du nicht siehst", wobei sich Max wieder mal nicht an die Regeln halten konnte und uns die Blätter am Olivenbaum als blau und die braunen Holzbänke als schwarz verkaufen wollte. Also spielte er nach fünf Minuten nicht mehr mit und beschäftigte sich anderweitig – nicht ohne Pannen. Aber wozu erwähn ich das überhaupt ☺?

In der verbleibenden Viertelstunde Wartezeit trat er sich auf einer Stufe des Hafenbeckens einen Seeigelstachel ein, stolperte bei seiner Rückkehr von der Toilette über die Leine eines an ein Tischbein gebundenen Hundes und krachte in einen Blumentopf und bei der Abfahrt kletterte er ins falsche Boot. Erst als wir ihm von drei Booten weiter zuwinkten, bemerkte er seinen Fehler. Mann, ihr hättet mal die Gesichtsfarbe sehen sollen ...

Vielleicht war das, was dann folgte, die Rache dafür, ihn so auflaufen zu lassen. Obwohl: Eigentlich glaube ich, dass das auch wieder nur ein typischer Fall von „ups" war. Als Max dann endlich in unserem Boot saß, düsten wir ab in Richtung Bucht. Ich hatte nicht ganz verstanden, warum wir unsere Pizzen nicht gleich im Hafen verdrücken konnten. Aber Onkel Rainer wollte anscheinend unbedingt einen auf romantisch machen und seine Pizza im Schatten der Zypressen begleitet von Zikaden-Gezirpe essen. Also stapelten wir die fünf Pizzen (ja, fünf, denn wir waren so hungrig, dass wir lieber eine mehr bestellt hatten) auf der Rückbank des Bootes und los ging's.

Im Hafen fuhr natürlich Julians Dad, aber draußen wollten wir dann wieder ran. Wie immer begann Julian, dann war ich an der Reihe und als wir ohnehin nur noch zwei Minuten zur Bucht hatten, setzte sich Max ans Steuer. Irgendwie hatte ich schon ein mulmiges Gefühl, weil er bereits die ganze Zeit über seinen unerträglichen Hunger gejammert hatte.

„Jetzt ist es eh wieder glatt, darf ich mal schneller?", fragte er. Aber noch bevor Onkel Rainer eine Antwort geben konnte, drückte der Irre den Gashebel runter und wir hörten nur noch „flapp, flapp, flapp" als die obersten vier Pizzen innerhalb von zwei Sekunden abhoben und wie Frisbees ihren Gleitflug ins Wasser antraten.

Schnell übernahm der Onkel das Steuer und wendete das Boot, doch bis wir umgedreht hatten, waren die Pappschachteln nicht mehr zu sehen. Bestimmt feierten ein paar Fische gerade ein Festmahl, während für uns nun Modeldiät angesagt war.

Denn wir konnten nicht umdrehen und in den Hafen zurückfahren, da wir kaum noch Sprit hatten und es zur Tankstelle nur wenige Minuten waren, während der Hafen ca. 20 Minuten in die andere Richtung lag. Blöd nur, dass die an der Tanke nicht mal irgendwelche Snacks hatten und außerdem erst um 16:00 Uhr wieder aufsperrten (es war gerade mal 13:30 Uhr!).

Kleinlaut meinte Max, wir könnten seinen Teil der verbliebenen Pizza haben, doch so sauer wir auch waren, das Herz hatte keiner. Denn er ist mit Abstand der Dünnste der Familie und bewegt sich garantiert doppelt so viel wie wir alle – hatte also bestimmt den größten Hunger. Julians Dad gab dann seinen Teil ab – angeblich, weil er keinen Thunfisch mag – und so hatten wir drei Jungs dann doch jeder eine halbwegs passable Portion.

Onkel Rainer versprach auf Max' Bitte, Mum und Dad nichts

von seiner zweiter Pizza-Panne innerhalb von 48 Stunden zu erzählen, und auch ich musste schwören dichtzuhalten.

Mach ich glatt, kein Problem – aber versteht ihr jetzt, warum das Leben als blinder Passagier auf einem Schiff immer noch besser wäre, als ein mit Chaos und Peinlichkeiten gepflastertes im Dunstkreis von Max Bergmann?

#Pizzadramainallenformen

19. August, Mum

Jesus, Maria und Josef, ich kann es gar nicht erwarten, dass die Therapien losgehen. Wieder mal nur Chaos mit unserem impulsiven Energiebündel. Ich frage mich, ob ich ihn überhaupt noch auf Rainers Boot lassen soll, aber Smartie und Julian den Spaß zu gönnen und ihm nicht, das geht einfach nicht. Außerdem würde er dann anderswo seine nervenaufreibenden Aktionen starten, sodass ein Bootsverbot sicherlich nichts bringt.

Nach all den Aktionen in diesen beiden Urlauben und auch zu Hause erwische ich mich immer öfter dabei, dass ich auf eine Empfehlung von Dr. Mannheimer in Richtung Medikamente für Max hoffe, denn die sollen ja angeblich relativ rasch Verbesserung in verschiedenen Bereichen bringen. Allerdings wird eine derartige Empfehlung möglicherweise nicht kommen, weil abhängig vom Grad der ADHS zuerst andere Möglichkeiten ausgeschöpft werden sollten, bevor Psychopharmaka eingesetzt werden.

Dazu besagen die Leitlinien der Deutschen Gesellschaft für Kinder- und Jugendpsychiatrie und Psychotherapie[31], dass bei leichter ADHS „primär psychosozial […] interveniert werden soll".[32] Das heißt, dass zunächst mal psychologische, psychotherapeutische und soziale Maßnahmen zur Verminderung von ADHS oder komorbider psychischer Störungen zum Einsatz kommen sollen. In Einzelfällen können auch Medikamente angeboten werden.[33]

Bei moderater, also mittelgradiger ADHS soll

> in Abhängigkeit von den konkreten Bedingungen des Patienten, seines Umfeldes, den Präferenzen des Patienten und seiner relevanten Bezugspersonen und den Behandlungsressourcen nach einer umfassenden Psychoedukation entweder eine intensivierte psychosoziale (einschließlich intensivierte psychotherapeutische) Intervention oder eine pharmakologische Behandlung oder eine Kombination angeboten werden.[34]

Das heißt, je nach individueller Situation sollen zuerst mal alle Beteiligten ausführlich über ADHS und wie man damit umgehen sollte, informiert werden. Danach sollen intensive psychologische, psychotherapeutische und soziale Maßnahmen oder Medikamente oder beides zum Einsatz kommen.[35]

Bei schwerer ADHS sollen zuerst ebenfalls der Betroffene und sein Umfeld eingehend über ADHS, seine Ursachen und den Umgang mit dem Syndrom informiert werden und dann soll eine Behandlung mit Medikamenten erfolgen. Parallel dazu werden wieder psychologische, psychotherapeutische und soziale Interventionen empfohlen.[36]

Das heißt, egal welcher Schweregrad, es sollte das Problem immer von mehreren Seiten gepackt werden. Allerdings geschehe das zu selten und statt einer multimodalen Behandlung würden sehr häufig ausschließlich kindbezogene Interventionen durchgeführt,[37] wovon eine die Verabreichung von Medikamenten ist. Womit wir wieder beim Thema „Ich schraube mal am Kind rum“ wären, anstatt dass Maßnahmen ergriffen werden, in die sowohl das Kind als auch seine wichtigsten Bezugspersonen eingebunden sind.

Auch wenn ich momentan aufgrund von Max' anstrengendem Verhalten Tabletten gegenüber gar nicht mehr so abgeneigt wäre, denke ich, dass in unserem Fall der erste Schritt entweder ein Elterntraining kombiniert mit einer Therapie für Max sein sollte oder eine Form der Ergotherapie, in die auch Eltern und die engsten Erziehungspersonen miteinbezogen werden. In der Leitlinie 2018 wird ja auch empfohlen:

> Wenn das Schulkind / der Jugendliche mit ADHS eine leichte bis moderate Funktionseinschränkung aufweist, dann sollte den Eltern oder anderen wichtigen Erziehungspersonen eine Elternberatung / ein Elterntraining / eine Elternschulung (einschließlich Psychoedukation) im Einzel- oder Gruppenformat angeboten werden.[38]

Max hat laut Dr. Mannheimer eine mittelgradige AHDS. Also kann das Thema Medikamente eine Rolle spielen, muss aber nicht. Ja, ja, ich weiß es ja, aber wenn man schon so ausgepowert und mit sämtlichen Reserven am Ende ist, ist die Vorstellung einer schnellen Abhilfe eben verlockend.

Die Leitlinien empfehlen im Übrigen auch das Miteinbeziehen des Lehrpersonals, wenn es in der Schule nicht rund läuft:

> Wenn die ADHS-Symptomatik auch im Umfeld der Schule auftritt, sollten Lehrertrainings/ Lehrerschulungen parallel zu und orientiert an Elterntrainings/ Elternschulungen im Einzel- oder Gruppenformat bzw. Beratungen der Lehrkräfte auf verhaltenstherapeutischer Basis durchgeführt werden. Diese Interventionen zielen darauf ab, das Verständnis der Pädagogen für die Symptomatik zu verbessern, ihr Erziehungsverhalten vor dem Hintergrund der ADHS-Symptomatik zu optimieren und expansive Verhaltensprobleme einschließlich der ADHS-Symptome sowie psychosoziale Beeinträchtigungen des Kindes oder Jugendlichen im Umfeld der Schule zu vermindern.[39]

Also wenn man die Lehrer da mit ins Boot holen könnte, wäre das wirklich toll. Schon allein, weil sie dann wissen, es liegt an einer Gehirnstoffwechselerkrankung und nicht daran, dass wir als Eltern unser Kind nicht im Griff haben. Ich hab ja gesehen, was es bei Harald bewirkt hat, zu *verstehen*. Sollte das bei den Lehrern auch gelingen, wäre das ein wahrer Segen. Aber warten wir mal ab, was passiert, wenn die Schule wieder losgeht und ich mit der Diagnose „aufwarte".

Eine weitere wichtige Voraussetzung für eine Medikamentengabe ist, dass die Behandlung mit MPH „unter Aufsicht eines Spezialisten für Verhaltensstörungen bei Kindern" durchgeführt werden soll.[40] Das heißt,

> eine medikamentöse Behandlung soll nur von einem entsprechend qualifizierten Facharzt für Kinder- und Jugendmedizin, Kinder- und Jugendpsychiatrie und Psychotherapie, für Nervenheilkunde, für Neurologie und / oder Psychiatrie oder für Psychiatrie und Psychotherapie, oder ärztlichen Psychotherapeuten initiiert und unter dessen Aufsicht angewendet werden. Dieser soll über Kenntnisse im Bereich ADHS und dem Monitoring pharmakotherapeutischer Behandlung verfügen.[41]

Find ich gut, denn wenn die medikamentöse Behandlung von jemandem begleitet wird, der *wirklich* Ahnung von der Materie hat, kann nicht jeder einfach nur ein Rezept über den Tisch schieben und los geht's. Außerdem sind wir Teil einer schnelllebigen Gesellschaft, in der kaum mehr Zeit für ausführliche Gespräche ist und so kann es auch mal passieren, dass ein Medikament verschrieben wird, das gar nicht nötig wäre. Wenn ich als Mutter oder Vater aber das Gefühl habe, dass man sich für mein Kind nicht genügend Zeit genommen hat, hole ich lieber eine zweite Meinung ein.

Sobald dann jedoch die Entscheidung für die Gabe von Medikamenten getroffen ist, muss eine Reihe von weiteren

Voraussetzungen erfüllt werden. Erstens muss für jedes Kind individuell das passende Medikament gefunden werden. Denn nur weil MPH beim einen hilft, muss das noch lange nicht beim Nächsten der Fall sein. Und Gott sei Dank gibt es ja Alternativen mit anderen Wirkstoffen, mit denen ein Kind, das Ritalin und Co. nicht verträgt, hoffentlich besser zurechtkommt.

Wichtig ist neben dem passenden Medikament auch, dass

> zu Beginn einer medikamentösen Behandlung mit Stimulanzien, Atomoxetin oder Guanfacin [...] bei jeder Veränderung der Dosierung (neben der Überprüfung der Wirksamkeit auf die ADHSSymptomatik) eine engmaschige (z. B. wöchentliche) Überprüfung bezüglich des Auftretens unerwünschter Wirkungen durch eine Befragung des betroffenen Patienten und / oder einer Betreuungsperson erfasst und dokumentiert werden [soll].[42]

Mit regelmäßigen Verlaufskontrollen (mindestens alle sechs Monate) sollte dann während der weiteren Behandlung überprüft werden, ob sowohl Medikament als auch die Dosis immer noch passen, nach wie vor keine Nebenwirkungen aufgetreten sind bzw. ob denn überhaupt noch ein Medikament nötig ist.[43]

Darüber hinaus sollen alle paar Monate Körpergröße und Gewicht sowie Puls und Blutdruck des Kindes bzw. des Jugendlichen kontrolliert werden.[44]

Und schließlich soll es laut Aussage des Gemeinsamen Bundesausschusses bei einer Dauertherapie von mehr als zwölf Monaten mindestens einmal im Jahr auch behandlungsfreie Zeiträume geben[45] und sowohl der Behandlungszeitraum als auch die „Auslassversuche" sollten dokumentiert werden.[46] Erscheint logisch, denn wenn man sich aufschreibt, wie es läuft, kann man beim Nachlesen Veränderungen leichter feststellen, als wenn man versucht, sich zu erinnern, wie's denn damals vor neun Monaten eigentlich war.

Die Auslassversuche werden – ebenfalls nachvollziehbar – für die Wochenenden bzw. Ferienzeiten empfohlen.[47] Klar, denn wenn es dann mit der Konzentration wieder hapert oder es vermehrt zu Hyperaktivität oder Ausrastern kommt, ist das sicher besser verkraftbar als in der Schule beziehungsweise während der Schulzeit mit Hausaufgaben, Lernen für Klassenarbeiten etc.

So weit, so gut. Allerdings merken mehrere Autoren immer wieder kritisch an, dass das alles die schöne Theorie sei, die Praxis sehe aber leider anders aus. Zum einen hat sich der MPH-Verbrauch zwischen 2003 und 2013 in Deutschland verdreifacht. Weltweit hat sich der Einsatz von Methylphenidat ebenso vervielfacht, was für die Weltgesundheitsorganisation Anlass war, „die Richtlinien für die Vergabepraxis zu verschärfen."[48]

Weiterhin gibt es offenbar immer wieder Fälle, in denen als erste – und leider auch einzige – „Therapie" Medikamente verschrieben werden, was ja völlig sämtlichen Empfehlungen der Experten zuwiderläuft.

Genau solche Vorgehensweisen spielen dann jenen Kritikern in die Hände, die bei Medikamenten abfällig von „Kinderkoks" sprechen und die Eltern verurteilen, weil sie ihre Kinder „mit Drogen ruhigstellen würden." Klar sollte man bei Diagnosestellung und der Empfehlung zu einer pharmakologischen Behandlung nachfragen, nachlesen und über Alternativen nachdenken. Aber wie ich aus unserer Gruppe weiß, sind viele Mütter und Väter, die plötzlich vor der Diagnose „ADHS" stehen, wie gelähmt und vertrauen dann einfach auf das, was der Arzt empfiehlt, der es ja eigentlich wissen sollte. Oft wird in dieser Schockstarre nach der Diagnose gar nicht hinterfragt, was die Autorität in Weiß rät.

Umgekehrt gibt es Eltern, die mit ihrer Entscheidung für den Einsatz von Medikamenten zu lange warten, weil sie aufgrund all der Kritik, der (Fehl)Informationen bezüglich Nebenwirkungen und des Bildes, das einem als Medikamente verabreichender Elternteil oft anhängt, diesen Schritt nicht wagen.

Ein weiteres Problem in Bezug auf den Einsatz von Medikamenten ist, dass die auch oft deshalb häufiger als eigentlich nötig zur Anwendung kommen, weil die Wartelisten für Therapieplätze sehr lang sind[49] und daher zu befürchten ist, dass „in der Praxis selten ein therapeutisches Gesamtkonzept erwogen wird."[50]

Puh, ganz schön viel Information, die man da zu verdauen hat. Aber wenn man sein Kind gut unterstützen will, muss man sich durch den Dschungel an fachlichen Aussagen und vor allem durch das Für und Wider verschiedener Behandlungsmethoden kämpfen. Als Mutter oder Vater ist man nun mal Teil dieses Prozesses und sollte sich eine Meinung zu allem, was vorgeschlagen wird, bilden können. Nur so kann man auch hinter der jeweils gewählten Behandlung stehen und sie mit Überzeugung begleiten.

Aber aus Unwissenheit oder Bequemlichkeit *nur* auf Medikamente zu vertrauen oder umgekehrt, sie kategorisch abzulehnen, ist meines Erachtens unverantwortlich dem Kind gegenüber. Klar hoffe ich – wenn ich nicht grade auf 180 bin –, dass wir für Max keine Tabletten brauchen, aber sollte sich herausstellen, dass sie nötig sind, wird er sie bekommen. Punkt.

Beim Durchblättern meiner Bücher sind mir nämlich immer wieder Stellen untergekommen – und ich weiß es mittlerweile auch aus hunderten Erfahrungsberichten und verzweifelten Posts in diversen Facebook-Gruppen – die zeigen, dass es gar nicht wenige Fälle gibt, in denen es ohne Medikamente eben nicht geht.

Zu dem Thema hab ich dann heute aber nichts mehr gelesen, denn irgendwann ist auch bei mir Schluss. Daher hab ich am späteren Nachmittag meinen Roman ausgepackt und die Fachliteratur zusammen mit der Bezeichnung „Mama eines Kindes mit ADHS" im hintersten Winkel meiner Badetasche begraben. Wir sind ja ohnehin noch ein Weilchen hier.

20. August, Dad

Also dafür, dass wir gerade im Urlaub sind, bin ich ziemlich unrelaxt. Unschwer zu erraten, was der Grund meiner Daueranspannung ist: unser Jüngerer. Aber nicht etwa, weil ich mich immer noch durch stapelweise ADHS-Literatur kämpfen muss – Doris war so nett, das leidige Thema „Medikation" allein zu übernehmen.

Nein, Max läuft gerade zu Höchstform auf. Kaum ein Tag vergeht, an dem nicht gleich mehrere Dinge passieren, die entweder nur ärgerlich sind oder bei denen einem das Herz in die Hose rutscht. Gestern ist er zum Beispiel von dem Mäuerchen vor unserem Appartement runter ins Meer gehüpft – weil ihm grade „sooooo heiß" war – und hat dabei vergessen, dass das Wasser dort bei Ebbe viel zu wenig Schutz vor den Felsen darunter bietet. Das Ergebnis war ein verstauchter Knöchel, der ihn natürlich von weiterem Rumhumpeln im Laufschritt nicht abgehalten hat.

Nach mehreren Eispackungen konnte er aber bald wieder normal rumrennen – einmal davon ganz aufgebracht, weil er nur eine Socke fand und verzweifelt die zweite suchte.

„Sieh mal an deinem Fuß nach", meinte Smartie gelangweilt und schüttelte den Kopf.

„Schüttle du doch dein weises Haupt, so viel du willst!", meinte Max mit einem Blick nach unten. „Gestern hast du dein Handy gesucht, während du Tante Sabine in ihrem Zimmer angerufen hast. Also von wegen ‚weise'!"

Und wieder ging sie los, die liebe Streiterei. Dabei muss man sagen, dass Smartie in Bezug auf Max' Verhalten wirklich tapfer seinen Mann steht. Ich sehe ihm oft an, wie unendlich peinlich ihm die Eskapaden seines Bruders sind, wie genervt er von Max' Blödsinnigkeiten und Missgeschicken ist und wie seine Toleranzgrenze für die Aggressionen unseres kleinen Druckkochtopfs von Woche zu Woche sinkt.

Ich hoffe wirklich, dass uns in dem Elterntraining, für das Doris uns schon angemeldet hat, auch Strategien für die Geschwisterproblematik vermittelt werden, denn das Thema wird momentan mehr als brisant. Vielleicht lerne ich dort auch, ruhig zu bleiben, wenn Max *bewusst* Blödsinn macht.

Wie gestern Abend zum Beispiel. Ich hatte mir im Restaurant wie immer ein Bier bestellt und die Jungs einen Apfelsaft, aufgespritzt mit Mineralwasser. Klar sehen die Getränke nicht wirklich gleich aus, aber das hielt Max nicht davon ab, schnell mal mein Glas mit Julians zu vertauschen. Offenbar sah der nicht richtig hin, griff sich das Bier und leerte es in einem Zug. Auf dem Weg ins Restaurant hatte er schon über riesigen Durst geklagt und nun war es drin in ihm: ein halbes Bier.

Max zog sofort seine für solche Situationen gewohnte Gesichtsfarbe auf und stammelte irgendwas von „Ich dachte, er würde es nach dem ersten Schluck gleich merken." Aber das nützte nun nichts mehr. Selbst Rainer, der sonst alles mit Humor nimmt, war not amused, dass sein Elfeinhalbjähriger gerade einen halben Liter Alkohol in sich hineingeleert hatte. Mir war das natürlich extrem unangenehm und nicht zuletzt auch deshalb schnauzte ich Max an, was er sich dabei mal wieder gedacht habe. Wie immer hätte ich mir die Frage sparen können, denn außer einem verzweifelten Blick und dem sinnlosen Versuch, seine Tränen zurückzuhalten, kam nichts.

„Noch so eine Blödsinnigkeit und du kannst dir im Appartement ein Brot machen", warnte Doris, der das Ganze offenbar genauso peinlich war wie mir. Erstaunlicherweise blieb das dann wirklich das einzige Vorkommnis des Abends.

Aber heute Morgen ging es gleich mit dem nächsten Desaster los. Nach dem Frühstück beschlossen die Jungs nämlich, direkt vor unserem Appartement Krebse zu fangen, die sie dann, wenn sie groß genug wären, unserem Vermieter zum Kochen geben wollten. Leicht ist es natürlich nicht, die schnellen Krabbeltiere zu erwischen, und vor allem muss man oft unter Steinen oder in Höhlen nachsehen, wo sie sich meist versteckt halten.

Jeder normale Mensch lässt dabei Vorsicht walten und verwendet einen Stock oder ähnliches, um die Tiere unterm Stein hervor oder aus der Höhle zu jagen. Nicht so Max. Der fasst überall mit der bloßen Hand hin.

„Dich wird noch mal einer so richtig doll zwicken", meinte Smartie. Doch gerade wenn der große Bruder den Oberlehrer raushängen lässt, stellt Max auf Durchzug und macht erst recht so weiter, wie er will.

Nur hätte er diesmal besser auf ihn hören sollen, denn keine zwei Minuten später jaulte Max laut auf, zog seine Hand aus dem Wasser und schleuderte irgendwas durch die Luft. Auf unsere Frage, was gerade passiert sei, kam nur die Antwort, ihn müsse wohl ein Fisch gebissen haben, was ohnehin keiner glaubte, denn den flinken Kerlen kannst du dich auf keine drei Meter nähern.

Komischerweise sah Max nun einer jungen Mutter und ihrem Kind hinterher, als hätten die ihm grade sein Fischernetz geklaut. Nachdem das aber eindeutig nicht der Fall war, ließ ich meine Beine weiter im kühlen Nass baumeln und steckte meine Nase wieder in mein Buch. Dass Max aus dem Wasser auf die Mauer kletterte, merkte ich daher gar nicht. Ich blickte erst hoch, als ich in gut 50 Metern Entfernung laute Stimmen in einer Sprache hörte, die ich nicht verstand.

„Typisch Südländer", dachte ich und lächelte in mich hinein. „Die reden einfach immer mit ein paar Dezibel mehr, auch wenn sie sich nur erzählen, was sie am Morgen zum Frühstück gegessen haben." Doch plötzlich bemerkte ich, dass Max Teil der lauten Diskussion war. Schnell sprang ich auf und lief zu der Gruppe aufgebracht diskutierender Menschen, dicht hinter mir Julian und Smartie.

„Wo ist das Problem, Max?", fragte ich unseren Spross, dem ich schon von Ferne ansah, *dass* es ein Problem gab.

„Ich bin nicht sicher, ob ich sie richtig verstanden habe, ihr Englisch klingt so komisch", erklärte Max mit zittriger Stimme. „Aber ich denke, sie glaubt, ich wollte ihr etwas stehlen." Da ich mit Sicherheit wusste, dass sich Max – bei allen Blödsinnigkeiten und Missgeschicken – niemals am Eigentum von jemand Fremden vergehen würde, wollte ich der Dame gerade in meinem besten Englisch genau das erklären, als ich Max sagen hörte: „... weil ich in ihrer Tasche gekramt habe."

„Du hast WAS?", mein Gesicht schwang direkt wieder zu ihm zurück.

„Ich, ich, ich ..." Doch zu mehr kam Max nicht, denn nun reichte es wirklich. Er weiß ganz genau, dass das Eigentum anderer absolut tabu ist, vor allem Handtaschen, die Wertgegenstände und Allerprivatestes enthalten – obwohl wir hier eher von einer Badetasche sprechen. Aber gerade weil sie offen war, konnte man sehen, dass sie Handy, Terminplaner und vermutlich auch Geldbörse enthielt. Bei mir brannten nur wirklich die Sicherungen durch und wenn Doris nicht einige Augenblicke später auf der Bildfläche erschienen wäre, weiß ich nicht, ob ich unseren Jüngeren nicht doch gepackt und kräftig geschüttelt hätte.

„Max, was ist passiert?", fragte sie ihn ganz ruhig und streichelte seine Hand. An den Blicken der Umstehenden konnte ich erkennen, dass die eigentlich erwartet hätten, Doris würde als Mutter, die ihren Erziehungsauftrag ernst nimmt, ebenfalls sofort schimpfen – und ihn vor allem nicht tätscheln, sondern eher ein paar hinten draufgeben.

Auch mich verblüffte ihr Verhalten, da Smartie ihr gerade zugeflüstert hatte, Max sei an der Tasche der jungen Mutter gewesen. Doch Doris schien davon unbeeindruckt und fragte unseren Junior nochmals, was geschehen war.

„Mum, ich schwöre", schluchzte Max, „ich wollte nur den Krebs retten!"

„In einer Strandtasche?" Jetzt blickte auch Doris ungläubig drein.

„Er hat mich vorhin beim Krebsefangen in die Hand gezwickt", entgegnete Max. „Und als ich ihn weggeschleudert habe, ist er in die Tasche von der Frau gefallen. Der erstickt da drin, wenn ich ihn nicht raushole! Ich bin ihr nachgelaufen und hab's ihr gesagt, aber sie hat mich einfach nicht verstanden. Also hab ich so getan, als sei mir ein Geldstück runtergefallen und dann hab ich schnell versucht, den Krebs da rauszuholen. Dabei hat sie mich gesehen und dann ging's auch schon los. Nicht nur, dass der da drin langsam verreckt, was ist, wenn ihr Kleiner da reingelangt hätte? Der Krebs ist ganz schön groß, der hätte ihm womöglich noch den Finger abgezwickt."

Nun schämte ich mich zum zweiten Mal innerhalb von drei Minuten. Das erste Mal *wegen* meines Kindes und nun *vor* meinem Kind. Denn wie so oft hatte ich vorschnell geurteilt und mich von der Erwartung der Leute, unserem unerzogenen Balg mal zu zeigen, wo der Hammer hängt, zu einer unangemessenen Reaktion drängen lassen. Warum, verdammt, tappe ich immer wieder in diese Falle? Ich kann nur hoffen, dass es auch dazu im Elterntraining Tipps gibt.

Jedenfalls schüttelte ich den Kopf und nahm Max in den Arm. „Sorry, mein Kleiner", sagte ich, während ich ihn an mich drückte. „Ich hätte wissen müssen, dass es einen Grund dafür gab. Du würdest niemals einfach so an die Tasche von jemand Fremdem gehen."

Die Umstehenden blickten ungläubig drein, denn sie hatten offenbar nichts von dem, was gesagt worden war, verstanden. Doris versuchte es auf Englisch, doch die Herrschaften sprachen nur Italienisch. Der einzige von uns, der das halbwegs kann, ist

Smartie. Der kramte dann – ob angetrieben vom Mitleid für Max oder dem Wunsch, die Peinlichkeit aus der Welt zu räumen, weiß ich nicht – seine drei Jahre Schulitalienisch hervor und erklärte der Gruppe Max' edle Motive.

Wirklich geglaubt haben sie die Geschichte aber offenbar erst, als Max das riesige Tier aus der Tasche holte. Mit seinen feinen Widerhaken hatte sich der Krebs in einem Sammelnetz für Muscheln verfangen, sonst wäre er mit Sicherheit ohnehin schon längst aus seinem viel zu trockenen Gefängnis gekrabbelt. Gott sei Dank, sonst hätte vermutlich niemand Max die Geschichte abgekauft.

Ich für meinen Teil schwor mir jedenfalls, Max in Zukunft immer erst erklären zu lassen, was passiert ist – auch wenn die Fakten auf den ersten Blick noch so sehr gegen ihn sprechen.

Elterntraining, wir kommen!

20. August, Mum

Ich bin so unheimlich ausgelaugt und müde von Max' ständigen Eskapaden. Selbst wenn nichts passiert, bin ich angespannt, weil ich andauernd befürchte, dass das nächste Unglück nicht lange auf sich warten lassen wird. Dass diese Befürchtungen nicht unberechtigt sind, hat sich in diesem Urlaub schon mehrfach gezeigt. Auch heute wieder.

Gerade hatte ich es mir nach dem Frühstück auf unserer Terrasse gemütlich gemacht und mir vorgenommen, den Empfang meines Akustikradars für Max einfach mal für eine Weile auf off zu stellen, als ich laute Diskussionen vorne in unserer Bucht vernahm. Ich wusste zwar nicht, ob Max Anlass dafür war, aber nachdem die Chancen erfahrungsgemäß 50:50 stehen, sprang ich auf und lief hin.

Dort stand er wie ein Häufchen Elend, während Harald auf ihn einbrüllte. Smartie flüsterte mir was zu, das ich allerdings in dem ganzen Tohuwabohu nicht verstand. Aber was er auch getan haben mochte, er tat mir so leid, dass ich spontan seine Hand nahm und versuchte, ihn zu beruhigen. Wie sich herausstellte, war er völlig zu Unrecht des versuchten Diebstahls beschuldigt worden. Klar, dass Harald ausgeflippt war. Aber seit der Rangelei letztes Jahr in der Schule, bei der Max mehr oder weniger zurecht ausgetickt war, ich ihn zu seiner Rechtfertigung aber nicht hatte zu Wort kommen lassen, habe ich mir geschworen, ihn *immer* anzuhören und mir erst dann eine Meinung zu bilden. Harald hat das nach der ganzen Sache heute offenbar auch gelernt, denn er sagte mir, dass ihm so was nie wieder passieren würde.

„Glaubst du, dass das mit Medikamenten anders gelaufen wäre?", fragte er mich verzweifelt.

„Ich weiß nicht", gab ich zurück. „Den Krebs hätte er ja trotzdem retten wollen, aber vielleicht hätte er mal kurz nachgedacht, bevor er mit der bloßen Hand in seine Behausung greift. Vielleicht auch nicht – wie die ganz genau wirken, weiß ich noch nicht."

Jedenfalls motivierte mich der Vorfall, meinen Roman doch zur Seite zu legen und auch heute wieder über medikamentöse Therapie bei ADHS herauszufinden. Ich wollte vor allem wissen, wann Medikamente notwendig sind.

Britta Winter ist eine Ergotherapeutin und nähert sich der Thematik schon allein aus ihrem beruflichen Hintergrund heraus eher von der pädagogisch-verhaltenstherapeutischen Perspektive. Daher sind Medikamente für sie nachvollziehbarerweise nicht das erste Mittel der Wahl. Wenn dann solche ADHS-Spezialisten schreiben, dass es sehr wohl Gründe geben kann, die für die Verabreichung von Medikamenten ab dem Grundschulalter sprechen, beeindruckt mich das immer umso mehr. Die Autorin fasst diese Gründe wie folgt zusammen:

- Wenn durch die allgemeinen symptomatischen Maßnahmen nach einigen Monaten keine befriedigende Besserung erkennbar ist.
- Wenn eine deutliche Beeinträchtigung im Leistungs- und psychosozialen Bereich mit Leidensdruck bei Kindern/ Jugendlichen und ihrem Umfeld zu erkennen ist.
- Wenn Gefahr für die weitere Entwicklung des Kindes/ Jugendlichen besteht.
- Wenn es zu krisenhaften Zuspitzungen kommt.[51]

Der Hinweis, „wenn nach einigen Monaten keine befriedigende Besserung zu erkennen ist", ist schon mal echt wichtig, denn ich habe mich natürlich gefragt, wie viel Zeit man eigentlich in andere Therapien investieren sollte – sprich, ob man Wochen, Monate oder Jahre auf den Erfolg anderer Behandlungsmethoden warten soll, bis man in den Therapiemix auch Medikamente einbringt.

Der zweite Punkt liegt auch auf der Hand: Wenn mein Kind ohne Medikamente und trotz Konzentrationstraining und anderen Therapien keine befriedigenden schulischen Ergebnisse erzielen kann, so ist das in einer Welt wie der unseren in vielen Fällen ein Drama. Wir leben nun mal in einer Leistungsgesellschaft, in der Schulabschlüsse mehr als die Person zählen, und in denen Noten wichtiger als soziale Kompetenz und besondere Begabungen sind.

Dasselbe gilt für den psychosozialen Bereich. Wer keine Freunde hat, überall aneckt, nie eingeladen und möglicherweise auch noch gemobbt wird, braucht dringend Unterstützung. Häufig sind diese Kinder aggressiv und werden oft in Auseinandersetzungen verwickelt. So drängen sie sich immer mehr ins soziale Aus. Wenn ein Medikament hilft, die Impulse besser zu kontrollieren, und der Heranwachsende durch gesteigerte Konzentration und Aufmerksamkeit imstande ist, wieder bessere Leistungen zu erbringen, können Medikamente einen positiven Kreislauf in Gang bringen. Zumal bessere Leistungen wiederum den Selbstwert steigern und Anerkennung im Klassenverband bringen.

Auch der Punkt mit der krisenhaften Zuspitzung leuchtet ein, denn wenn alle schon hysterisch, aggressiv und kaputt sind, geht gar nichts mehr.

Eine krisenhafte Zuspitzung liegt z. B. dann vor, wenn eine massive Belastung der Eltern-Kind-Beziehung mit ausgeprägten schulischen wie auch sozialen Problemen des Kindes zusammenfällt.[52]

Genau dann sollte eben versucht werden, mittels Medikamente die Symptome zunächst zu reduzieren, um die Krise zu entschärfen.[53] Denn: „Ein Medikament kann dann einen Kreislauf durchbrechen und einem Kind und seiner Familie erstmals wieder die Möglichkeit verschaffen, durchzuatmen und einen Plan zu fassen."[54]

Außerdem können Medikamente dafür sorgen, dass Kinder überhaupt für andere Therapieansätze bereit und aufnahmefähig sind:[55] „Bei stark ausgeprägter Symptomatik ist [die medikamentöse Behandlung] unter Umständen auch Voraussetzung für eine weitergehende therapeutische Behandlung."[56]

Na, dann noch lieber Medikamente und ihre möglichen Nebenwirkungen als ein Kind, das aufgrund der Schwere der ADHS oder der Gegebenheiten im Umfeld ohne pharmakologische Unterstützung gar nicht mehr behandelbar ist. Denn die Folgen einer unbehandelten ADHS lesen sich wie ein Horrorroman und die Zahlen, die in der Literatur dazu angegeben werden, haben mich ganz schwindlig gemacht:

- 32%-40% [der unbehandelten Betroffenen] verlassen vorzeitig die Schule.
- 50%-70% haben wenige oder keine Freunde.
- 70%-80% üben keinen begabungsentsprechenden Beruf aus.
- 40%-50% führen vermehrt asoziale Handlungen aus oder konsumieren illegale Drogen.
- 40% der Jugendlichen haben Frühschwangerschaften.
- 16% haben sexuell übertragbare Krankheiten.
- 20%-30% der Erwachsenen sind häufiger depressiv.
- 18%-25% haben Persönlichkeitsstörungen.
- Sie übertreten häufiger Geschwindigkeitsbegrenzungen, haben mehr Autounfälle und erleiden tagtäglich Hunderte von kleinen Missgeschicken.[57]

Außerdem kommt es im Vergleich zur „Normbevölkerung" zu mehr Klassenwiederholungen und häufigerem Schulausschluss. Die Betroffenen sind oft als ungelernte Arbeiter tätig, werden häufiger entlassen, wechseln öfter den Arbeitsplatz, haben einen deutlich geringeren sozioökonomischen Status, beginnen früher mit sexuellen Aktivitäten und wechseln häufiger die Partner.[58]

Was mich auch geschockt hat, sind die Zahlen zum drastisch erhöhten Substanzenkonsum im Vergleich zu Nicht-Betroffenen,[59] denn Alkohol und Drogen werden oft „zur Linderung der negativen Emotionen benutzt, die durch häufige Ablehnens- und Versagenserlebnisse entstehen."[60]

Ja, ja, ich höre schon wieder die Unkenrufe, dass Medikamente auch Drogen sind – kenne ich von unserer ADHS-Gruppe zur Genüge. Immer wieder fällt in diesem Zusammenhang auch das Wort „Kinderkoks". Vor allem beim Vergleich der Wirkung von Methylphenidat – also jenem Wirkstoff, der am häufigsten in der medikamentösen Behandlung zum Einsatz kommt – und jener von Kokain, weil beide Substanzen auf das Dopaminsystem wirken.[61] Daher fällt MPH auch unter das Betäubungsmittelgesetz.[62]

Allerdings ist mir nach dem Lesen der vielen Bücher zu diesem Thema klar geworden, dass hier sehr wohl unterschieden werden muss zwischen einem Medikament, das unter ärztlicher Aufsicht in entsprechender Dosierung verabreicht wird, um „Normalität" im Gehirn herzustellen und einer Droge, die mit einem einmaligen, schnellen Kick einen Rauschzustand herbeiführt.

Außerdem gibt es in der Zwischenzeit eine Reihe von Untersuchungen, die belegen, dass Methylphenidat ein sehr geringes Suchtpotenzial hat.[63] Offenbar greifen auch eher jene Jugendlichen später zu Drogen, denen eine Behandlung verwehrt wurde, als jene, die Psychopharmaka unter kontrollierten Bedingungen erhalten haben.

Wie nämlich auf der Seite von *ADHS-Deutschland* zu lesen ist, sind Menschen mit ADHS zwar grundsätzlich anfälliger für Suchtverhalten als gesunde Menschen,

> dieses Risiko wird aber durch die Störung selbst verursacht und nicht durch die Therapie. Wissenschaftliche Studien haben sogar gezeigt, dass das Suchtrisiko bei medikamentös behandelten ADHS-Patienten geringer ist, als bei Nichtbehandelten.[64]

Und auch in einem Buch, in dem das Thema Medikamente eher vorsichtig behandelt wird, berichten die Autoren, dass „medikamentös behandelte Kinder [...] im späteren Erwachsenenalter [...] ein geringeres Risiko einer Suchtentwicklung im Vergleich zu unbehandelten Kindern mit ADHS-Symptomatik"[65] haben.

Das heißt, ein Jugendlicher mit ADHS, der plötzlich anfangen würde, heimlich seine Dosis zu steigern (was kaum möglich ist, weil es sich um ein verschreibungspflichtiges Medikament handelt), hätte spätestens mit 15 oder 16 vermutlich ohnehin zu Cannabis, Kokain und Ähnlichem gegriffen, wenn er *wirklich* Medikamente gebraucht hätte und sie ihm vorenthalten wurden.

Denn Heranwachsende werden eher von Substanzen abhängig, wenn sie todunglücklich sind – und das sind sie in der Regel, wenn ihnen nicht geholfen wird. Dazu schreibt auch Ursula Häberli-Nef, eine Heilpädagogin, die in erster Linie auf pädagogische Strategien und die wertschätzende Begleitung bei ADHS setzt, aber trotzdem für Medikamente offen ist, falls sie nötig sind:

> Was macht süchtig? Die [ADHS]-Thematik wird immer wieder mit Suchtverhalten über die Wirkung von Medikamenten in Zusammenhang gebracht. Nach meinen Beobachtungen sind alle Kinder suchtgefährdet, welche ein schlechtes Selbstwertgefühl haben […].[66]

Das heißt, nicht die Medikamente machen süchtig, sondern die Probleme, mit denen Heranwachsende zu kämpfen haben, wenn sie nicht unterstützend und liebevoll sowie ihren speziellen Bedürfnissen entsprechend begleitet werden. Und zu einer solchen Begleitung können eben auch Medikamente gehören, um mit sich selbst und der Welt da draußen wieder klarzukommen.

Insgesamt sind sich nahezu alle Autoren einig, dass es sehr wohl Fälle gibt, in denen Medikamente sein müssen. Es schließen sich sogar jene Experten dieser Meinung an, die der Verabreichung von Medikamenten so gar nicht zugetan und in der „Szene“ (eher) als Medikamentengegner bekannt sind. „Die Verordnung von Stimulanzien kann notwendig sein“,[67] so zum Beispiel Hüther & Bonney – zwei Autoren, die der pharmakologischen Therapie bei ADHS eigentlich extrem kritisch gegenüberstehen.

Ich habe nach all den Büchern, den Informationen auf seriösen Plattformen wie *ADHS-Deutschland* und dem Erfahrungsaustausch in unserer Gruppe jedenfalls so viel verstanden: Medikamente können notwendig sein, müssen aber nicht. Wenn sie jedoch in den Behandlungsmix aufgenommen werden, sind sie nicht die einzig wirksamen Problemlöser, sondern lassen sich mit der Hilfe vergleichen, die der Motor eines E-Bikes bringt: Treten muss man selbst, aber der Motor unterstützt Kraft und Leistungsdauer.

Man kann die Unterstützung durch Medikamente auch mit einer Krücke vergleichen. Jemand mit einer Beinverletzung braucht möglicherweise eine Gehhilfe, um wieder laufen zu lernen. Aber es kommt eben auf die Schwere der Verletzung an und auf die Betreuung durch kundige Menschen, ob und wie lange die Krücke benötigt wird. Wenn alles passt, die Betreuung gut ist und viel trainiert wird, kann die Krücke irgendwann weggelassen werden. Vielleicht wird man kein Spitzensportler mehr oder hinkt eventuell sogar sein Leben lang ein wenig, aber besser das, als dauerhaft nahezu bewegungsunfähig zu sein und zu anderen „Krücken" wie Alkohol oder Drogen greifen zu müssen.

Und wie bei einem verletzten Bein auch, das ohne Gehhilfe im Laufe der Zeit zu massiven Problemen für den gesamten Bewegungsapparat führen kann, kann ein Vorenthalten von Medikamenten um jeden Preis verheerende Auswirkungen auf das spätere Leben dieser jungen Menschen haben. Allerdings: Dort eine Krücke zu verordnen, wo sie nicht nötig ist, kann ebenfalls zu Haltungsschäden und letztendlich zu Beeinträchtigungen führen. Also: Wie eigentlich immer muss man auch hier alle Gegebenheiten abwägen.

Einfach ist es trotzdem nicht, die richtige Entscheidung zu treffen, wenn es selbst in Fachkreisen so viel Für und Wider zum Thema medikamentöse Therapie gibt. Ich kann nur den Autoren von „Diagnose ADHS" zustimmen: „Es ist kein Wunder, wenn Ihnen nach all den widersprüchlichen Informationen irgendwann selbst der Kopf schwirrt und Sie sich auf das Urteil eines Fachvertreters verlassen."[68]

Werden Harald und ich auch. Aber eben auch auf unser Bauchgefühl und unser besonderes Gespür für unser Kind.

Kapitel 9

UND WIE GEHT ES JETZT WEITER?

25. August, Max

Leute, ihr glaubt nicht, was gestern auf der Heimfahrt von Kroatien passiert ist. Nach endlosen drei Stunden Fahrt seit unserer letzten Rast war Dad endlich bereit für die nächste Pause. Viel länger hätte ich es nicht mehr ausgehalten, denn ich musste mal dringend für kleine Jungs. Nachdem Smartie, Dad und ich dann von der Toilette zurück waren, ging Mum los.

Normalerweise ist sie schnell wieder da, doch nach sieben, acht Minuten, fragten wir uns, wo sie abblieb. Gerade als Dad nachsehen wollte, ob alles okay ist, kam sie angetrabt. Und jetzt haltet euch fest: Sie hatte einen kleinen Hund in den Armen! Ich sag's euch, süßer geht's nicht. Dad, Smartie und ich sprangen aus dem Auto und liefen ihr entgegen. Alter, war das ein Durcheinander: Jeder wollte ihn halten und alle fragten gleichzeitig, woher der Hund denn kommt, ob wir den jetzt mitnehmen würden, ob er ausgesetzt worden war usw.

Nachdem wir uns beruhigt hatten, erzählte Mum: Sie hatte durch die dünnen Wände des Plastikklos gehört, wie ein Mann und eine Frau sich darüber beschwerten, dass der Hund ihnen immer wieder ins Auto gepinkelt hatte und sie ihn nun nicht mehr weiter mitnehmen würden. Mum traute ihren Ohren kaum und lief raus. Doch da ihr dabei das Handy in eine Pfütze gefallen war, waren die beiden weg, bis sie ums Dixiklo rumkam, und der kleine Struppi blickte ihr an einen Pfosten festgebunden treuherzig entgegen. Logisch, dass sie ihn mitgenommen hat.

Jetzt ging natürlich die Diskussion los, was nun weiter mit ihm passieren soll. Dabei drängte sich immer mehr die Erinnerung an die Silvesterkracher-Streitereien vergangenen Dezember in mein Bewusstsein, denn es bildeten sich zwei Lager: Auf der einen Seite stand Mum und auf der anderen standen wir drei Männer. Mum meinte, so herzallerliebst das Tier auch sei, wir würden es zwar mitnehmen, aber es könnte nicht bleiben. Wir hätten zum einen zwei Katzen und zum anderen sehe sie es schon kommen, dass die ganze Arbeit mit dem Tier wieder an ihr hängen bleiben würde.

Mit jedem Satz, der aus ihrem Mund kam, schwand bei mir die Hoffnung, den Kleinen behalten zu dürfen. Ich kuschelte den Fellwuschel, den ich Mum gleich bei ihrer Ankunft an unserem Auto abgenommen hatte, immer fester an mich und merkte, dass meine Augen schon wieder Wasserstandswarnung gaben.

„Aber was tun wir dann mit ihm?", fragte ich verzagt. Meine Stimme bebte schon. So ein Mist auch immer!

„Wir werden ihn bei uns im Tierheim abgeben", erklärte Mum.

„Im Tierheim?!", schrie ich. „Aber das ist doch so was wie ein Kinderheim für Tiere. Und kein Kind will ins Kinderheim. Thomas aus der 5c erzählt immer, dass seine Eltern drohen, ihn dort hinzuschicken, wenn er sich nicht endlich am Riemen reißt", schluchzte ich los, denn nun konnte ich meine Tränen wirklich nicht mehr zurückhalten. Auch Smartie war ganz still geworden.

„Kinder, ihr glaubt doch nicht, wir würden dieses süße Tier irgendwo abgeben, wo ihm weiteres Leid geschehen könnte? In Tierheimen und Auffangstationen in unserem Land wird gut für die Schützlinge gesorgt und man bemüht sich sehr, die dort untergebrachten Tiere entweder an liebevolle Halter zu vermitteln oder, im Fall von frei lebenden Tieren wie Rehen oder Raubvögeln, sie später wieder auszuwildern", antwortete Mum.

„Aber wir sind noch mindestens vier Stunden unterwegs. Bis wir daheim sind, ist es sicher 21:00 Uhr und dann werden die schon zu haben“, meinte Smartie.

„Genau“, kiekste ich. „Kann er wenigstens heute Nacht bei uns bleiben? Die Katzen können wir ins obere Stockwerk verfrachten. Das alte Katzenklo haben wir ja noch. Und ich schlafe bei ihm unten im Wohnzimmer auf dem Sofa.“

„Oder ich“, konterte Smartie. „Und jetzt gib mir den Hund mal, du hältst ihn schon die ganze Zeit!“ Ein Grund mehr, den Kleinen nicht zu behalten, dachte Mum sich bestimmt, denn wir beide streiten in letzter Zeit auch ohne drittes Haustier schon genug.

An Schlaf war für die restliche Fahrt natürlich nicht mehr zu denken. Wir waren beide viel zu aufgeregt und streichelten in einer Tour den Kleinen, der friedlich in einer Pappschachtel, die wir mit einem Badetuch ausgelegt hatten, zwischen uns döste.

Aber jetzt kommt das Beste: Benji, wie wir den Hund nannten, machte keine Anstalten, die Katzen zu jagen. Und nachdem heute Morgen beide Stubentiger im Wohnzimmer keine drei Meter von seinem Schlafplatz auf dem Sofa lagen, merkte ich, dass Mum darüber nachdachte, ob wir ihn nicht doch behalten sollten. Die in meiner Klasse sagen zwar immer alle, ich sei doof, aber wenn’s um was geht, hab ich bessere Einfälle als Einstein, Newton und der Glühbirnen-Typ aus Amerika zusammen.

Um euch meinen genialen Coup zu erklären, muss ich aber noch mal ausholen und vom Tag davor berichten. Ihr erinnert euch ja sicherlich noch, dass unsere kleinen Kätzchen nach unserer Rückkehr aus St. Jakob verschwunden waren. Wir haben damals zwar alle Schuppen und Verschläge der gesamten Nachbarschaft durchsucht, aber die Miezen waren nicht zu finden. Trotz meiner Luftortungsidee mit dem Quadrocopter begann ich nach und nach, mich mit der gruseligen Vorstellung von „Fuchs, du hast die Miez gestohlen“ abzufinden.

Völlig umsonst, wie sich gestern herausstellte. Denn Sira hat ihre Jungen die ganze Zeit nur drei Häuser weiter bei den Lauterbachs im Schuppen versteckt! Klar hat sich unsere schlaue Katze genau *die* Unterkunft für ihre Kleinen ausgesucht, weil sie wusste, dass sie dort Ruhe haben würde. Die Familie war nämlich bereits vor der Geburt der Katzen in den Urlaub gefahren und so ging dort keiner ein und aus.

Mann, war das eine Freude, als wir gestern bei unserer Heimkehr die Lauterbachs auf der Straße trafen und die uns gleich berichteten, wie gemütlich es sich Sira mit den drei Jungen auf der riesigen Poolabdeckplane und ein paar Putztüchern gemacht hat. Hanna wusste natürlich, dass es eigentlich unsere Katzen waren und sie die wieder würde hergeben müssen. Um ihr Nest nicht zu zerstören, beschlossen wir aber gestern, die Kleinen dort zu lassen, bis sie selbstständig in Haus und Garten rumlaufen können.

Mum war also klar, dass bald fünf Katzen durchs Haus toben könnten. Wären da nicht zwei ruhige, erwachsene Miezen und ein Hund der bessere Deal, fragte ich sie. Die Jungen könnten bei Hanna bleiben, da kann ich sie auch immer streicheln. Und ihr werdet's nicht glauben: Sie stieg drauf ein! Allerdings – so denke ich – nicht, weil sie dachte, die drei würden weniger Mühe bereiten, sondern weil sie der süßen Fellnase auch nicht widerstehen konnte. Ich kenne Mum: Sie ist genauso verrückt nach Tieren wie ich und ich hab ihre Blicke zu Benji genau gesehen.

Ach Leute, das Leben ist ja doch wunderschön!

25. August, Mum

Halleluja, worauf hab ich mich nur eingelassen? Bald werden wir einen Zoo haben. Dabei habe ich nach Siras Trächtigkeit und der Geschichte mit der geretteten Maus (die Max zweimal aus dem Terrarium entwischt und tagelang unauffindbar war) Haustiersperre verhängt. Und nun das: ein kleiner Hund, gerade mal vier, fünf Monate alt. Aber er ist einfach so zuckersüß und dem Gesicht konnte ich trotz aller rationalen Überlegungen nicht widerstehen.

Gut, heute Abend werden mit Harald und den Kindern klare Regeln vereinbart, denn ich hab mich schlussendlich nicht nur wegen des Kuschelfaktors, sondern auch wegen des Drängens von den Dreien zu einem „Ja" zu Benji hinreißen lassen. Wir werden beim Abendessen genau besprechen, wer wann mit unserem neuen Familienzuwachs Gassi geht, wer für das Füttern verantwortlich ist, ob der Hund in die Küche, aufs Sofa, ins Bett darf usw.

Noch mehr Regeln für Max. Na ja, positiv betrachtet könnte man das auch als Übungspotenzial sehen. Ich hoffe nur, die drei verstehen, dass auch ein Hund Erziehung braucht. Die letzten 48 Stunden haben mir nämlich gezeigt, dass vor allem Smartie und Harald dem kleinen Strolch alles durchgehen lassen. Max ist zwar auch komplett vernarrt in ihn und schmust ihn unentwegt, von ihm hab ich aber auch schon einige Male „Neeeein" gehört.

Vielleicht wird ja er über den Umweg „Benji" den Sinn von Regeln und Grenzen erkennen. Das wäre dann außer dem Schmusefaktor ein weiteres Argument für unseren Neuzugang. Außerdem verschafft der Hund den beiden Jungs eine zusätzliche Möglichkeit für Beschäftigung und Bewegung. Gerade für unser Energiebündel ist das ein Segen, denn der fragt ständig Smartie, ob er nicht mit ihm in den Wald, zum Fußballplatz oder ins Baumhaus gehen will. Unser Größerer antwortet in letzter Zeit aber immer häufiger mit „kein Bock".

Schließlich muss Max sich mit seinem Ungestümsein und seiner Kopflosigkeit im Umgang mit einem Hund am Riemen reißen, denn wenn er zu wild ist, wird sich Benji bald verkriechen, sobald Max auf der Bildfläche erscheint. Das wäre für unseren Junior die Höchststrafe.

Wenn ich es mir recht überlege, könnte man fast sagen, dass unser neues Haustier auch was Therapeutisches hat. Was Dr. Mannheimer wohl dazu sagt? Morgen ist unsere Besprechung zur weiteren Vorgehensweise. Für ein Elterntraining habe ich Harald und mich schon mal angemeldet – Dr. Mannheimer hat ja bei Diagnosestellung bereits anklingen lassen, dass das üblicherweise das erste Mittel der Wahl ist und in keinem Therapiemix fehlen sollte. Zum Thema Medikamente nehme ich nach wie vor an, dass sie die vorerst nicht empfehlen wird. Und falls doch, werden wir ihr sagen, dass wir es gerne erst ohne versuchen würden.

In unserer ADHS-Gruppe werde ich das auch genau so berichten. Wenn dann wieder Anfeindungen kommen, werde ich Klartext mit all jenen reden, die vehement die eine oder andere Position vertreten. Ich werde den Grabenkämpfern antworten, dass das Therapiekonzept und die Entscheidung für oder gegen Medikamente von vielen verschiedenen Faktoren abhängt: dem Grad[1] der ADHS, der Tatsache, wie gut ein Kind bisher unterstützt und begleitet wurde, wie das familiäre Umfeld aussieht, wie gut das Kind sowohl leistungsmäßig als auch sozial in der Schule und im Alltag zurechtkommt.

Aber auch davon, ob das Kind ohne Medikation überhaupt noch zugänglich für eine Therapie ist, wie groß der Leidensdruck des Kindes und der Familie ist, und schließlich auch vom Alter des Kindes. Denn zum einen sollten ja vor dem sechsten Lebensjahr in der Regel keine Medikamente verabreicht werden, zum anderen hängt es vom Alter ab, wie lange die ADHS schon unbehandelt ist. Je länger ein junger Mensch mit ADHS nicht behandelt wurde, umso eher können Medikamente nötig werden, da sich die Situation dann schon krisenhaft zugespitzt haben könnte.

Insgesamt muss die „Behandlung [...] zum Patienten passen, wie der Schlüssel zum Schloss."[2] Und es gibt nun mal ganz viele unterschiedliche Schlösser, die nicht ein einziger Universalschlüssel sperren kann – egal, ob der nun Ergotherapie, Neurofeedback oder Methylphenidat heißt.

Vorerst ist natürlich das Allerwichtigste, mich mit Harald abzusprechen und darauf zu warten, was Dr. Mannheimer empfiehlt. Denn sie ist Spezialistin für ADHS und wir sind Spezialisten für unser Kind und unsere individuelle Situation.

27. August, Smartie

Mann oh Mann, bin ich froh, wenn jetzt bald Max' Therapien losgehen. Allein schon, was der mit unserem neuen Hund aufführt. Ständig will er dem armen Tier irgendwelche Tricks beibringen und wenn ich dann auch mal was mit Benji machen will, geht das nicht, weil Max ihn 24/7 in Beschlag hat. Da kannst du mit ihm diskutieren, so viel du willst. Er hat tausend Argumente, warum er Benji *jetzt einfach nicht hergeben kann*. Irgendwann wird's mir dann zu blöd und ich geb auf.

Aber warum geht der Zwerg eigentlich immer als Sieger aus solchen Diskussionen hervor? Eigentlich sollte doch ich als der ältere den längeren Atem haben. Ob da die Therapien auch helfen? Ich hoffe es sehr, denn wie gesagt: Wenn nicht schnell was passiert, bin ich weg.

In der Schule kann ich mich ja auch bald nicht mehr blicken lassen. Denn dort kennen ihn mittlerweile alle Lehrer, auch die, die ihn gar nicht unterrichten. Und anstatt sich über Max' Blödheiten bei Mum und Dad zu beschweren, kann ich mir die ganze Kacke dann anhören: „Smartie, was ist denn mit deinem Bruder los? Gestern hat er doch glatt einem Schüler aus der 5b den

Turnbeutel versteckt und der bekam dann einen Anpfiff vom Kollegen Bojewsky." Oder: „Matthias," – Herr Rank verwendet immer meinen vollen Vornamen – „führt sich dein Bruder bei euch zuhause auch so auf wie hier in der Schule? Den dritten Klassenbucheintrag hab ich für ihn diesen Monat schon vorgenommen und wir haben erst den 7.!" Alter, von mir aus trag ihn jeden Tag in das blöde Buch ein, aber lass mich in Ruhe!

Die schulfreie Zeit bringt auch keine Besserung, denn dann macht er eben daheim oder im Urlaub dort weiter, wo er in der Schule aufgehört hat. Oder er führt sich in der Gärtnerei auf. Gestern haben wir in dem Laden mit Dad einige Säcke Erde geholt und die Zecke hatte nichts Besseres zu tun, als in zwei Beeten die Schilder für die scharfen und die milden Peperoni auszutauschen.

„Tu die Schilder wieder dahin, wo sie sein sollen, sonst sag ich's Dad, ich schwör's dir", fauchte ich ihn an. Vor Dad hat er zwar keine Angst, aber Mum hätte das bestimmt erfahren und dann hätte er sich auf eins von Mums legendären – und vor allem endlos dauernden – Gesprächen gefasst machen können.

„Hätte ich eh so nicht gelassen", kam es halbherzig zurück.

Von wegen, wenn ich das nicht gesehen hätte, hätte Max spätestens nach drei Minuten am Handy gehangen und Mike von seinem ach so witzigen Streich erzählt und beide hätten sich stundenlang drüber schiefgelacht.

Nö, ADHS hin oder her, ich hab einfach kein Gramm Geduld mehr für den Giftzwerg!

27. August, Dad

Morgen geht's los. Wir werden unser erstes Elterntraining absolvieren. Einerseits freue ich mich drauf, denn ich hab bemerkt, dass mir das viele Lesen schon unheimlich im Verständnis und auch ein wenig im Umgang mit Max geholfen hat. Also kann ich mir vorstellen, dass das mit Elterntraining noch um einiges besser wird.

Andererseits werde ich dann aber – wenn ich das dort Gehörte nicht sofort eins zu eins umsetze – mit Sicherheit wieder Doris' berühmte Stirnfalten zu sehen bekommen. Und dann darf ich mir bestimmt ständig anhören, dass man uns im Elterntraining dieses oder jenes vermittelt hätte, warum ich das denn nicht beherzigen würde.

Sie stellt sich das so einfach vor, weil so was bei ihr immer besser klappt: informieren, wissen, umsetzen. Aber ich glaube, Frauen haben da irgendein extra Gen, das ihnen die Erziehung insgesamt leichter macht.

Nur bei unserem frechen Neuzugang kommt sie auch nicht recht weiter. Der hat sich in den paar Tagen bei uns schon zu einem ziemlichen Terrorbolzen entwickelt. Schuld sind natürlich Smartie und ich, weil wir dem Hund angeblich so viel durchgehen lassen. Aber wie willst du denn einen Hund erziehen? Der versteht doch gar nicht, was du von ihm willst, und mir reicht es schon, bei den Kindern ständig mit Wörtern wie „Regeln", „Grenzen" und „Konsequenzen" jonglieren zu müssen. Da möchte ich mich bei unserem Vierbeiner damit nicht auch noch rumschlagen müssen.

Viele Dinge erledigen sich ja auch von selbst. Sogar bei Max habe ich das schon bemerkt: Trotz all der Pannen in diesem Sommer muss ich sagen, dass sich vieles gebessert hat. Er akzeptiert es zum Beispiel, wenn Doris ihn nach dem Essen einige Minuten bei Tisch sitzen lässt und schafft das schon teilweise ohne übermäßiges Gezappel. Er denkt mehr mit und hat – wenn auch mit typischen Max-Hinterlassenschaften – einen tollen Limo-Stand gebaut. Außerdem hat er die Diagnose besser weggesteckt als erwartet. Und in Kroatien hat er bei den paar Malen, die wir zusammen geangelt haben, schon um einiges mehr an Sitzfleisch bewiesen und ließ den Köder viel länger an einer Stelle liegen als noch vor einigen Monaten.

Klar würde Doris sagen, dass all diese Verbesserungen auch etwas mit der Art zu tun haben, wie wir unseren Jüngeren begleiten. Bei Max und Smartie leuchtet mir das ja ein. Aber ein Hund ist nun mal ein Hund und dem kannst du vermutlich nicht mehr als Stöckchen holen und „Sitz" beibringen. Gut, Doris soll da mal machen, wenn sie denkt, das Tier gehört ebenfalls erzogen.

Mir reichen Smartie und Max und ich finde, da bin ich schon auf einem wirklich guten Weg.

28. August, Mum

Großartige Überraschungen hat die Besprechung bei Dr. Mannheimer nicht gebracht. Max soll vorerst keine Medikamente bekommen, für seine mangelnde Konzentration – das momentan vordringlichste Problem, das ihm das Schulleben extrem erschwert – haben wir Neurofeedback beschlossen.

Es hätte natürlich auch andere Therapieformen gegeben, die Max hier helfen können. Aber erstens klingen die Trainingsspiele nach sehr viel Spaß, zweitens gibt es gar nicht mal so weit von uns eine Praxis, die das anbietet, und drittens haben wir dort für morgen einen Termin bekommen, weil ein anderes Kind die Therapie vorzeitig beendet hat. Einziger Wermutstropfen: Verbesserungen darf man erst nach mehreren Wochen oder sogar Monaten erwarten. Aber das ist im Grunde bei allen Therapieformen außer Medikamenten so.

Heute waren wir das erste Mal im Elterntraining. Extrem interessant, kann ich nur sagen. Auch Harald war wirklich begeistert. Was für Augenöffner wir dort teilweise zu hören bekamen, was für Einblicke in die Seele dieser Kinder. Außerdem erhielten wir schon einige wertvolle Tipps zum Umgang mit Max, zur Kontrolle unserer Emotionen, zu Strategien, wie wir unser Kind unterstützen können, usw. Am liebsten würde ich da heute gleich wieder hingehen, aber natürlich müssen wir das Gehörte jetzt sacken lassen und im Alltag anwenden – üben sozusagen.

Harald hat sich dort wirklich gut eingebracht und nicht nur alles über sich ergehen lassen. Er hat einige wohldurchdachte Fragen gestellt und war für manche teilnehmenden Väter – nach meinem Empfinden – fast eine Art Vorbild, sich aktiv am Geschehen zu beteiligen.

Aber auch wenn Harald und ich durch das viele Lesen und das Training jetzt stärker an einem Strang ziehen, als das davor der Fall war, habe ich das Thema „drittes Kind" abgehakt. Zum einen bin ich ohnehin schon zu alt dafür, zum anderen hätte ich einfach nicht mehr die Nerven für einen schreienden Bergmann-Nachwuchs.

Überhaupt jetzt, wo wir Benji haben, der ohnehin noch mal eine extra Erziehungsherausforderung bedeutet. Dass ein Vierbeiner eine solche Aufgabe ist, hätte ich nicht gedacht. So ein Schlitzohr. Heute hat er Moritz einfach von seinem Platz gescheucht, wenig später ist ein Schnitzel vom Küchentisch verschwunden und dann hat er minutenlang am Zaun gebellt, weil sich vor unserem Haus zwei Passanten unterhalten haben. Fast hätte man das Gefühl, er sieht unser Haus und den Garten schon als sein Territorium und übernimmt hier nach und nach das Kommando.

Aber wenn ich Harald damit komme, dass auch der Hund Regeln, Grenzen und Konsequenz braucht, macht er nur den Smartie und verdreht die Augen. Na ja, ich kann nur eines nach dem anderen angehen und mich nicht allen in der Familie inklusive Hund auf einmal widmen. Schauen wir mal, wie sich Benji entwickelt, dann kann man immer noch was unternehmen und zum Beispiel in eine Hundeschule gehen.

Ich konzentriere mich jedenfalls momentan auf Max, nicht zuletzt deshalb, weil in ein paar Tagen die Schule wieder beginnt und etliche Lehrergespräche auf mich warten. Max gegenüber spiele ich die Coole, die das mit den Lehrkräften locker im Griff hat. In Wahrheit bin ich aber extrem nervös, weil von der Einstellung der Lehrer in Bezug auf die Diagnose so unendlich viel abhängt. Gott sei Dank bringe ich zur Hiobsbotschaft „Diagnose ADHS“ auch die beruhigende Nachricht mit, dass wir uns schon um Therapien kümmern.

Eines ist aber sicher: Wenn einer der Lehrer meint, es gebe da nur eine Lösung und die heiße „Tabletten“, werde ich ihm oder ihr mitteilen, dass die zwar eine Option sind, die im Raum steht, diesbezüglich aber noch keine Entscheidung gefallen ist. Wir lassen uns nämlich mit Sicherheit nicht in diese Richtung drängen, nur weil das die schnelle und für Mitschüler und Lehrkräfte bequemere Lösung ist. Wenn Max Medikamente braucht, wird er sie bekommen, dann aber, weil wir das gemeinsam mit Dr. Mannheimer entscheiden. Denn der Betroffene ist immer noch Max und dem soll geholfen werden. Seine Interessen stehen im Fokus und nicht die des Umfeldes.

Wir selbst werden ab jetzt noch mehr für Max da sein, ihn noch stärker unterstützen und ihn vor allem vor Angriffen aus dem Umfeld schützen. Denn mir ist in den letzten Monaten klar geworden, wie sehr diese besonderen Kinder einen starken Rückhalt brauchen, um an ihren Defiziten und den Anfeindungen des Umfeldes nicht zu verzweifeln. Lara Honos-Webb bringt es auf den Punkt: „Was Ihr Kind mehr als alles andere auf der Welt möchte und braucht, ist daß sie auf seiner Seite stehen.“[3]

Das tun Harald und ich immer, aber nun eben mit noch mehr Vehemenz.

30. August, Max

Noch keine zwei Monate rum und schon wieder ein Tagebuch voll – soweit die gute Nachricht. Die schlechte: In drei Tagen fängt die Schule an. Menno, ICH WILL NICHT!!! Was ich statt Stifte suchen, auf meinem Stuhl rumrutschen und zum Fenster rausstarren alles Geiles tun könnte: mit Benji spielen, ihm neue Tricks beibringen, bei Hanna abhängen und die Katzenbabys streicheln, ein Lager im Wald bauen, im Skatepark rumdüsen, endlich den Limostand fertig machen (sonst kann ich bald Glühwein statt kalten Getränken verkaufen) ... mir würden noch eine Million sinnvollere Dinge einfallen als das, was ich in dem Verein täglich mache – oder eben auch nicht.

Die meiste Zeit bin ich sowieso in meiner Welt, und das nicht mal absichtlich. Fast jeden Morgen nehme ich mir vor, mich voll zu konzentrieren, den Lehrern so richtig, *richtig* zuzuhören. Es wäre nämlich echt einfacher aufzupassen, was sie erzählen – nützt ja nix, irgendwann kommt ja doch der Tag der Klassenarbeit. Aber ES GEHT NICHT!

Manchmal würde ich am liebsten vor lauter Wut, die letzten 20 Minuten verpasst zu haben und dann auch noch vom Lehrer vor allen anderen lauthals drauf aufmerksam gemacht zu werden, voll losschreien. Aber nachdem das nur einen weiteren Eintrag ins Klassenbuch bringen würde, halt ich den Rand, versuche die Gesichtsfarbe, so schnell es geht, wieder auf normal zu bringen, und hoffe auf mehr Hirnschmalz für die kommende Stunde.

Aber jetzt besteht ja ein wenig Hoffnung, denn gestern hab ich mit Neurofeedback angefangen. Hat richtig Laune gemacht, denn es ist wie ein Computerspiel, nur ohne Controller. Oder doch: Der Controller ist mein Hirn. Ja, Leute, richtig gehört: Ich steuere bei dem Spiel nämlich mit der Kraft meiner Gedanken ein Rennauto durch einen Parcours. Dabei ist echt volle

Konzentration angesagt, denn wenn ich gedanklich abdrifte, knallt das Auto wo dagegen.

So soll ich trainieren, meine Aufmerksamkeit zu halten, was dann in der Schule auch funktionieren soll. Weil mein Gehirn dann irgendwie anders arbeitet und mit dem wöchentlichen Üben diese guten Verschaltungen immer mehr und besser werden. Irgendwann brauch ich dort dann nicht mehr hin, weil das Gehirn dauerhaft umgestellt ist.

Das Problem ist nur: Ich hab ja noch andere Baustellen als das Abgleiten ins Traumland. Wie soll ich es schaffen, nicht immer gleich überzukochen, wenn mir einer blöd kommt oder mich dumm dastehen lässt? Was soll ich gegen all die Missgeschicke tun, die mir ständig passieren? Und vor allem: Wie soll ich den peinlichen Farbwechsel im Gesicht jemals in den Griff kriegen?

Klar hab ich das alles auch schon Mum gefragt, die hat nämlich bei so was meistens genau die richtigen Antworten parat. Aber diesmal kam wieder so eine schwammige Aussage zurück wie damals bei der Frage, warum wir überhaupt zu einer Psychologin müssten. „Papa und ich gehen jetzt in ein Elterntraining. Einmal waren wir schon dort und wir waren beide begeistert. Wir lernen da echt viel, um dich richtig zu begleiten. Du wirst sehen, das wird jetzt alles besser."

Sag mir mal einer, wie die *mein* Gehirn auf grade oder *meine* Gesichtsfarbe unter Kontrolle kriegen wollen, wenn *die beiden* in ein Training gehen. Doch da Mum manchmal zu extrem langen Erklärungen neigt, hab ich nur „mhm" gesagt, geguckt, als hätte ich verstanden, und es dabei belassen.

Ich werd ganz einfach mal schauen, was passiert. Ganz im A**** dürfte ich ohnehin nicht sein, denn Mum und Dad haben mir vor Kroatien ja allerhand Dinge aufgezählt, wo ich ganz schön was drauf hab. Unserem neuen Vierbeiner hab ich schon mehr beigebracht als die übrigen Bergmanns zusammen und gestern hatte ich eine sehr eindeutige Insta-Nachricht von Lisa aus meiner Klasse. Sie freut sich schon, wenn die Schule wieder beginnt, weil sie mich dann sieht. Und das von dem süßesten Mädchen der Klasse!

Also Leute, ganz so finster schaut's am Horizont nicht aus. Und wenn sich durch all die Trainings nicht wirklich was verbessert, mach ich weiter wie bisher. Denn wenn ich eins weiß: Mit Mum und Dad ist es zwar manchmal anstrengend, aber mit den beiden an meiner Seite wird am Ende alles gut.

NACHWORT

Als ich den ersten Teil der Max-Serie geschrieben habe, war unser Sohn Raphael – der „reale“ Max – knapp 14 Jahre alt. In der Zwischenzeit sind drei Jahre vergangen und es hat sich viel getan. Damals war unser Junior noch fast ein Kind, heute ist er ein junger Mann und wird in wenigen Monaten volljährig. Mit 14 hatten wir das Gefühl, wir hätten es geschafft. Doch dann kam sie unvermittelt und mit voller Wucht: die Pubertät.

Mit 16 dann der Ausbruch aus den Grenzen, die ihm mein Mann und ich immer gesetzt haben. Er wollte sich mit aller Gewalt von sämtlichen Einschränkungen befreien, rebellierte gegen Regeln sowie Ver- und Gebote.

Es war eine extrem heftige Zeit, begleitet von vielen Zweifeln, ob wir denn alles richtig machen, und von täglichen Fragen, welche Veränderungen nötig sind. Wir mussten herausfinden, wo eine Auflockerung der bisher gültigen Grenzen einfach notwendig war, um ihn nicht in seiner weiteren Entwicklung zu hindern, ihn aber auch nicht an die zu lange Leine zu lassen, in der er sich in seiner Weltunerfahrenheit nur verheddern würde.

Durch diese Zeit geholfen hat uns in erster Linie die Liebe zu unserem Sohn. Sie war immer die Basis für alle Entscheidungen. Unser eigenes Ego mussten wir wegpacken und uns bei jedem Aufeinanderprallen aufs Neue fragen, was er braucht, was *ihm* hilft. Nicht, womit wir nichts von unserer „Macht“ verlieren, oder wie wir ein Zurückrudern oder einen Kurswechsel vermeiden können.

Denn erst wenn ein junger Mensch begreift und vor allem *fühlt*, dass es bei allen für ihn unangenehmen Maßnahmen wirklich nur um sein Wohl geht – und das Gefühl bekommt er nur, wenn das auch tatsächlich so ist –, ist er bereit, zu kooperieren und die eine oder andere unliebsame Entscheidung zu akzeptieren. Erst dann kommt er langsam aus dem Widerstand.

Bei Heranwachsenden mit ADHS gilt all das umso mehr. Denn sie haben meist eine extrem starke Persönlichkeit und wissen in der Regel genau, was sie wollen – auch wenn das leider nicht immer das ist, was ihnen guttut. Sie möchten schon sehr früh unabhängig entscheiden und haben vor allem überaus feine Antennen für ihr Gegenüber, also auch für ihre Eltern und deren Motive. Wenn dann Maßnahmen „über sie verhängt werden", die nicht nur unpopulär sind, sondern die auch nur deshalb getroffen werden, weil Eltern nichts von ihrer Macht abgeben wollen, dringt man nicht mehr zu ihnen durch. Sie fahren unsichtbare Rollos hinunter und man hat sie verloren. Egal, wie alt sie sind.

Begraben Sie daher Ihr Ego im hintersten Winkel Ihres Geistes und öffnen Sie Ihr Herz für Ihr forderndes Kind. Hinter der aggressiven und lauten Fassade verbirgt sich eine zerbrechliche Seele, die Ihre Hilfe, Ihr Verständnis, Ihre Begleitung und vor allem Ihre bedingungslose Liebe braucht.

Nicht zuletzt deshalb, weil wir in einer Welt leben, in der ADHS bei Weitem noch nicht die Anerkennung erfahren hat, die nötig wäre, um unsere Zappelwunderkinder in ihrer Entwicklung so zu unterstützen, wie sie es brauchen. Damit sie all ihre Fähigkeiten und Talente sowie ihre wunderbare Persönlichkeit zur Entfaltung bringen können.

Insgesamt kann aber trotz aller Hürden seitens der Gesellschaft und der Herausforderungen durch Ihr Kind für Sie als Eltern die Begleitung eines Kindes mit ADHS eine wunderbare Chance sein, selbst zu wachsen. In diesem Sinne schreibt Russell Barkley:

> Viele Eltern […] stellen fest, dass die Herausforderung, die es bedeutet, ein Kind mit ADHS zu erziehen, ihre Rolle als Vater und Mutter zu etwas Besonderem werden lässt. […] Aber wenn Sie die Herausforderung annehmen, kann die Erziehung eines Kindes mit ADHS eine großartige Gelegenheit darstellen,

sich menschlich weiterzuentwickeln und in seiner Rolle als Mutter oder Vater Erfüllung zu finden. Am Glück und Wohlergehen Ihres Kindes können Sie direkt beobachten, wie Ihre Bemühungen Früchte tragen […]. Zu wissen, dass dieses Kind Sie braucht, kann Ihrem Leben mehr Sinn geben als viele andere Dinge.[1]

Diese Erfahrung machen zu dürfen, wünsche ich Ihnen.

Ihre Anna Maria Sanders

WIE ES MIT BENJI WEITERGEHT

Gerade in Familien mit ADHS gibt es oft Haustiere, weil Menschen mit diesem Syndrom in der Regel einen sehr starken Bezug zu Tieren haben. Aus diesem Grund haben Max und Smartie auch die beiden Katzen Sira und Moritz (vgl. dazu Kapitel 5 in Band I) und in diesem Band den Mischlingsrüden Benji bekommen.

Klar sind vor allem die drei Bergmann-Männer Feuer und Flamme für den süßen Vierbeiner, doch Mum ahnt schon, dass mit dem Findelkind ein weiterer Erziehungsauftrag auf sie zukommt.

Und sie soll Recht behalten, denn ein Hund ist kein stiller Mitläufer, dem ein paar Streicheleinheiten, zwei Runden um den Block und ein voller Napf genügen. Diese hoch sozialen Tiere brauchen – ähnlich wie Kinder – sinnvolle Beschäftigung und einen Menschen, der ihnen Führung und Orientierung bietet.

Mum spürt das relativ bald, hat aber weder Hundeerfahrung noch Unterstützung von ihrem Mann bei der Erziehung ihres frechen Neuzugangs. Und so entwickelt sich Benji nach und nach zu einem ziemlichen Terrorbolzen.

Ob die Bergmanns es schaffen,
das Findelkind in den Griff zu bekommen?

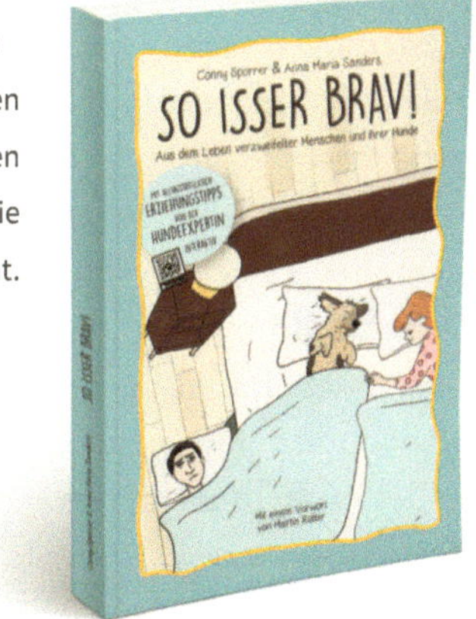

DANK

Die Entstehung dieses Buches war eine lange Reise, lang und anstrengend. Vor allem, weil im Vergleich zu Max I sehr wissenschaftliche bzw. fachliche Themen aufgegriffen werden. Diese in eine unterhaltsame Erzählung zu verpacken, war nicht immer einfach.

Daher möchte mich diesmal vor allem bei jenen Menschen bedanken, die mich dabei unterstützt haben, und das sind in erster Linie all die Autoren, die ihr Wissen zu diesem Thema mit der Fachwelt und Betroffenen teilen. Danke an alle, aus deren Fundus ich schöpfen durfte.

Danke an dieser Stelle auch vor allem an Cordula Neuhaus, die sich trotz extrem knapper zeitlicher Ressourcen die Zeit genommen hat, das Manuskript zu diesem Buch zu lesen und ein Vorwort dazu zu verfassen.

Auch möchte ich mich bei all den Menschen auf Facebook bedanken, die ihre Geschichten, aber auch Sorgen und Nöte mit mir geteilt haben. Vieles ihrer Verzagtheit sowie ihrer Erfahrungen ist in diesen Band eingeflossen.

Ein ganz besonderer Dank gilt im Hinblick auf meine ADHS-Facebook-Gruppe aber vor allem Liliane Waldmeier, Claudia Steinhagen und all den anderen Administratoren und Moderatoren, die mir so vieles in der Leitung unserer Gruppe abnehmen und mir den Rücken freihalten, sodass ich mich in diesem Buch unserem gemeinsamen Thema widmen konnte.

Dank auch an all jene Menschen, die seit vielen Jahren Teil unseres Lebens sind und vor allem unseren jüngeren, von ADHS betroffenen Sohn immer so genommen haben, wie er ist: Als einen Menschen mit einigen Herausforderungen mehr als der durchschnittliche Heranwachsende, aber eben auch mit ganz besonderen Qualitäten, die ihn unendlich liebenswert und einzigartig machen.

Schließlich möchte ich mich auch bei unserem älteren Sohn bedanken, dem dieses Buch gewidmet ist. Die vergangenen 17 Jahre waren alles andere als einfach für dich. Oft musstest du zurückstecken, der „Vernünftige“ sein, dort übernehmen, wo dein Bruder einfach noch nicht so weit war. Danke für all das und deine unendliche Geduld und Liebe, die Raphael mit in ein glückliches Erwachsenenleben getragen haben.

LITERATUR

Bücher und Beiträge

Abelein, P. & Stein, R. (2017). Förderung bei Aufmerksamkeits- und Hyperaktivitätsstörungen. Stuttgart: Kohlhammer

Barkley, R.A. (2011). Das große ADHS-Handbuch für Eltern. Verantwortung übernehmen für Kinder mit Aufmerksamkeitsdefizit und Hyperaktivität. 3. aktualisierte Auflage. Bern: Verlag Hans Huber

Becker, N. (2014). »Schwierig oder krank?« ADHS zwischen Pädagogik und Psychiatrie. Bad Heilbrunn: Julius Klinkhardt

Behn, B. (2012). Komorbidität und Differenzialdiagnose. In: Kahl, K.G.; Puls, J.H.; Schmid, G. & Spiegler, J. Praxishandbuch ADHS. Diagnostik und Therapie für alle Altersstufen. 2., überarbeitete und erweiterte Auflage. Stuttgart: Georg Thieme Verlag, S. 57-63

Bischkopf, M. & Bischkopf, J. (2016). Diagnose ADHS. Alternativen für eine Schulzeit ohne Psychopharmaka. Köln: Balance buch + medien verlag

Bonney, H. (2012). ADHS – na und? Vom heilsamen Umgang mit handlungsbereiten und wahrnehmungsstarken Kindern. Heidelberg: Carl-Auer-Systeme Verlag und Verlagsbuchhandlung GmbH

Borms, G.; Stes, S. & Van Den Heuvel, R. (2013). Chaosqueen und Traumtänzer. Ein Ratgeber für Erwachsene mit ADHS. Ostfildern: Patmos Verlag

Born, A. & Oehler, C. (2011). „Gemeinsam wachsen" – der Elternratgeber ADHS. Verhaltensprobleme in Familie und Schule erfolgreich meistern. Stuttgart: Kohlhammer

Brandau, H. & Kaschnitz, W. (2013). ADHS im Jugendalter. Grundlagen, Intervention und Perspektiven für Pädagogik, Therapie und Soziale Arbeit. Weinheim, Basel: Beltz, Juventa

Döpfner, M.; Frölich, J. & Lehmkuhl, G. (2013). Aufmerksamkeitsdefizit-/Hyperaktivitätsstörung (ADHS). 2. überarbeitete Auflage. Göttingen u.a.: Hogrefe Verlag

Drüe, G. (2007). AHDS kontrovers. Betroffene Familien im Blickfeld von Fachwelt und Öffentlichkeit. Stuttgart: Kohlhammer

Fitzner, T. & Stark, W. (2011) (Hrsg.). ADS – verstehen, akzeptieren, helfen. Das Aufmerksamkeitsdefizit-Syndrom mit Hyperaktivität und ohne Hyperaktivität. Weinheim, Basel: Beltz Verlag

Frölich, J.; Döpfner, M. & Banaschewski, T. (2014). ADHS in Schule und Unterricht. Pädagogisch-didaktische Ansätze im Rahmen des multimodalen Behandlungskonzepts. Stuttgart: Kohlhammer

Gawrilow, C. (2016). Lehrbuch ADHS. Modelle, Ursachen, Diagnose, Therapie. München, Basel: Ernst Reinhardt Verlag

Gerspach, M. (2014). Generation ADHS – den „Zappelphilipp" verstehen. Stuttgart: Kohlhammer

Gerspach, M. (2015). Neues und Alters vom Zappelphilipp. In: Heilmann, J.; Eggert-Schmid Noerr, A. & Pforr, U. (Hrsg.). Neue Störungsbilder – Mythos oder Realität? Gießen: Psychosozial-Verlag, S. 107-126

Häberli-Nef, U. (2015). Kinder mit besonderen Begabungen. Sicherer Umgang mit Wahrnehmungsauffälligkeiten, Hochbegabung, AD(H)S. Freiburg im Breisgau: Urania Verlag

Hackenberg, B. (2012). Aufmerksamkeits-Hyperaktivitätsstörungen – Von der Theorie zur Praxis. Bremen: Uni-Med Verlag

Heilmann, J.; Eggert-Schmid Noerr, A. & Pforr, U. (Hrsg.) (2015). Neue Störungsbilder – Mythos oder Realität? Gießen: Psychosozial-Verlag.

Hoberg, K. (2013). Schulratgeber ADHS. Ein Leitfaden für LehrerInnen. München, Basel: Ernst Reinhardt Verlag

Honos-Webb, L. (2007). ADHS als Geschenk. Wie die Probleme Ihres Kindes zu Stärken werden können. Paderborn: Junfermann Verlag

Hüther, G. & Bonney, H. (2011). Neues vom Zappelphilipp – ADS verstehen, vorbeugen und behandeln. 12. Auflage. Ostfildern: Patmos Verlag

Kahl, K.G.; Puls, J.H.; Schmid, G. & Spiegler, J. (2012). Praxishandbuch ADHS. Diagnostik und Therapie für alle Altersstufen. 2., überarbeitete und erweiterte Auflage. Stuttgart: Georg Thieme Verlag

Keppler, B. (2015). AD(H)S und die Erziehung zur Freiheit. 2. Auflage. Sachsenheim-Häfnerhaslach: Lammers-Koll-Verlag

Kinnen, C.; Rademacher, C. & Döpfner, M. (2015). Wackelpeter & Trotzkopf in der Pubertät. Wie Eltern und Jugendliche Konflikte gemeinsam lösen können. Weinheim, Basel: Beltz Verlag

Knölker, U. (2005). ADHS – Kindheit und Jugend, Schule und Familie. Bremen, London, Boston: Uni-Med Verlag

Krause, J. & Krause, K.H. (2014). ADHS im Erwachsenenalter. Symptome – Differenzialdiagnose – Therapie. Stuttgart: Schattauer

Lauth, G.W. (2014). ADHS in der Schule. Übungsprogramm für Lehrer. Weinheim, Basel: Beltz Verlag

Linderkamp, F.; Henning, T. & Schramm, S.A. (2011). ADHS bei Jugendlichen. Das Lerntraining LeJA. Weinheim, Basel: Beltz Verlag

Mackowiak, K. & Schramm, S.A. (2016). ADHS und Schule. Grundlagen, Unterrichtsgestaltung, Kooperation und Intervention. Stuttgart: Kohlhammer

Maur, S. & Schwenck, C. (2013). Störungsübergreifende Gruppentherapie für Kinder und Jugendliche. Weinheim, Basel: Beltz Verlag

Neuhaus, C. (2001). Was wirkt wirklich? Elementare Voraussetzungen für einen erfolgreichen Umgang mit Kindern mit ADHS. In: Knölker, U. Aufmerksamkeits-Defizit/Hyperaktivitäts-Störungen (ADHS). Bremen, London, Boston: Uni-Med Verlag, S. 58-66

Neuhaus, C. (2009a). Jugendliche mit AD(H)S. Wie Erwachsenwerden gelingt. Freiburg im Breisgau: Urania Verlag

Neuhaus, C. (2009b). Lass mich, doch verlass mich nicht. ADHS und Partnerschaft. 6. Auflage. München: Deutscher Taschenbuch Verlag

Neuhaus, C. (2011). Das ist ja wieder typisch! ADS beim Jugendlichen und jungen Erwachsenen: Extravaganzen, Stimmungslabilitäten, Somatisierungstendenzen. In: Fitzner, T. & Stark, W. (Hrsg.). ADS – verstehen, akzeptieren, helfen. Die Aufmerksamkeitsdefizit-Störung mit Hyperaktivität und ohne Hyperaktivität. Weinheim, Basel: Beltz Verlag, S. 91-117

Neuhaus, C. (2016). ADHS bei Kindern, Jugendlichen und Erwachsenen. Symptome, Ursachen, Diagnose und Behandlung. 4., überarbeitete und erweiterte Auflage. Stuttgart: Kohlhammer

Puls, J.H. (2012). Epidemiologie, Symptomatik und Verlauf. In: Kahl, K.G.; Puls, J.H.; Schmid, G. & Spiegler, J. Praxishandbuch ADHS. Diagnostik und Therapie für alle Altersstufen. 2., überarbeitete und erweiterte Auflage. Stuttgart: Georg Thieme Verlag, S. 3-5

Scherk, H. & Kamp, M. (2013). Immer auf dem Sprung. Ein Selbsthilfebuch für Erwachsene mit ADHS. Köln: Balance buch + medien verlag

Schirmer, B. (2015). Herausforderndes Verhalten in der KiTa. Zappelphilipp, Trotzkopf & Co. 2. unveränderte Auflage. Göttingen: Vandenhoeck & Ruprecht

Schleider, K. (2009). ADHS – Wissen was stimmt. Freiburg im Breisgau: Verlag Herder

Schmid, G. (2012). Ätiologie. In: Kahl, K.G.; Puls, J.H.; Schmid, G. & Spiegler, J. Praxishandbuch ADHS. Diagnostik und Therapie für alle Altersstufen. Zweite, überarbeitete und erweiterte Auflage. Stuttgart: Georg Thieme Verlag, S. 7-10

Simchen, H. (2015a). Die vielen Gesichter des ADS. Begleit- und Folgeerkrankungen richtig erkennen und behandeln. Stuttgart: Kohlhammer

Simchen, H. (2015b). AD(H)S – Hilfe zur Selbsthilfe. Lern- und Verhaltensstrategien für Schule, Studium und Beruf. 4., aktualisierte Auflage. Stuttgart: Kohlhammer

Spitzer, G. (2014). ADS und ADHS. München: Compact Verlag

Thümmler, R. (2015). ADHS im Schnittfeld verschiedener Professionen. Eine Forschungsstudie zu Zusammenarbeit, Strukturen und gelingender Praxis. Weinheim, Basel: Beltz, Juventa

Van Elst, T. (2016). Autismus und ADHS. Zwischen Normvariante, Persönlichkeitsstörung und neuropsychiatrischer Krankheit. Stuttgart: Kohlhammer

Winter, B. (2010). „Komm, das schaffst Du!" Aufmerksamkeitsprobleme und ADHS. Ergotherapeutische Alltagshilfen für mehr Konzentration, Selbständigkeit, Selbstvertrauen. Stuttgart: Trias Verlag

Internetquellen

http://www.adhs-deutschland.de/Home/ADHS/ADHS-ADS/ADHS-im-Laufe-des-Lebens.aspx (abgerufen am 25. Februar 2019)

http://www.adhs-deutschland.de/Home/ADHS/Ernaehrung/Nahrungsmittelinduzierte-ADHS-Symptomatik-1.aspx (abgerufen am 25. Februar 2019)

http://www.adhs-deutschland.de/Home/ADHS/Therapie/Therapien.aspx (abgerufen am 19.2.2019)

http://www.adhs-deutschland.de/Home/ADHS/Therapie/Therapien.aspx (abgerufen am 19.2.2019)

http://www.adhs-deutschland.de/Portaldata/1/Resources/PDF/4_5_neue_AKZENTE/2009/neue_AKZENTE_81-04.pdf (abgerufen am 25.2.2019)

https://www.adhspedia.de/wiki/Bekannte_Pers%C3%B6nlichkeiten_mit_ADHS; (abgerufen am 28. Februar 2019)

https://www.adhspedia.de/wiki/St%C3%A4rken_von_ADHS-Betroffenen (abgerufen am 25.Februar 2019)

https://www.adhs-therapiezentrum.de/neurologischer-hintergrund/ (abgerufen am 19.2.2019)

https://www.awmf.org/uploads/tx_szleitlinien/028-045k_S3_ADHS_2018-06.pdf: Kurzfassung der interdisziplinären evidenz- und konsensbasierten (S3) Leitlinie „Aufmerksamkeitsdefizit-/ Hyperaktivitätsstörung (ADHS) im Kindes-, Jugend- und Erwachsenenalter“, veröffentlicht bei AWMF online, dem „Portal der wissenschaftlichen Medizin“ (abgerufen am 19.2.2019)

https://www.scinexx.de/news/medizin/adhs-risiken-von-ritalin-weiter-unklar/ (abgerufen am 25.2.2019)

https://www.t-online.de/gesundheit/kindergesundheit/id_77540318/prominente-mit-adhs-sie-haben-es-geschafft.html (abgerufen am 28.2.1019)

Anmerkungen

zu „Diagnose und Therapieentscheidungen – ein steiniger und kräfteraubender Weg"

1 Man unterscheidet bei Menschen mit AD(H)S den vorwiegend unaufmerksamen Typ, der fast nur träumt, aber nicht hyperaktiv ist. In dem Fall spricht man von ADS. Darüber hinaus existiert der eher seltene vorwiegend impulsive, hyperaktive Typ. Am häufigsten ist der Mischtyp, der unaufmerksam, hyperaktiv und impulsiv ist (vgl. zur Unterscheidung dieser drei Subtypen das DSM V, angeführt z. B. in Lauth (2014, S. 24)). Im weiteren Verlauf wird zur besseren Lesbarkeit nur von ADHS gesprochen, da, wie aus der soeben angeführten Unterscheidung hervorgeht, der Mischtyp der häufigste ist und Max diesem Subtyp angehört.

2 In diesem Buch wird von „Kindern" mit ADHS gesprochen, da es um Heranwachsende und deren Begleitung in ein zukunftsstarkes Erwachsenenleben gehen soll. Es sei jedoch darauf hingewiesen, dass ADHS keine Erkrankung ist, die sich im Erwachsenenalter gibt oder die „geheilt" werden kann. Studien zeigen, dass bei einem (Groß)Teil der Erwachsenen die Symptomatik bestehen bleibt (ein Überblick über mehrere Studien zum Fortbestehen der ADHS-Symptomatik im Erwachsenenalter findet sich bei Gawrilow (2016, S. 97ff) sowie bei Krause & Krause (2014, S. 9-15)).

3 „Bei Kindern und Jugendlichen sollte die Diagnose einer ADHS durch einen Facharzt für Kinder- und Jugendpsychiatrie und Psychotherapie, oder einen Kinder- und Jugendlichenpsychotherapeuten, oder einen Psychologischen Psychotherapeuten mit Zusatzqualifikation für Kinder und Jugendliche, oder einen Facharzt für Kinder- und Jugendmedizin mit Erfahrung und Fachwissen in der Diagnostik von ADHS durchgeführt werden." (Kurzfassung der interdisziplinären evidenz- und konsensbasierten (S3) Leitlinie „Aufmerksamkeitsdefizit-/ Hyperaktivitätsstörung (ADHS) im Kindes-, Jugend- und Erwachsenenalter", S. 11; abzurufen unter: https://www.awmf.org/uploads/tx_szleitlinien/028-045k_S3_ADHS_2018-06.pdf, veröffentlicht bei AWMF online, dem „Portal der wissenschaftlichen Medizin"; im Weiteren als „Leitlinie 2018" bezeichnet, abgerufen am 19.2.2019)

zu „Einführung"

1 Keppler (2016, S. 9)

2 Behn (2012, S. 65)

3 Thümmler (2015, S. 50)

4 Maur & Schwenck (2013, S. 18)

5 Bischkopf & Bischkopf (2016, S. 15)

6 Vgl. dazu in Band I, S. 18f

7 Zur in der Fachwelt vorherrschenden Meinung bezüglich der Ursachen seien stellvertretend Frölich, Döpfner & Banaschewski (2014, S. 38) angeführt: „Insgesamt ist [...] davon auszugehen, dass genetische, also vererbte biologische Faktoren den Hauptanteil bei der Verursachung der ADHS ausmachen, während erworbenen biologischen Faktoren und vor allem den psychosozialen Faktoren eher ein modulierender Einfluss zukommt". Modulierend soll hier heißen, dass die ADHS durch ungünstige Erziehungsmaßnahmen noch verschlimmert werden und durch günstige Erziehung gelindert werden kann. ADHS bleibt jedoch ADHS, sie kann nicht „anerzogen" oder „wegerzogen" werden.

8 Vgl. dazu auch Neuhaus (2016, S. 9), Schleider (2009, S. 9)

9 Döpfner, Frölich & Lehmkuhl (2013, S. 1)

10 Hoberg (2013, S. 9)

11 102 davon wurden schlussendlich für die Metaanalyse ausgewertet (vgl. Hackenberg, 2013, S. 24).

12 Vgl. dazu die Symptomblöcke, die auf den Seiten 62-64 sowie 153-154 und 206-207 in Band I beschrieben sind. Eine sehr hilfreiche Checkliste von weiteren Auffälligkeiten und Begleiterscheinungen findet sich in Form eines Beobachtungsbogens für Eltern bei Neuhaus (2016) auf den Seiten 132-138 bzw. in mehreren, nach Altersstufen geordneten Symptomlisten bei Simchen (2015b, S. 10-24) sowie in einer umfassenden Liste bei Hoberg (2013, S. 45-48).

13 Ahrbeck (2009, zit. in: Bischkopf & Bischkopf, 2016, S. 15)

14 Mackowiak & Schramm (2016, S. 15); vgl. dazu auch Simchen (2015b, S. 28)

15 Simchen (2015a, S. 39)

16 Vgl. dazu u. a. Frölich, Döpfner & Banaschewski (2014, S. 146), Mackowiak & Schramm (2016, S. 24ff), Hoberg (2013, S. 48f), Barkley (2011, S. 75 und 79)

17 Vgl. Bischkopf & Bischkopf (2016, S. 163)

zu „Kapitel 1"

1 Wegen der Wichtigkeit hier nochmals: „Bei Kinder und Jugendlichen sollte die Diagnose einer ADHS durch einen Facharzt für Kinder- und Jugendpsychiatrie und Psychotherapie, oder einen Kinder- und Jugendlichenpsychotherapeuten, oder einen Psychologischen Psychotherapeuten mit Zusatzqualifikation für Kinder und Jugendliche, oder einen Facharzt für Kinder- und Jugendmedizin mit Erfahrung und Fachwissen in der Diagnostik von ADHS durchgeführt werden" (Leitlinie, 2018, S. 11).

2 Vgl. ausführlich dazu S. 16 in Band I

3 Vgl. Abelein & Stein (2017, S. 25), Mackowiak & Schramm (2016, S. 23), Schirmer (2015, S. 61)

4 Vgl. zur Unterscheidung dieser drei Subtypen das DSM V, angeführt z. B. in Lauth (2014, S. 24)

5 Laut Borms, Stes & van den Heuvel (2013, S. 28) tritt die Störung bei zwei Dritteln der Erwachsenen auf, die die Diagnose im Kindes- und Jugendalter erhalten haben. Lauth (2014, S. 30f) beschreibt eine Langzeitstudie, in der Betroffene innerhalb eines Zeitraums von 19 Jahren wiederholt auf ADHS getestet wurden. Im Erwachsenenalter (Altersschnitt 27 Jahre) fanden sich bei 27% noch Symptome einer ADHS. Ein Überblick über mehrere Studien zum Fortbestehen der ADHS-Symptomatik im Erwachsenenalter findet sich bei Gawrilow (2012, S. 97ff) sowie bei Krause & Krause (2014, S. 9-15).

6 Vgl. zu den Symptomblöcken A (Aufmerksamkeitsdefizit), B (Hyperaktivität) und C (Impulsivität) die beiden international anerkannten Diagnosekataloge (1) der Weltgesundheitsorganisation (die International Classification of Diseases (ICD-10)) und (2) der Amerikanischen Psychiatrischen Vereinigung (das Diagnostic and Statistical Manual of Mental Disorders in seiner fünften Fassung (DSM V)) (Mackowiak & Schramm 2015, S. 18).

7 Mackowiak & Schramm (2016, S. 37)

8 Neuhaus (2009, S. 42), vgl. dazu auch Abelein & Stein (2017, S. 69), Schirmer (2015, S. 55), Winter (2010, S. 18f)

9 Vgl. Simchen (2015b, S. 16)

10 Thümmler (2015, S. 68)

11 Vgl. Thümmler (2015, S. 68, vgl. dazu auch S. 69)

12 Schleider (2009, S. 60f.)

13 Vgl. Abelein & Stein (2017, S. 202), Becker (2014, S. 58)

14 Schleider (2009, S. 61)

15 Vgl. Schleider (2009, S. 61); Karin Schleider gibt in ihrem Buch *ADHS – Wissen was stimmt* auf den Seiten 60-62 einen kurzen, aber gut nachvollziehbaren Überblick darüber, wie man schulseitig mit der Diagnose umgehen sollte. Ausführlicher wird diese Frage bei Abelein & Stein (2017, S. 95-97) behandelt, wo darüber hinaus vor einer Etikettierung – auch der Geschwisterkinder, die in dieselbe Schule gehen – gewarnt wird; vgl. dazu auch Honos-Webb (2007, S. 30), die ebenfalls auf die Gefahr von Etikettierungen eingeht.

16 „Auch wenn die Diagnose nicht ausschließlich auf der Grundlage von Fragebogenverfahren oder Verhaltensbeobachtungen gestellt werden soll, sind Fragebogenverfahren für Eltern, Lehrer oder Patienten hilfreich [...] und sollten auch zur vertieften Exploration der Symptomatik oder koexistierender Symptome eingesetzt werden. Verhaltensbeobachtungen außerhalb der Untersuchungssituation (z. B. in der Schule) sind nützlich und sollten vor allem dann zum Einsatz kommen, wenn die Symptomatik nicht eindeutig exploriert werden kann." (Leitlinie, 2018, S. 13)

17 „Die Diagnose soll gestellt werden auf der Grundlage einer umfassenden strukturierten Exploration des Patienten und – v. a. bei Kindern und Jugendlichen – seiner Bezugspersonen (vor allem der Eltern, wenn möglich auch der Lehrer / Erzieher [...]." (Leitlinie, 2018, S. 12)

18 Vgl. dazu unter anderem Abelein & Stein (2017, S. 68-74), Bischkopf & Bischkopf (2016, S. 48), Simchen (2015a, S. 34 ff), Simchen (2015b, S. 10), Hoberg (2013, S. 57 ff), Hüther & Bonney (2011, S. 58f), Schleider (2009, S. 53)

19 Bischkopf & Bischkopf (2016, S. 38)

20 Thümmler (2015, S. 65)

21 Vgl. Thümmler (2015, S. 65)

22 Dammasch (2009) und Otto (2010), angeführt bei Bischkopf & Bischkopf (2016, S. 36).

23 Dammasch (2009) und Otto (2010), angeführt bei Bischkopf & Bischkopf (2016, S. 36).

24 Dammasch (2009) und Otto (2010), angeführt bei Bischkopf & Bischkopf (2016, S. 36).

25 Danke an Adrian Luca für dieses Bild.

26 Neuhaus (2016, S. 60); vgl. dazu auch Neuhaus (2016, S. 40), Scherk, & Kamp (2013, S. 17 und S. 35)

27 Vgl. Born & Oehler (2011, S. 28f)

28 Vgl. Bonney (2012, S. 42)

29 Simchen (2015b, S. 55)

zu „Kapitel 2"

1 Vgl. Banaschewski (2010, angeführt in: Schmid, 2012, S. 8)

2 Vgl. Neuhaus (2016, S. 38), van Elst (2016, S. 140), Hackenberg (2012, S. 14), Kahl et al. (2012, S. 7), Barkley (2011, S. 7)

3 Scherk & Kamp (2013, S. 43)

4 Schleider (2009, S. 39)

5 Schleider (2009, S. 39f)

6 Hoberg (2013, S. 51)

7 Vgl. Schmid (2012, S. 8); vgl. dazu auch Abelein & Stein (2017, S. 66ff)

8 Vgl. Schmid (2012, S. 8), Döpfner, Frölich & Lehmkuhl (2013, S. 10), Scherk & Kamp (2013, S. 43)

9 Vgl. Faraone et al. (2005, angeführt in: Mackowiak & Schramm, 2016, S. 30)

10 Schleider (2009, S. 40)

11 Vgl. van Elst (2016, S. 139); vgl. dazu auch die Symptomliste von Neuhaus (2016, S. 41f)

12 Neuhaus (2016, S. 28f)

zu „Kapitel 3"

1 „Organische Erkrankungen können Verhaltensweisen auslösen, die fälschlicherweise als ADHS-Symptome interpretiert werden: Seh- oder Hörstörungen, die als Unaufmerksamkeit fehlinterpretiert werden; [...]" (Leitlinie, 2018, S. 16)

2 „Organische Erkrankungen können Verhaltensweisen auslösen, die fälschlicherweise als ADHS-Symptome interpretiert werden: [...] Anfallsleiden, die als Unaufmerksamkeit oder motorische Unruhe fehlinterpretiert werden; Schilddrüsenfunktionsstörungen. Organische Erkrankungen können zudem Symptome von ADHS auslösen und sollen dann zusätzlich diagnostiziert werden, z. B. Epilepsie, Fragiles-X-Syndrom, 22q11 Mikrodeletionssyndrom, Neurofibromatose Typ 1, Fetale Alkohol Spektrum Störung (FASD).

Differenzialdiagnostisch abzugrenzende Störungen können auch als koexistierende Störungen auftreten." (Leitlinie, 2018, S. 16)

3 Hackenberg (2012, S. 13)

4 Born & Oehler (2011, S. 1)

5 Born & Oehler (2011, S. 1)

6 Simchen (2015a, S. 87)

7 Vgl. dazu u. a. Britta Winter, Helga Simchen, Lara Honos-Webb, Rebecca Wild – sie alle erklären in ihren Büchern höchst spannend und gut nachvollziehbar, wie wichtig es ist, dass Erwachsene Kindern Grenzen setzen, Regeln aufstellen und auf deren Einhaltung mit „liebevoller Sturheit“ (vgl. Neuhaus, 2001, S. 63) oder „liebevoller Beharrlichkeit“ (Hackenberg, 2012, S. 14) zum Wohl des Kindes bestehen.

8 Honos-Webb (2007, S. 38)

9 Hoberg (2013, S. 56)

10 Schleider (2009, S. 92)

11 Barkley (2011, S. 179); vgl. dazu auch Neuhaus (2009, S. 10)

12 Schirmer (2015, S. 70)

13 Born & Oehler (2011, S. 35)

14 Born & Oehler (2011, S. 35)

15 Born & Oehler (2011, S. 35)

16 Vgl. Simchen (2015a, S. 45), Simchen (2015b, S. 97)

17 Vgl. Neuhaus (2009, S. 9f)

18 Honos-Webb (2007, S. 152f)

19 Vgl. Honos-Webb (2007, S. 152)

20 Honos-Webb (2007, S. 152f)

zu „Kapitel 4“

1 Hoberg (2013, S. 61)

2 Vgl. Winter (2010, S. 59)

3 Simchen (2015a, S. 94)

4 Vgl. Van Elst (2016, S. 132)

5 Vgl. Van Elst (2016, S. 132)

6 Van Elst (2016, S. 132 und 133)

7 Van Elst (2016, S. 132)

8 „Merkmale von Hyperaktivität-Impulsivität und Unaufmerksamkeit können auch

bei anderen psychischen Störungen auftreten, die jedoch zusätzliche Merkmale aufweisen, welche üblicherweise nicht bei ADHS auftreten. In Betracht zu ziehen sind: Störungen des Sozialverhaltens (SSV), die mit Verweigerung von Aufgaben einhergehen können, die Anstrengung verlangen; stereotype Bewegungsstörungen (isoliert oder im Rahmen von Autismus-Spektrum-Störungen oder geistiger Behinderung), die mit erhöhtem Bewegungsdrang einhergehen können; Tic- und Tourette-Störungen (TIC), die durch plötzlich einschießende Bewegungen gekennzeichnet sein können; umschriebene Entwicklungsstörungen und Lernstörungen, die mit Unaufmerksamkeit einhergehen können; Intelligenzminderung, bei der eine Überforderung Symptome einer ADHS auslösen kann; Autismus-Spektrum-Störungen (ASS), bei denen aufgrund der autistischen Symptomatik Unaufmerksamkeit oder auch Impulsivität ausgelöst werden kann; Beziehungs- / Bindungsstörung mit Enthemmung, bei der sozial enthemmtes impulsives Verhalten auftritt; Angststörungen (ANG), bei denen Unaufmerksamkeit und Unruhe in Zusammenhang mit Angst auftreten kann; depressive Störungen (DES), bei denen Konzentrationsprobleme auftreten können; bipolare Störungen, bei denen episodisch Überaktivität, Impulsivität und Konzentrationsprobleme auftreten; disruptive Affektregulationsstörungen, bei denen Impulsivität im Rahmen von Reizbarkeit auftritt; Substanzkonsumstörungen, bei denen durch Substanzkonsum Symptome einer ADHS ausgelöst werden können; Persönlichkeitsstörungen, bei denen Symptome von Desorganisation, sozialer Aufdringlichkeit, sowie emotionaler und kognitiver Dysregulation auftreten können; psychotische Störungen, in deren Verlauf auch ADHS-Symptome auftreten können; medikamenteninduzierte Störungen, beispielsweise in Zusammenhang mit Bronchospasmolytika; Müdigkeit und Unaufmerksamkeit bei Schlafstörungen (einschließlich Schlafapnoe); Hyperarousal bei Posttraumatischer Belastungsstörung (PTBS)." (Leitlinie, 2018, S. 15f)

9 Vgl. Honos-Webb (2007, S. 80)

10 Mackowiak & Schramm (2016, S. 33)

11 Neuhaus (2016, S. 66)

12 Mackowiak & Schramm (2016, S. 33); vgl. dazu auch Neuhaus (2016, S. 66f)

13 Vgl. Winter (2010, S. 41)

14 Vgl. Barkley (2011, S. 78f)

15 Vgl. Winter (2010, S. 41)

16 Vgl. Honos-Webb (2007, S. 152)

17 Vgl. Kinnen, Rademacher & Döpfner (2015, S. 25), Puls (2012, S. 4)

18 Schirmer (2015, S. 63)

19 Hoberg (2013, S. 46)

20 Vgl. Winter (2010, S. 57); für weitere Tipps zum Thema Aufmerksamkeit vgl. Winter (2010, S. 56f)

21 Vgl. Winter (2010, S. 56)

22 Neuhaus (2016, S. 73); vgl. dazu auch Simchen (2015b, S. 94)

23 Hoberg (2013, S. 46)

24 Simchen (2015b, S. 94)

25 Neuhaus (2016, S. 46)

26 Gawrilow (2016, S. 73, in Anlehnung an Hinshaw & Melnick 1992)

27 Simchen (2015b, S. 100)

zu „Kapitel 5"

1 Eine umfassende Liste von deutschsprachigen Präventions- und Therapieprogrammen zur Behandlung von ADHS-Symptomatik bei Kindern und Jugendlichen findet sich in der Leitlinie 2018 auf den Seiten 57ff.

2 Leitlinie (2018, S. 29)

3 Vgl. Abelein & Stein (2017, S. 139f)

4 Vgl. Abelein & Stein (2017, S. 139)

5 Vgl. Abelein & Stein (2017, S. 139)

6 Vgl. Abelein & Stein (2017, S. 140)

7 Vgl. Abelein & Stein (2017, S. 140, in Anlehnung an Jacobs & Petermann, 2008, S. 142)

8 Vgl. Abelein & Stein (2017, S. 132ff)

9 Abelein & Stein (2017, S. 133, in Anlehnung an Krowatschek 1995, S. 7)

10 Krowatschek (1995, S. 7, zit. in: Abelein & Stein, 2017, S. 133)

11 Krowatschek (1995, S. 7, zit. in: Abelein & Stein, 2017, S. 133)

12 Vgl. Abelein & Stein (2017, S. 135)

13 Krowatschek et al. (2011, S. 23, zit. in: Abelein & Stein, 2017, S. 135f)

14 Vgl. Abelein & Stein (2017, S. 137)

15 Vgl. Abelein & Stein (2017, S. 137)

16 Vgl. Abelein & Stein (2017, S. 137)

17 Vgl. Abelein & Stein (2017, S. 137)

18 Vgl. Abelein & Stein (2017, S. 119)

19 Vgl. Abelein & Stein (2017, S. 120)

20 Vgl. Simchen (2007, S. 139, angeführt in: Abelein & Stein, 2017, S. 119)

21 „Die Finanzierung von Mehrebenen-Therapien überschreitet für viele Familien die Grenze des Leistbaren." (Hackenberg, 2012, S. 14f)

22 Thümmler (2015, S. 73)

23 Vgl. Schirmer (2015, S. 50)

24 Vgl. Thümmler (2015, S. 74)

25 Schirmer (2015, S. 50)

26 Schirmer (2015, S. 50, meine Herv.)

27 Vgl. Abelein & Stein (2017, S. 125f)

28 Vgl. Abelein & Stein (2017, S. 126f)

29 Vgl. Leitlinie (2018, S. 59)

30 Vgl. Abelein & Stein (2017, S. 128ff)

31 Winter (2010, S. 12)

32 Winter (2010, S. 12)

33 Vgl. Winter (2010, S. 13)

34 Winter (2010, S. 13)

35 Winter (2010, S. 13)

36 Vgl. dazu auch Hackenberg (2012, S. 14)

37 Für einen weiteren Überblick zu multimodalen Therapieansätzen sowie der empirischen Überprüfung ihrer Wirksamkeit siehe Mackowiak & Schramm (2016, S. 156-160 sowie 162-163)

38 Vgl. dazu u. a. Bischkopf & Bischkopf (2016, S. 56), Mackowiak & Schramm (2016, S. 160), Simchen (2015b, S. 86 u. 87), Thümmler (2015, S. 77f), Behn (2012, S. 65)

39 Mackowiak & Schramm (2016, S. 159)

40 Vgl. dazu u. a. Thümmler (2015, S. 77, unter Bezugnahme auf Deutscher Bundestag, Drucksache vom 30. 4. 2009) sowie Thümmler (2015, S. 78)

41 Vgl. dazu v. a. http://www.adhs-deutschland.de/Home/ADHS/Ernaehrung/Nahrungsmittelinduzierte-ADHS-Symptomatik-1.aspx (abgerufen am 25. Februar 2019)

zu „Kapitel 6"

1 Mackowiak & Schramm (2016, S. 24)

2 Abelein & Stein (2017, S. 27, unter Bezugnahme auf Gawrilow, 2012, S. 31ff); vgl. dazu auch Hackenberg (2012, S. 57)

3 Vgl. Neuhaus (2016, 101ff), Häberli-Nef (2015, S. 34), Brandau & Kaschnitz (2013, S. 33), Hoberg (2013, S. 47), Maur & Schwenck (2013, S. 28)

4 Vgl. Abelein & Stein (2017, S. 29), Simchen (2015b, S. 8), Maur & Schwenck (2013, S. 29)

5 Für weitere Begleiterscheinungen bzw. typische Verhaltensweisen bei ADHS vgl. Neuhaus (2016, S. 132-138)

6 Vgl. Neuhaus (2016, S. 63)

7 Vgl. zur Distanzlosigkeit u. a. http://www.adhs-deutschland.de/Home/ADHS/ADHS-ADS/ADHS-im-Laufe-des-Lebens.aspx (abgerufen am 25.2.2019)

8 Mackowiak & Schramm (2016, S. 33)

9 Vgl. Neuhaus (2016, S. 63), Schirmer (2015, S. 59f), Frölich, Döpfner & Banaschewski (2014, S. 43f), Barkley (2011, S. 12), Schleider (2009, S. 95)

10 Vgl. Kinnen, Rademacher & Döpfner (2015, S. 25), Born & Oehler (2011, S. 30)

11 Vgl. Neuhaus (2016, S. 36)

zu „Kapitel 7"

1 https://www.adhspedia.de/wiki/Bekannte_Pers%C3%B6nlichkeiten_mit_ADHS; https://www.t-online.de/gesundheit/kindergesundheit/id_77540318/prominente-mit-adhs-sie-haben-es-geschafft.html; (beide abgerufen am 28.2.1019)

2 Bonney (2012, S. 88)

3 Vgl. Abelein & Stein (2017, S. 37 und S. 39ff), Neuhaus (2016, S. 135), Frölich, Döpfner & Banaschewski (2014, S. 13), Bonney (2012, S. 42), Honos-Webb (2007, S. 129)

4 Vgl. https://www.adhspedia.de/wiki/St%C3%A4rken_von_ADHS-Betroffenen (abgerufen am 25. Februar 2019)

5 Vgl. Frölich, Döpfner & Banaschewski (2014, S. 13)

6 Vgl. Frölich, Döpfner & Banaschewski (2014, S. 13), Döpfner, Frölich, Lehmkuhl (2013, S. 59)

7 Vgl. Neuhaus (2016, S. 40 und 119), Simchen (2015b, S. 16 und 52), Honos-Webb (2007, S. 17)

8 Vgl. Neuhaus (2016, S. 40 und 50f), Simchen (2015a, S. 15)

9 Vgl. Simchen (2015b, S. 8)

10 Vgl. Neuhaus (2016, S. 39 und 120), Simchen (2015a, S. 15), Simchen (2015b, S. 56), Bonney (2012, S. 42), Neuhaus (2011, S. 101)

11 Vgl. Simchen (2015b, S. 16)

12 Vgl. Neuhaus (2016, S. 74 und 137), Simchen (2015b, S. 52), Simchen (2015a, S. 15)

13 Vgl. Neuhaus (2016, S. 132), Häberli-Nef (2015, S. 33), Frölich, Döpfner & Banaschewski (2014, S. 13), Döpfner, Frölich, Lehmkuhl (2013, S. 59)

14 Vgl. Neuhaus (2016, S. 136), Simchen (2015a, S. 15), Simchen (2015b, S. 52), Frölich, Döpfner & Banaschewski (2014, S. 13), Döpfner, Frölich, Lehmkuhl (2013, S. 59)

15 Vgl. Simchen (2015a, S. 15), Simchen (2015b, S. 52), Frölich, Döpfner & Banaschewski (2014, S. 13)

16 Vgl. Simchen (2015a, S. 15), Simchen (2015b, S. 52), Frölich, Döpfner & Banaschewski (2014, S. 13)

17 Vgl. Dolyle et al. (2000, S. 487, angeführt in: Abelein & Stein, 2017, S. 39)

18 Vgl. Drüe (2007, S. 47f)

19 Vgl. Abelein & Stein (2017, S. 38)

20 Vgl. Abelein & Stein (2017, S. 38, in Anlehnung an Lauth & Naumann, 2009, S. 29)

21 Honos-Webb (2007, S. 37)

22 Simchen (2015a, S. 14)

zu „Kapitel 8"

1 „Getragen von der öffentlichen Diskussion [...] drängt sich zwangsläufig und mit besonderer Brisanz die Frage nach Nutzen und Gefahren des Einsatzes von Psychopharmaka bei [Kindern und Jugendlichen] auf." (Hackenberg, 2012, S. 12)

2 Vgl. Bischkopf & Bischkopf (2016, S. 50)

3 Vgl. Schleider (2009, S. 83)

4 Aufzählung erstellt aus: Abelein & Stein (2017, S. 104), Mackowiak & Schramm (2016, S. 165), Schleider (2009, S. 83)

5 Vgl. Bischkopf & Bischkopf (2016, S. 42)

6 Für einen Vergleich zur Wirkungsweise zwischen MPH- und ATX-Präparaten siehe u. a. Hackenberg (2012, S. 73f)

7 Vgl. Abelein & Stein (2017, S. 107f); „Andere Medikamente [als MPH und Atomoxetin] werden nur in Ausnahmefällen eingesetzt" (http://www.adhs-deutschland.de/Home/ADHS/Therapie/Therapien.aspx, abgerufen am 19.2.2019)

8 Vgl. Mackowiak & Schramm (2016, S. 166)

9 Mackowiak & Schramm (2016, S. 165)

10 Mackowiak & Schramm (2016, S. 165)

11 https://www.adhs-therapiezentrum.de/neurologischer-hintergrund/ (abgerufen am 19.2.2019)

12 Vgl. http://www.adhs-deutschland.de/Portaldata/1/Resources/PDF/4_5_neue_AKZENTE/2009/neue_AKZENTE_81-04.pdf (abgerufen am 25.2.2019)

13 Danke an Liliane Waldmeier für diesen anschaulichen Vergleich.

14 Persönliche Kommunikation mit Liliane Waldmeier

15 Mackowiak & Schramm (2016, S. 164)

16 Kahl (2012, S. 22)

17 Aufzählung zusammengestellt aus: Abelein & Stein (2017, S. 106), Bischkopf & Bischkopf (2016, S. 45), Mackowiak & Schramm (2016, S. 166), Kahl (2012, S. 22)

18 Bischkopf & Bischkopf (2016, S. 45)

19 Vgl. Bischkopf & Bischkopf (2016, S. 45)

20 Vgl. Bechtold (2013, angeführt in: Bischkopf & Bischkopf, 2016, S. 45), https://www.scinexx.de/news/medizin/adhs-risiken-von-ritalin-weiter-unklar/ (abgerufen am 25.2.2019)

20 Abelein & Stein (2017, S. 106, unter Bezugnahme auf: Frölich et al. (2014), Neuhaus (2012), Schulz et al. (2011)).

22 Vgl. Gawrilow (2016, S. 137), Schleider (2009, S. 84)

23 Vgl. dazu z. B. Hackenberg (2012, S. 57)

24 Abelein & Stein (2017, S. 153, meine Herv.); vgl. dazu auch Honos-Webb (2007, S. 36)

25 Vgl. Bischkopf & Bischkopf (2016, S. 51)

26 Vgl. Gerspach (2014, S. 31), Schleider (2009, S. 84)

27 Vgl. Gerspach (2015, S. 119)

28 Simchen (2015b, S. 7)

29 Simchen (2015b, S. 96)

30 Simchen (2015b, S. 93)

31 Bei den (S3)-Leitlinien handelt es sich um ein Dokument, das von der Deutschen Gesellschaft für Jungendpsychiatrie, Psychosomatik und Psychotherapie e.V., der Deutschen Gesellschaft für Psychiatrie und Psychotherapie, Psychosomatik und Nervenheilkunde sowie der Deutschen Gesellschaft für Sozialpädiatrie und Jugendmedizin e.V. erstellt wurde (Leitlinie, 2018).

32 Leitlinie (2018, S. 18)

33 Vgl. Leitlinie (2018, S. 18)

34 Leitlinie (2018, S. 18)

35 Vgl. Leitlinie (2018, S. 18)

36 Vgl. Leitlinie (2018, S. 18)

37 Vgl. Thümmler (2015, S. 77)

38 Leitlinie (2018, S. 28f)

39 Leitlinie (2018, S. 37)

40 Gemeinsamer Bundesausschuss (2010, S. 2f, angeführt in: Bischkopf & Bischkopf, 2016, S. 40)

41 Leitlinie (2018, S. 37)

42 Leitlinie (2018, S. 43)

43 Vgl. Leitlinie (2018, S. 44)

44 Vgl. Leitlinie (2018, S. 44f)

45 Vgl. Bischkopf & Bischkopf (2016, S. 40), Leitlinie (2018, S. 44)

46 Vgl. Bischkopf & Bischkopf (2016, S. 41)

47 Vgl. Bischkopf & Bischkopf (2016, S. 41)

48 Bischkopf & Bischkopf (2016, S. 40)

49 Vgl. Bischkopf & Bischkopf (2016, S. 55), Thümmler (2015, S. 77)

50 Bischkopf & Bischkopf (2016, S. 55); vgl. dazu auch Thümmler (2015, S. 77), die festhält, dass die Behandlungen zu selten multimodal seien.

51 Vgl. Winter (2010, S. 27); vgl. dazu auch Skrodzki (2009, S. 168, angeführt in: Abelein & Stein, 2017, S. 103), sowie Behn (2012, S. 65) der festhält, dass „das subjektiv empfundene Leid der Kinder [zu] berücksichtigen" ist. Schließlich besagt auch die Leitlinie (2018, S. 17): „Bei der Auswahl der Therapie sollten persönliche Faktoren (z. B. Leidensdruck), Umgebungsfaktoren, der Schweregrad der Störung sowie der koexistierenden Störung sowie die Teilhabe berücksichtigt werden" und: „Bei schwerer ADHS soll primär eine Pharmakotherapie nach einer intensiven Psychoedukation angeboten werden" (Leitlinie, 2018, S. 18).

52 Schleider (2009, S. 82)

53 Vgl. Schleider (2009, S. 82)

54 Thümmler (2015, S. 71)

55 Vgl. Schleider (2009, S. 82f)

56 Mackowiak & Schramm (2016, S. 164)

57 Knölker (2005, S. 53 unter Bezugnahme auf: Clinical Child and Family Psych. Review, 2002, 5 (2), S. 89-111)

58 Vgl. Knölker (2005, S. 31)

59 Vgl. Barkley (2011, S. 75 u. 94)

60 Honos-Webb (2007, S. 89)

61 Vgl. Bischkopf & Bischkopf (2016, S. 42)

62 Vgl. Bischkopf & Bischkopf (2016, S. 40)

63 Vgl. Bischkopf & Bischkopf (2016, S. 42)

64 http://www.adhs-deutschland.de/Home/ADHS/Therapie/Therapien.aspx (abgerufen am 19.2.2019)

65 Bischkopf & Bischkopf (2016, S. 48)

66 Häberli-Nef (2015, S. 118)

67 Hüther & Bonney (2010, S. 38)

68 Bischkopf & Bischkopf (2016, S. 51)

zu „Kapitel 9"

1 „Leichtgradig: Es treten wenige oder keine Symptome zusätzlich zu den Symptomen auf, die zur Diagnosestellung erforderlich sind und die Symptome führen zu nur geringfügigen Beeinträchtigungen in sozialen, schulischen oder beruflichen Funktionsbereichen. Mittelgradig: Die Ausprägung der Symptomatik und der funktionalen Beeinträchtigung liegt zwischen ‚leichtgradig' und ‚schwergradig', d. h., trotz einer nur geringen Symptomausprägung besteht eine deutliche funktionelle Beeinträchtigung durch die Symptomatik oder trotz derzeit nur geringfügigen Beeinträchtigungen in sozialen, schulischen oder beruflichen Funktionsbereichen übersteigt die Ausprägung der Symptomatik deutlich das zur Diagnosestellung erforderliche Ausmaß. Schwergradig: Die Anzahl der Symptome übersteigt deutlich die zur Diagnosestellung erforderliche Anzahl oder mehrere Symptome sind besonders stark ausgeprägt und die Symptome beeinträchtigen die soziale, schulische oder berufliche Funktionsfähigkeit in erheblichem Ausmaß." (Leitlinie, 2018, S. 19)

2 Walter Spiel, zitiert in: Hackenberg (2012, S. 28)

3 Honos-Webb (2007, S. 45)

zu „Nachwort"

1 Barkley (2011, S. 24)

REGISTER

Anmerkung: Ab Seite 274 beziehen sich die Seitenhinweise auf Ergänzungen in den Fußnoten

ZUR AUTORIN

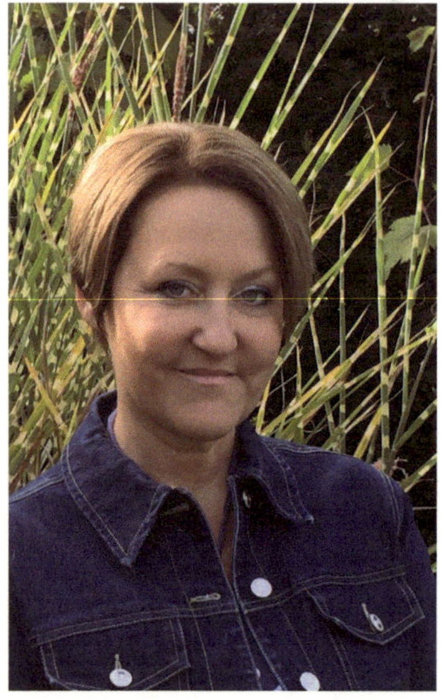

Anna Maria Sanders hat sich der unterhaltsamen Vermittlung von Sachwissen im Erzählstil verschrieben. In ihrem 2016 erschienenen Buch „Ich dreh gleich durch! Tagebuch eines ADHS-Kindes und seiner genervten Leidensgenossen“ bietet die Autorin einen tiefen Einblick in die ADHS-Thematik bei Kindern.

„SO ISSER BRAV!“, ein Hundeerziehungsratgeber in Romanform, den sie gemeinsam mit Hundeexpertin Conny Sporrer verfasst hat, ist ihr zweites Buch. Mit „Schon wieder hat Max ...“ setzt sie die ADHS-Tagebuchreihe fort. Neben ihrer Autorentätigkeit hält Anna Maria Sanders Vorträge zu den Themen „Erziehung“ und „schwierige Kinder“ in Österreich und Deutschland.

www.anna-maria-sanders.com